复旦卓越·21世纪酒店管理系列

食品营养卫生与健康

龚花兰 主编 邓胜国 屠静芳 潘曌臻 副主编

TWENTY-FIRST CENTURY TOURISM MANAGEMENT SERIES

復旦大學出版社

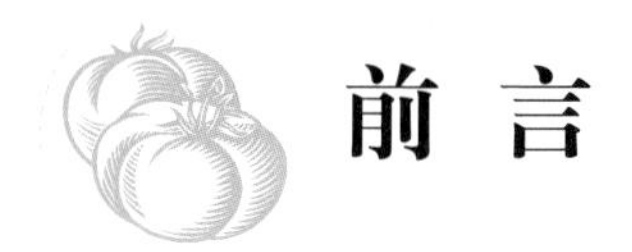

前言

随着我国经济的迅速发展，人们生活水平不断提高，膳食结构发生了一定的变化，但营养保健知识的普及则相对滞后，导致我国近几年因饮食不合理（如高脂肪、高蛋白质、低膳食纤维的膳食结构）引起的“富贵病”大幅度增加，影响了国民健康质量的提高。

目前有很多大学生也严重缺乏基本的营养保健知识，不重视一日三餐的饮食营养。特别是有很多学生生活无规律，草率对待早餐或根本不吃早餐，身体健康受到一定程度的损害，不少大学生身体素质不尽人意，有的甚至不能很好地上完一堂体育课。素质教育应该是全面、整体的教育，提高大学生的营养保健意识和营养保健知识，不仅应是当前大学生素质教育的重要内容，而且也是关系到国民素质可持续发展的大事。

编者们认真总结多年的教学经验，采用通俗易懂的语言编写。编写分工如下：第一章、第二章、第七章和第八章由沙州职业工学院龚花兰编写，第三章由沙州职业工学院屠静芳编写，第五章由湖南科技学院邓胜国编写，第六章由江西科技学院潘鋆臻编写。龚花兰编制了习题并统稿。

希望本书的出版能促使更多的大学生关注自身日常饮食，掌握基本的营养卫生及保健知识，规范自身的饮食行为，养成健康的生活习惯。希望大学生能成为营养科学知识的普及者，为扫除“营养盲”和提高国民身体素质尽一份义务。

编者

2018 年 10 月

目 录

第一章

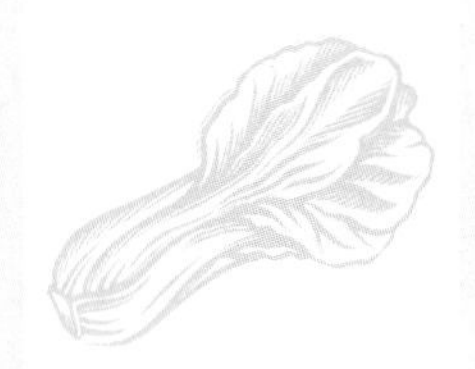

营养基础知识

知识内容范围	学习要点		重要程度
食物与营养素	食物与营养	食物与食品	了解
		营养与营养素	熟悉
	营养素摄入量及其功能	膳食营养素参考摄入量的概念	掌握
		营养素的功能	熟悉
		营养与健康的关系	了解
能量	能量及能量来源	能量单位	了解
		产能营养素	熟悉
		产能营养素的生理有效能量	掌握
	决定人体能量消耗的因素	基础代谢所需能量	掌握
		体力活动所需能量	熟悉
		食物特殊动力作用所需能量	了解
		机体组织增长及特殊生理需要所需能量	了解

民以食为天，没有食物，人们就无法生存。

为了生存人类必须不断从外界摄取食物，从中获得人体所需要的各种营养素。营养素经过消化转变成小分子营养物质被吸收进入血液。这些被吸收的小分子营养物质在细胞内经过合成代谢构成机体组成成分或更新衰老的组织，同时释放生命活动过程所需要的能量。

第一节 食物与营养素

食物是人们赖以生存的物质基础，它为机体提供基础活力与生长发育所需要的各类营养素。每种食物所含的营养素种类和数量不同，每个人在不同阶段需要的营养素数量也不同。

一、食物与营养

人们每天必须摄取一定量的食物来维持自己的生命与健康，保证身体的正常生长、发育和从事各项活动。

1. 食物与食品

食物是指能够满足机体正常生理和生化能量需求，并能延续正常生命的物质。对人类身体而言，能够满足人的正常生活活动需求并利于生命延长的物质称为食物。

食品是指各种供人食用或者饮用的成品和原料以及按照传统既是食品又是药品的物品，但是不包括以治疗为目的的物品。从食品卫生立法和管理的角度，广义的食品概念还涉及所生产食品的原料，食品原料种植、养殖过程接触的物质和环境，食品的添加物质，所有直接或间接接触食品的包装材料、设施以及影响食品原有品质的环境。在进出口食品检验检疫管理工作中，通常还把“其他与食品有关的物品”列入食品的管理范畴。

食品是一种产品，是经由食物加工而来的。食物的范围很广，食品包含在食物中。

2. 营养与营养素

(1) 营养　人类从外界获取食物满足自身生理需要的过程称为营养。“营”在汉语中是“谋求”的意思，“养”即“养生”。营养是机体摄取食物，经过体内消化、吸收、代谢和排泄，利用食物中对身体有益的成分构建机体组织器官，调节各种生理功能，维持正常生长、发育和防病保健的过程。

(2) 营养素　营养素是机体为了维持生存、生长发育、体力活动和健康，以食物的形式摄入的人体需要的物质。人体所需的营养素主要有蛋白质、脂类、碳水化合物、矿物质、维生素、水和膳食纤维。这些营养素中一部分不能在体内合成，必须从食物中获得，称为必需营养素；另一部分营养素可以在体内由其他食物成分转换生成，不一定需要从食物中直接获得，称为非必需营养素。

二、营养素摄入量及其功能

营养学家根据有关营养素需要量的知识，提出了适用于各年龄、性别，及劳动、生理状态人群的膳食营养素参考摄入量，并对如何使用这些参考值来评价膳食质量和发展膳食计划提出了建议。

1. 膳食营养素参考摄入量的概念

膳食营养素参考摄入量(dietary reference intakes, DRI)是一组每日平均膳食营养素摄入量的参考值。它是在推荐的营养素供给量(RDA)基础上发展起来的，包括4项内容，即平均需要量(EAR)、推荐摄入量(RNI)、适宜摄入量(AI)和可耐受最高摄入量(UL)。

(1) 平均需要量(estimated average requirement, EAR)　EAR是群体中各个体需要量的平均值，是根据个体需要量的研究资料计算得到的。EAR可以满足某一特定性别、年龄及生理状况群体中半数个体需要的摄入水平。这一摄入水平能够满足该群体中50%成员的需要，不能满足另外50%的个体对该营养素的需要。

(2) 推荐摄入量(recommended nutrient intakes, RNI)　RNI相当于传统的膳食营养素参考摄入量，是可以满足某一特定性别、年龄及生理状况群体绝大多数(97%～98%)个体需要量的摄入水平。长期摄入RNI水平，可以保证组织中有适当储备。RNI是以EAR为基础制定的，主要是作为个体每日摄入该营养素的目标值。如果已知EAR的标准差，则RNI定为EAR加两个标准差，即：

$$RNI = EAR + 2SD。$$

(3) 适宜摄入量(adequate intake, AI)　当某种营养素的个体需要量的研究资料不足而无法计算EAR，不能进而推算RNI时，可设定AI代替RNI。AI是观察或实验获得的健康人群某种营养素的摄入量。例如，纯母乳喂养的足月健康婴儿，从出生到4～6个月，他们的营养素全部来自母乳，母乳中的各种营养素量就是他们的AI值。

AI与RNI相似之处是二者都用作个体摄入量的目标，能够满足目标人群中几乎所有个体的需要。AI和RNI的区别在于AI的准确性远不如RNI，可能明显地高于RNI。因此，使用AI时要比使用RNI更加小心。

(4) 可耐受最高摄入量(upper level of intake, UL)　UL是平均每日可以

摄入该营养素的最高量，这一摄入水平对一般人群中的几乎所有个体都不至于损害健康，但并不表示可能是有益的。对大多数营养素而言，健康个体摄入量超过 RNI 或 AI 水平不会有更多的益处。UL 并不是一个建议的摄入水平。当摄入量超过 UL 而进一步增加时，损害健康的危险性随之增大。对许多营养素来说，当前还没有足够的资料来制定 UL 值，所以没有 UL 值并不意味着过多摄入这些营养素没有潜在的危险。

2. 营养素的功能

人体必需的营养素的主要功能是指提供能量、促进生长与组织的修复、调节生理功能。能量的主要来源是碳水化合物、脂类和蛋白质三大营养素；促进生长与组织修复的主要是蛋白质、矿物质和维生素；调节生理功能的主要是蛋白质、维生素和矿物质，其作用还包括维持物质代谢的动态平衡及内环境的稳态。

(1) 动态平衡　营养素摄入后，经过消化吸收等一系列生理过程，进入血液和组织而发生代谢变化，代谢产物经呼气、尿和粪排出。促进生长发育的营养素不断由代谢合成新的细胞与组织，同时原有的细胞与组织不断分解，保持动态平衡。

① 能量平衡。在正常情况下，三大营养素摄入后产生的能量与人体的基础代谢和体力活动消耗能量维持平衡，保持稳定的体重。如能量摄入大于消耗，长时间就会肥胖；如能量消耗大于摄入，长时间就会消瘦。

② 营养素平衡。最常见的是氮平衡，指摄入的蛋白质与由尿、粪、汗液及皮肤的蛋白质分解后形成含氮化合物的排出之间保持平衡。摄入大于排出为正平衡，即体内蛋白质合成多；反之为负平衡，即体内蛋白质分解多。负平衡数值大而时间长则易发生蛋白质缺乏。

③ 水盐平衡。主要指体内缓冲系统维持体液稳定的 pH 值。如体内酸性代谢产物增多，由电解质组成的缓冲系统可中和这些产物，维持血液 pH 值不变，否则即产生酸中毒。同样，过度呼气或胃液丢失等引起碱性变化时，缓冲系统也可中和这些变化，维持血液 pH 值不变，否则即产生碱中毒。

(2) 内环境的稳态　营养素在体内的作用除了促进生长，保持代谢平衡之外，还有很重要的作用就是调节生理功能，维持体内环境于稳态。

① 神经系统调节。体内各器官的生理活动都受神经系统的调节和整合，以适应内外环境的变化。这种调节的基本形式就是各种刺激通过突触沿神经纤维传递，即神经冲动传导。与神经传导有关的化学介质就是神经递质，如乙酰胆碱、儿茶酚胺等。神经递质的释放可被细胞外液所含的钙离子加强或被镁离子抑制。

② 酶调节。体内生化代谢都需要酶作为催化剂，而酶是由蛋白质组成的。维生素是许多辅酶的成分，缺乏时可以引起酶功能的丧失而导致生化代谢异常。微量元素也是酶的组成成分，如抗氧化酶就含有锌、铜、锰、硒等微量元素。

③ 激素调节。内分泌腺的特定细胞对刺激发生反应，分泌激素作用于靶器官，调节异常的生理生化反应。有的激素含营养素，如胰岛素含锌；有的激素的化学结构与营养素相似，如固醇类激素有脂类的甾体结构；有的营养素就有激素功能，如维生素 D。许多激素的受体都是蛋白质。因此营养素缺乏或过多均可影响激素调节而引起代谢异常。

3. 营养与健康的关系

（1）营养是维持健康的基础

① 维持人体组织的构成。营养素是人体的物质基础，任何组织都是由营养素组成的，因此生长发育、组织修复、延缓衰老都与营养状况有关。从胎儿期起直至成年，营养对组织器官的正常发育甚为重要。孕妇的营养状况直接关系到胎儿发育，如先天性畸形。而胎儿的发育不良又会关系到成年期的慢性病发生。在成年期，细胞也是不断更替，需要正常的营养素供给。充裕的营养素还可使体内有所储备，以应付各种特殊情况下的营养需求。

② 维持生理功能。首先要保证能量需要，其中基础代谢消耗的能量是生命活动所必需的。各种器官的正常功能均有赖于营养素通过神经系统、酶、激素来调节，特别是脑功能、心血管功能、肝肾功能、免疫功能尤为重要。

③ 维持心理健康。所谓身心健康就是指除保持正常器官的生理功能以外，保持较好心理承受能力。现已证明营养素不仅构建神经系统的组织形态，而且直接影响各项神经功能的形成。儿童表现为学习认识能力即智力的发育，成人表现为应激适应能力及对恶劣环境的耐受能力。

④ 预防疾病发生。营养素的缺乏或过多都会发生疾病，营养素缺乏可以是摄入不足的原发性，也可以是其他原因引起的继发性。在临床上除了直接由缺乏引起的各种症状外，还可诱发其他合并症。营养素过多会引起急慢性的中毒反应，也可引起许多慢性非传染性疾病的发生。

（2）营养对人群健康的影响

① 保证儿童的正常生长发育和心理发育。从身高、体重、头围和胸围等体格测量指标，判定儿童的生长发育状况。5 岁以下儿童的生长迟缓率（身高不足）和低体重率（体重不足）反映营养不良的程度；血红蛋白和血浆维生素水平、尿维生素负荷试验则可评定微量营养素的营养状况。各种心理测试量表可以估量儿童

的智力发育情况。

② 满足各类特殊人群的营养需要。青少年、孕产妇、老年，因其生理状况不同而对营养有特殊需求。如铁对青少年的体力与智力发育，叶酸对孕妇预防先天性神经管畸形，维生素D与钙对保持老年骨质健康都有重要作用。在制定这类特殊人群的膳食指南时，就需要强调某些食物的选择，以确保其所需营养素。

③ 增强特殊环境下人群的抵抗力、耐受性、适应性。人体在恶劣环境下或在特殊劳动条件下，如感染、中毒、缺氧、高温、失重、深潜等条件，整体营养状况及某些个别营养素对增强抵抗力、耐受性、适应性有重要作用。已证明一些微量营养素在这些条件下的需要量高于一般情况下的正常人群。也证明许多生物活性物质在这些条件下的特殊功能。

④ 预防营养素的缺乏与过多及相关的疾病。营养素缺乏的表现不一定有明显的症状，而常常只是从血、尿测定中才能发现。营养素过多，除高剂量时可引起中毒症状外，还常导致其他营养素的吸收利用与代谢变化，不经仔细检查很容易遗漏。一些慢性疾病的预防已从人群干预试验得到验证，对于这类疾病中某些有先期表现而尚未诊断为疾病的人群，营养素早期干预或纠正不合理膳食往往更容易见到成效。

⑤ 辅助各种疾病的治疗。营养状况影响人体免疫功能，对于患者抗感染，减少并发症，加速重复有重要作用。创伤的患者在愈合过程中，营养状况影响组织的再生与修复，肿瘤患者放疗、化疗对保持其营养状况，利于患者坚持疗程，达到治疗效果。

总之，营养与健康的关系可以归纳为三点：第一，营养必须通过食物中所含的营养素及其他活性物质发挥作用，讲营养不能脱离食物及膳食；第二，营养必须通过正常的生理过程发挥作用，讲营养要考虑各种营养素的吸收利用及代谢过程；第三，营养的目标是维持健康、预防疾病、加速康复，也就是达到祛病强身的目的。

第二节 能　量

能量是人类赖以生存的基础。机体在物质代谢过程中所伴随的能量释放、转移和利用构成了整个能量代谢过程，是生命活动的基本特征之一。

一、能量及能量来源

1. 能量单位

国际通用的能量单位是焦耳(J)和千焦(kJ)。许多时候人们仍习惯使用卡(cal)和千卡(kcal)。它们之间的换算关系为

$$1\ \text{kJ} = 0.239\ \text{kcal},\ 1\ \text{kcal} = 4.184\ \text{kJ}。$$

2. 产能营养素

人体所需要的能量主要来源于食物中的碳水化合物、脂肪、蛋白质,三者统称为产能营养素。

(1) 碳水化合物　我国居民所需能量60%以上是由食物中的碳水化合物提供。食物中的碳水化合物经消化产生的葡萄糖等被人体吸收后,一部分以糖原的形式储存于肝脏和肌肉。肌糖原是骨骼肌随时可动用的储备能源,用来满足骨骼肌的需要;肝糖原也是一种储备能源,主要用于维持血糖水平的相对稳定。脑组织消耗的能量较多,在通常情况下,脑组织消耗的能量均来自碳水化合物的有氧氧化,因而脑组织对缺氧非常敏感。

(2) 脂肪　正常情况人体所消耗能量的40%～50%来自体内的脂肪,其中包括从食物中摄取的碳水化合物所转化成的脂肪。在短期饥饿情况下,则主要由体内的脂肪供给能量。所以,脂肪也是重要的能源物质,但它不能在人体缺氧条件下供给能量。

(3) 蛋白质　人体在一般情况下主要是利用碳水化合物和脂肪氧化供能。但在某些特殊情况下,人体所需能源物质供能不足,如长期不能进食或能量消耗过多时,体内的糖原和储存脂肪已大量消耗之后,将依靠组织蛋白质分解产生氨基酸来获得能量,以维持必要的生理功能。

进食是周期性的,而能量消耗则是连续不断的,因而储备的能源物质不断被利用,又不断补充。当机体处于饥饿状态时,碳水化合物的储备迅速减少,而脂肪和蛋白质则作为长期能量消耗时的能源。

3. 产能营养素的生理有效能量

(1) 食物的卡价　每克产能营养素在体内氧化所产生的能量值称为食物的能量卡价,亦称能量系数。食物的卡价是经体外燃烧实验推算而得。

产能营养素在体内的燃烧(生物氧化)过程和在体外燃烧过程不尽相同,体外燃烧是在氧作用下完成的,化学反应激烈,伴随着光和热;体内氧化是在酶的

作用下缓慢进行的，比较温和；特别是最终产物不完全相同，所以产生的热量（即能量）也不完全相同。1 g 碳水化合物在体外燃烧时平均产生能量 17.15 kJ（4.10 kcal）；1 g 脂肪平均产能 39.54 kJ（9.45 kcal）；1 g 蛋白质平均产能 23.64 kJ（5.65 kcal）。碳水化合物和脂肪在体内氧化时与体外燃烧时的最终产物都是二氧化碳和水，所产生的能量相同。蛋白质在体内氧化时的最终产物为二氧化碳、水、尿素、肌酐及其他含氮有机物，而在体外燃烧时的最终产物则为二氧化碳、水、氨和氮等，体内氧化不如体外燃烧完全。

（2）生理卡价　食物中的营养素在消化道内并非 100%吸收。一般混合膳食中碳水化合物吸收率为 98%、脂肪为 95%、蛋白质为 92%。3 种产能营养素在体内氧化实际产生能量，即生理卡价为：

1 g 碳水化合物　$17.15\ \text{kJ} \times 98\% = 16.81\ \text{kJ} \approx 4.0\ \text{kcal}$；

1 g 脂肪　$39.54\ \text{kJ} \times 95\% = 37.56\ \text{kJ} \approx 9.0\ \text{kcal}$；

1 g 蛋白质　$18.2\ \text{kJ} \times 92\% = 16.74\ \text{kJ} \approx 4.0\ \text{kcal}$。

3 种产能营养素在体内都有其特殊的生理功能，能相互转化，但不能完全代替，三者在总能量供给中有恰当的比例。一般成人碳水化合物以占总能量的 55%～65%，脂肪占 20%～30%，蛋白质占 10%～15%为宜。年龄小时，蛋白质及脂肪供能占的比例可适当增加。

（3）食物能量计算

案例 1　分别计算一杯 300 g 牛奶中蛋白质、脂肪、碳水化合物提供的能量及总能量。已知 100 g 牛奶含蛋白质 3.0 g，脂肪 3.2 g，碳水化合物 3.4 g。

解　该杯牛奶中含：蛋白质　$3.0\ \text{g} \times 3 = 9.0\ \text{g}$；

脂肪　$3.2\ \text{g} \times 3 = 9.6\ \text{g}$；

碳水化合物　$3.4\ \text{g} \times 3 = 10.2\ \text{g}$。

蛋白质、脂肪、碳水化合物的生理卡价分别是 4 kcal/g、9 kcal/g、4 kcal/g，则：

蛋白质提供的热量 $= 4 \times 9.0\ \text{g} = 36.0\ \text{kcal}$；

脂肪提供的热量 $= 9 \times 9.6\ \text{g} = 86.4\ \text{kcal}$；

碳水化合物提供的热量 $= 4 \times 10.2\ \text{g} = 40.8\ \text{kcal}$。

该杯牛奶提供的总能量 $= 36.0 + 86.4 + 40.8 = 163.2(\text{kcal})$。

案例 2　某女士日需摄入 2 100 kcal 的热量，早餐只喝了一杯 300 g 的牛奶，试计算该女士早餐占全天能量的百分比。

解　据上题得知，300 g 牛奶提供的总能量为 163.2 kcal。

该女士早餐占全天能量的百分比 = (163.2 kcal ÷ 2 100 kcal) × 100% = 7.8%。

二、决定人体能量消耗的因素

人体的能量需要与消耗是一致的。成年人的能量消耗主要用于维持基础代谢、体力活动和食物热效应；孕妇还包括子宫、乳房、胎盘、胎儿的生长及体脂储备；乳母则需要合成乳汁；儿童、青少年则应包括生长发育的能量需要；创伤等病人康复期间也需要补充能量。在理想的平衡状态下，个体的能量需要量等于其消耗量。

1. 基础代谢所需能量

(1) 基础代谢和基础代谢率　基础代谢是指人体在维持呼吸、心跳等最基本生命活动情况下的能量代谢，即在清晨而又极端安静的状态下，不受精神紧张、肌肉活动、食物和环境温度等因素影响的能量代谢。单位时间内的基础代谢，称为基础代谢率(BMR)，一般是以每小时、每平方米体表面积所发散的热量表示(kJ/m^2h 或 $kcal/m^2h$)。

(2) 基础代谢的影响因素　影响基础代谢的因素很多，主要有以下 5 点。

① 体表面积。基础代谢率的高低与体重并不成比例，而与体表面积基本上成正比。因此，用每平方米体表面积为标准来衡量能量代谢率是比较合适的。

② 年龄。在人的一生中，婴幼儿阶段是整个代谢最活跃的阶段，以后到青春期又出现一个较高代谢的阶段。成年以后，随着年龄的增加代谢缓慢地降低，其中也有一定的个体差异。

③ 性别。实际测定表明，在同一年龄、同一体表面积情况下，女性基础代谢率低于男性。

④ 激素。激素对细胞的代谢及调节都有较大影响。如甲状腺功能亢进可使基础代谢率明显升高；相反，患黏液水肿时，基础代谢率低于正常。去甲肾上腺素可使基础代谢率下降 25%。

⑤ 季节与劳动强度。基础代谢率在不同季节和不同劳动强度人群中存在一定差别，说明气候和劳动强度对基础代谢率有一定影响。例如，寒季基础代谢高于暑季；劳动强度高者高于劳动强度低者。

2. 体力活动所需能量

一切活动都需要能量，机体任何轻微活动都可提高代谢率。在人体的整个能量消耗中，肌肉活动或体力活动占较大比例。生理情况相近的人，其基础代谢消耗的能量是相近的，而体力活动是影响人体能量消耗的主要因素。影响体力活动能量消耗的因素主要是：肌肉越发达者，活动能量消耗越多；体重越重者，能量消耗越多；对工作熟练程度高者能量消耗较少；劳动强度越大，持续时间越长，能量消耗越多。我国通常将劳动强度分为5个等级：

（1）极轻度体力劳动　劳动者身体主要处于坐位工作，如办公室工作、开会、读书等。

（2）轻度体力劳动　指以站立为主的工作，如商店售货员、教师、实验室工作人员等。

（3）中度体力劳动　如重型机械操作、机动车驾驶、学生日常活动、一般农田劳动等。

（4）重度体力劳动　如非机械化农业劳动、半机械化搬运工作、体育活动等。

（5）极重度体力劳动　如非机械化的装卸工作、采矿、伐木、开垦土地等。

3. 食物特殊动力作用所需能量

（1）食物特殊动力作用　食物特殊动力作用又称食物热效应。是指由于进食而引起能量消耗额外增加的现象。例如，进食碳水化合物可使能量消耗增加5%～6%，进食脂肪增加4%～5%，进食蛋白质增加30%～40%。一般混合膳食约增加基础代谢的10%。

（2）影响因素　食物特殊动力作用对人体是一种损耗而不是一种效益。当只够维持基础代谢的食物摄入后，消耗的能量多于摄入的能量，外散的热多于食物摄入的热，而此项额外的能量却不是无中生有的，而是来源于体内的营养储备。因此，为了保存体内的营养储备，进食时必须考虑食物热效应额外消耗的能量，使摄入的能量与消耗的能量保持平衡。

4. 机体组织增长及特殊生理需要所需能量

处在生长发育过程中的儿童，其一天的能量消耗还应包括生长发育所需要的能量。孕妇的能量消耗则应包括胎儿由于迅速发育所需的能量，加上自身器官及生殖系统的孕期发育特殊需要的能量，尤其在怀孕后半期。

除上述影响基础代谢的几种因素对机体能量消耗有影响之外，还受情绪和精神状态影响。脑的重量只占体重的2%，但脑组织的代谢水平是很高的。例如，精神紧张地工作，可使大脑的活动加剧，能量代谢增加3%～4%。当然，与体力劳动比较，脑力劳动的消耗仍然相对较少。

知识巩固和检测

一、判断题

1. 营养素是机体为了维持生存、生长发育、体力活动和健康以食物的形式摄入的一些需要的物质。（　）
2. 人体所需的营养素有蛋白质、脂类、碳水化合物、矿物质和水等。（　）
3. 营养必须通过食物中所含的营养素及其他活性物质发挥作用，讲营养不能脱离食物及膳食。（　）
4. 营养的目标是维持健康、预防疾病、加速康复，多多益善。（　）
5. 人体必需的营养素主要功能是提供能量、促进生长与组织的修复、调节生理功能 3 项。（　）
6. 人体所需要的能量主要来源于食物中的碳水化合物、脂肪、蛋白质。（　）
7. 产能营养素在体内的燃烧（生物氧化）过程和在体外燃烧过程相同。（　）
8. 1 g 碳水化合物的生理卡价为 4.0 kcal；1 g 脂肪的生理卡价为 9.0 kcal；1 g 蛋白质的生理卡价为 4.0 kcal。（　）
9. 肌肉越发达者，活动能量消耗越少；体重越重者，能量消耗越多。（　）
10. 我国通常将劳动强度分为轻度体力劳动和重体力劳动两个等级。（　）
11. 讲营养也要考虑各种营养素的吸收利用及代谢过程。（　）
12. 营养素是人体的物质基础，任何组织都是由营养素组成的，因此生长发育、组织修复、延缓衰老都与营养状况有关。（　）
13. 每克产能营养素在体内氧化所产生的能量值称为食物的能量卡价。（　）
14. 成年人的能量消耗主要用于维持基础代谢、体力活动和食物热效应。（　）
15. 脑占体重的 2%，精神紧张工作大脑活动虽加剧，但能量代谢不变。（　）

二、名词解释

平均需要量　推荐摄入量　适宜摄入量　可耐受最高摄入量

三、计算题

成年女性日需摄入 2 100 kcal 的热量。女大学生王乐乐早上只喝了一杯 400 g 的牛奶，试计算乐乐早餐占全天能量的百分比。（已知 100 g 牛奶含蛋白质 3.0 g，含脂肪 3.2 g，含碳水化合物 3.4 g。

四、简答题

人体为什么需要不断补充营养？

第二章

食物营养素

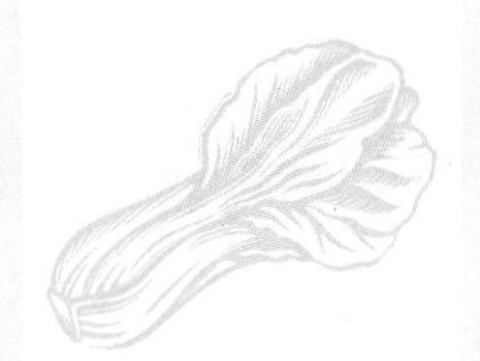

<table>
<tr><th>知识内容范围</th><th colspan="4">学习要点</th><th>重要程度</th></tr>
<tr><td rowspan="16">产能营养素</td><td rowspan="8">蛋白质</td><td colspan="3">蛋白质的元素组成及氮折算成蛋白质的折算系数</td><td>熟悉</td></tr>
<tr><td colspan="3">氨基酸</td><td>熟悉</td></tr>
<tr><td colspan="3">蛋白质的分类</td><td>掌握</td></tr>
<tr><td colspan="3">蛋白质的消化、吸收和代谢</td><td>了解</td></tr>
<tr><td colspan="3">蛋白质的生理功能</td><td>熟悉</td></tr>
<tr><td colspan="3">食物蛋白质的营养评价</td><td>熟悉</td></tr>
<tr><td colspan="3">蛋白质的互补作用</td><td>了解</td></tr>
<tr><td colspan="3">蛋白质推荐摄入量及食物来源</td><td>熟悉</td></tr>
<tr><td rowspan="4">脂肪</td><td colspan="3">脂类的组成和分类</td><td>掌握</td></tr>
<tr><td colspan="3">脂类的消化吸收</td><td>了解</td></tr>
<tr><td colspan="3">脂类的生理功能</td><td>熟悉</td></tr>
<tr><td colspan="3">膳食脂肪参考摄入量及脂类食物来源</td><td>掌握</td></tr>
<tr><td rowspan="4">碳水化合物</td><td colspan="3">碳水化合物的分类及消化吸收</td><td>熟悉</td></tr>
<tr><td colspan="3">碳水化合物的生理功能</td><td>掌握</td></tr>
<tr><td colspan="3">碳水化合物的膳食参考摄入量与食物来源</td><td>掌握</td></tr>
<tr><td colspan="3">血糖生成指数</td><td>掌握</td></tr>
<tr><td rowspan="3">非产能营养素</td><td rowspan="2">矿物质</td><td>常量元素</td><td>钙、镁、磷、钾、钠和氯</td><td rowspan="3">生理功能，膳食参考摄入量</td><td>掌握</td></tr>
<tr><td>微量元素</td><td>铁、碘、锌、硒、铜和氟</td><td>掌握</td></tr>
<tr><td>维生素</td><td>脂溶性维生素</td><td>维生素A、D、E、K</td><td>掌握</td></tr>
</table>

续　表

<table>
<tr><th>知识内容范围</th><th colspan="4">学习要点</th><th>重要程度</th></tr>
<tr><td rowspan="2"></td><td></td><td>水溶性维生素</td><td>维生素 B_1、B_2、B_6，烟酸，叶酸和维生素 C</td><td rowspan="2">及其主要的食物来源</td><td>熟悉</td></tr>
<tr><td colspan="3">水和膳食纤维</td><td>熟悉</td></tr>
</table>

没有营养，就没有生命。

人体在生命活动过程中不断从食物中获得必需的营养素，这些营养素主要有蛋白质、脂肪、碳水化合物、矿物质、维生素、水和膳食纤维。根据各营养素在体内的功能，可分为产能营养素和非产能营养素。

第一节　产能营养素

一、蛋白质

蛋白质是化学结构复杂的一类有机化合物，是人体的必需营养素之一。蛋白质一词源于希腊文的 proteios，是“头等重要”的意思，表明生命的产生、存在和消亡都与蛋白质有关，蛋白质是生命的物质基础。

（一）蛋白质的元素组成及氮折算成蛋白质的折算系数

1. 蛋白质的元素组成

蛋白质是自然界中一大类有机物质，从各种动、植物组织中提取出的蛋白质，经元素分析，其组成为碳（50%～55%）、氢（6.7%～7.3%）、氧（19%～24%）、氮（13%～19%）及硫（0～4%）；有些蛋白质还含有磷、铁、碘、锰及锌等元素。由于碳水化合物和脂肪中仅含碳、氢、氧，不含氮，所以蛋白质是人体氮的唯一来源，碳水化合物和脂肪不能代替。

2. 氮折算成蛋白质的折算系数

大多数蛋白质含氮量相当接近，平均约为16%。因此在任何生物样品中，每克氮相当于6.25 g蛋白质(100÷16)，其折算系数为6.25。只要测定生物样品中的含氮量，就可以算出其中蛋白质的大致含量：

样品中蛋白质的百分含量(g%) = 每克样品中含氮量(g)×6.25×100%。

但不同蛋白质的含氮量是有差别的，故折算系数不尽相同，见表2-1。

表2-1 氮折算成蛋白质的折算系数

食物	折算系数	食物	折算系数
全小麦	5.83	芝麻、葵花子	5.30
小麦胚芽	6.31	杏仁	5.18
大米	5.95	花生	5.46
燕麦	5.83	大豆	5.71
大麦及黑麦	5.83	鸡蛋(全)	6.25
玉米	6.25	肉类和鱼类	6.25
小米	6.31	乳及乳制品	6.38

(二) 氨基酸

氨基酸是组成蛋白质的基本单位，是分子中具有氨基和羧基的一类化合物，具有共同的基本结构，是羧酸分子的α碳原子上的氢被一个氨基所取代的化合物，故又称α-氨基酸。

1. 氨基酸的分类

人体的必需氨基酸有9种，见表2-2。氨基酸在营养学上根据氨基酸的必需性分为必需氨基酸、非必需氨基酸和条件必需氨基酸。必需氨基酸是指不能在体内合成或合成速度不够快，必须由食物供给的氨基酸；而能在体内合成的氨基酸则称为非必需氨基酸。非必需氨基酸并非体内不需要，只是可在体内合成，食物中缺少了也无妨。半胱氨酸和酪氨酸在体内可分别由蛋氨酸和苯丙氨酸转变而成，如果膳食中能直接提供这两种氨基酸，则人体对蛋氨酸和苯丙氨酸的需要量可分别减少30%和50%。所以，半胱氨酸和酪氨酸又称为条件必需氨基酸或半必需氨基酸。在计算食物必需氨基酸组成时，常将蛋氨酸和半胱氨酸、苯丙氨酸和酪氨酸合并计算。

表 2-2　人体的必需氨基酸

必需氨基酸		非必需氨基酸		条件必需氨基酸	
异亮氨酸	Isoleucine(Ile)	天门冬氨酸	Aspartic acid(Asp)	半胱氨酸	cysteine(Cys)
亮氨酸	Leucine(Leu)	天门冬酰胺	Aspamgine(Asn)	酪氨酸	tyrosine(Tyr)
赖氨酸	Lysine(Lys)	谷氨酸	Glutamic acid(Glu)		
蛋氨酸	Methionine(Met)	谷氨酰胺	Glutamine(Glu)		
苯丙氨酸	Phenylalanine(Phe)	甘氨酸	Glycine(Gly)		
苏氨酸	Threonine(Thr)	脯氨酸	Proline(Pro)		
色氨酸	Tryptophan(Trp)	丝氨酸	Serine(Ser)		
缬氨酸	Valine(Val)	精氨酸	Arginine(Arg)		
组氨酸	Histidine(His)	胱氨酸	Cystine(Cys—Cys)		
		丙氨酸	Alanine(Ala)		

2. 氨基酸模式及限制氨基酸

氨基酸模式是指某种蛋白质中各种必需氨基酸的构成比例，即根据蛋白质中必需氨基酸含量，以含量最少的色氨酸为 1 计算出的其他氨基酸的相应比值。几种食物蛋白质和人体蛋白质氨基酸模式见表 2-3。通常以人体必需氨基酸需要量模式作为参考蛋白质，评价食物蛋白质的营养价值。

表 2-3　几种食物蛋白质和人体蛋白质氨基酸模式

氨基酸	全鸡蛋	牛奶	牛肉	大豆	面粉	大米	人体
异亮氨酸	3.2	3.4	4.4	4.3	3.8	4.0	4.0
亮氨酸	5.1	6.8	6.8	5.7	6.4	6.3	7.0
赖氨酸	4.1	5.6	7.2	4.9	1.8	2.3	5.5
蛋氨酸＋半胱氨酸	3.4	2.4	3.2	1.2	2.8	2.8	2.3
苯丙氨酸＋酪氨酸	5.5	7.3	6.2	3.2	7.2	7.2	3.8
苏氨酸	2.8	3.1	3.6	2.8	2.5	2.5	2.9
缬氨酸	3.9	4.6	4.6	3.2	3.8	3.8	4.8
色氨酸	1.0	1.0	1.0	1.0	1.0	1.0	1.0

食物蛋白质中的必需氨基酸组成与参考蛋白质相比较，缺乏较多的氨基酸称限制氨基酸，缺乏最多的一种称第一限制氨基酸。由于该种氨基酸缺乏或不足限制或影响了其他氨基酸的利用，因而降低了食物蛋白质的营养价值。食物蛋白质中氨基酸组成与人体必需氨基酸需要量模式接近的食物，在体内的利用率就高；反之则低。例如，动物蛋白质中的蛋、奶、肉、鱼等以及大豆蛋白质的氨基酸组成与人体必需氨基酸需要量模式较接近，所含的必需氨基酸在体内的利

用率较高，故称为优质蛋白质。其中，鸡蛋蛋白质的氨基酸组成与人体蛋白质氨基酸模式最为接近，在比较食物蛋白质营养价值时常作为参考蛋白质。而在植物蛋白质中，赖氨酸、蛋氨酸、苏氨酸和色氨酸含量相对较低，所以营养价值也相对较低。

（三）蛋白质的分类

蛋白质的化学结构非常复杂，大多数蛋白质的化学结构尚未阐明，因此无法根据蛋白质的化学结构进行分类。在营养学上常按营养价值分类：

（1）完全蛋白质　完全蛋白质指所含必需氨基酸种类齐全、数量充足、比例适当，不但能维持成人的健康，还能促进儿童生长发育的蛋白质，如乳类中的酪蛋白、乳白蛋白，蛋类中的卵白蛋白、卵磷蛋白，肉类中的白蛋白、肌蛋白，大豆中的大豆蛋白，小麦中的麦谷蛋白，玉米中的谷蛋白等。

（2）半完全蛋白质　半完全蛋白质指所含必需氨基酸种类齐全，但有的数量不足，比例不适当，可以维持生命，但不能促进生长发育的蛋白质，如小麦中的麦胶蛋白等。

（3）不完全蛋白质　不完全蛋白质指所含必需氨基酸种类不全，既不能维持生命，也不能促进生长发育的蛋白质，如玉米中的玉米胶蛋白，动物结缔组织和肉皮中的胶质蛋白，豌豆中的豆球蛋白等。

（四）蛋白质的消化、吸收和代谢

1. 蛋白质的消化

食物蛋白质水解成氨基酸及小肽后方能被吸收。由于唾液中不含水解蛋白质的酶，所以食物蛋白质的消化从胃开始。胃内消化蛋白质的酶是胃蛋白酶，胃蛋白酶的最适宜作用的 pH 值为 1.5～2.5。而食物在胃内停留时间较短，蛋白质在胃内消化很不完全，消化产物及未被消化的蛋白质在小肠内经胰液及小肠黏膜细胞分泌的多种蛋白酶及肽酶的共同作用，才进一步水解为氨基酸。所以，小肠是蛋白质消化的主要部位。

2. 蛋白质的吸收

蛋白质经过小肠腔内的消化，被水解为可被吸收的氨基酸和 2～3 个氨基酸的小肽。被吸收的氨基酸通过肠黏膜细胞进入肝门静脉而被运送到肝脏和其他组织或器官被利用。过去认为只有游离氨基酸才能被吸收，现在发现 2～3 个氨基酸的小肽也可以被吸收；也有报道，少数蛋白质大分子和多肽亦可被直接吸收。

3. 蛋白质的分解与合成

进食正常膳食的健康人每日从尿中排出的氮约为 12 g。若摄入的膳食蛋白质增多，随尿排出的氮也增多；若减少，则随尿排出的氮也减少；完全不摄入蛋白质或禁食一切食物时，每日仍随尿排出氮 2～4 g。这些事实证明，蛋白质不断在体内分解成为含氮废物，并随尿排出体外。

蛋白质分解的同时也不断在体内合成，以补偿分解。蛋白质在体内不断分解、不断合成，在健康成人体内维持动态平衡。

4. 氮平衡的基本概念及其意义

氮平衡是指氮的摄入量和排出量的关系，可表示为

$$B = I - (U + F + S),$$

其中，B 为氮平衡，I 为摄入氮量；U、F、S 为排出氮量(U 为尿氮量，F 为粪氮量，S 为皮肤氮量)。

当摄入氮和排出氮相等时为零氮平衡，健康成年人应维持零氮平衡并富余5%。如摄入氮多于排出氮则为正平衡。儿童处于生长发育期，妇女怀孕，疾病恢复时，以及运动、劳动等需要增加肌肉时均应保证适当的正氮平衡，以满足机体对蛋白质的需要。摄入氮少于排出氮则为负平衡，人在饥饿、疾病及老年时等，一般处于负氮平衡，应尽量避免。

(五) 蛋白质的生理功能

1. 构成机体组织

蛋白质是构成机体组织、器官的重要成分，人体各组织、器官无一不含蛋白质。在人体组织中，如肌肉组织和心、肝、肾等器官均含有大量蛋白质；骨骼、牙齿，乃至指、趾也含有大量蛋白质；细胞中除水分外，蛋白质约占细胞内物质的 80%。

2. 调节生理功能

蛋白质在体内是构成多种具有重要生理活性物质的成分，参与调节生理功能，例如，核蛋白构成细胞核并影响细胞功能；酶蛋白具有促进食物消化、吸收和利用的作用；免疫蛋白具有维持机体免疫功能的作用；收缩蛋白如肌球蛋白具有调节肌肉收缩的功能；血液中的脂蛋白、运铁蛋白、视黄醇结合蛋白具有运送营养素的作用；血红蛋白具有携带、运送氧的功能；白蛋白具有调节渗透压、维持体液平衡的功能；由蛋白质或蛋白质衍生物构成的某些激素，如垂体激素、甲状腺素、胰岛素及肾上腺素等都是机体的重要调节物质。

3. 供给能量

蛋白质在体内分解成氨基酸后，同时释放能量，每克蛋白质在体内氧化可以产生 4 kcal 能量，是人体能量来源之一。供给能量是蛋白质的次要功能，蛋白质的这种功能可以由碳水化合物、脂肪所代替。

(六) 食物蛋白质的营养评价

1. 食物蛋白质的含量

食物蛋白质含量是评价食物蛋白质营养价值的一个重要方面。蛋白质含氮量比较恒定，故测定食物中的总氮乘以 6.25，即得蛋白质含量。

2. 蛋白质的消化率

蛋白质的消化率是评价食物蛋白质营养价值的生物学方法之一，是指在消化道内被吸收的蛋白质占摄入蛋白质的百分数，是反映食物蛋白质在消化道内被分解和吸收程度的一项指标。一般采用动物或人体实验测定，根据是否考虑内源粪代谢氮因素，可分为表观消化率和真消化率两种方法。

(1) 蛋白质表观消化率　不计内源粪代谢氮的蛋白质消化率。通常以动物或人体为实验对象，在实验期内，测定实验对象摄入的食物氮(摄入氮)和从粪便中排出的氮(粪氮)，然后按下式计算：

$$蛋白质的表观消化率(\%)=\frac{摄入氮-粪氮}{摄入氮}\times 100\%。$$

(2) 蛋白质真消化率　考虑内源粪代谢氮时的消化率。粪中排出的氮实际上有两个来源：一是来自未被消化吸收的食物蛋白质；二是来自脱落的肠黏膜细胞以及肠道细菌等所含的氮。通常以动物或人体为实验对象，首先设置无氮膳食期，即在实验期内给予无氮膳食。并收集无氮膳食期内的粪便，测定氮含量，即为粪代谢氮；然后再设置被测食物蛋白质实验期，实验期内再分别测定摄入氮和粪氮；从被测食物蛋白质实验期的粪氮中减去无氮膳食期的粪代谢氮，才是摄入食物蛋白质中真正未被消化吸收的部分，故称蛋白质真消化率。计算公式如下：

$$蛋白质真消化率(\%)=\frac{摄入氮-(粪氮-粪代谢氮)}{摄入氮}\times 100\%。$$

由于粪代谢氮测定十分烦琐，且难以准确测定，故在实际工作中常不考虑粪代谢氮，特别是当膳食中的膳食纤维含量很少时，不必计算粪代谢氮。食物蛋白质消化率受到蛋白质性质、膳食纤维、多酚类物质和酶反应等因素影响。当膳食中含有多量膳食纤维时，成年男子的粪代谢氮值可按每天每千克体重 12 mg 计算。

一般动物性食物的消化率高于植物性食物。如鸡蛋和牛奶蛋白质的消化率分别为 97%和 95%，而玉米和大米蛋白质的消化率分别为 85%和 88%。

3. 蛋白质利用率

蛋白质利用率是食物蛋白质营养评价常用的生物学方法，指食物蛋白质被消化吸收后在体内被利用的程度。测定方法很多，大体上可以分为两大类：一类是以体重增加为基础的方法；另一类是以氮在体内储留为基础的方法。

（1）蛋白质功效比值（PER）　蛋白质功效比值是以体重增加为基础的方法，是指实验期内，动物平均每摄入 1 g 蛋白质时所增加的体重克数。例如，常作为参考蛋白质的酪蛋白的 PER 为 2.8，指每摄入 1 g 酪蛋白，可使动物体重增加 2.8 g。一般选择初断乳的雄性大鼠，用含 10%被测蛋白质饲料喂养 28 天，逐日记录进食量，每周称量体重，然后按下式计算蛋白质功效比值：

$$\text{PER} = \frac{\text{实验期内动物体重增加量(g)}}{\text{实验期内蛋白质摄入量(g)}}。$$

由于同一种食物蛋白质在不同实验室所测得的 PER 值重复性常不佳，为了便于比较，通常设酪蛋白（参考蛋白质）对照组，即以酪蛋白的 PER 为 2.5，并将酪蛋白对照组 PER 值换算为 2.5，然后校正被测蛋白质（实验组）PER：

$$\text{PER} = \frac{\text{实验期内动物体重增加量(g)}}{\text{实验期内蛋白质摄入量(g)}} \times 2.5。$$

几种常见食物蛋白质 PER 为：全鸡蛋 3.92、牛奶 3.09、鱼 4.55、牛肉 2.30、大豆 2.32、精制面粉 0.60、大米 2.16。

（2）生物价（BV）　生物价是反映食物蛋白质消化吸收后，被机体利用程度的一项指标。生物价越高，说明蛋白质被机体利用率越高，即蛋白质的营养价值越高，最高值为 100。通常采用动物或人体实验。按下式计算被测食物蛋白质的生物价：

$$\text{BV} = \frac{\text{储留氮}}{\text{吸收氮}} \times 100\%；$$

$$\text{储留氮} = \text{吸收氮} - (\text{尿氮} - \text{尿内源氮})；$$

$$\text{吸收氮} = \text{摄入氮} - (\text{粪氮} - \text{粪代谢氮})。$$

生物价是评价食物蛋白质营养价值较常用的方法。常见食物蛋白质生物价见表 2－4。

表 2-4 常见食物蛋白质的生物价

蛋白质	BV	蛋白质	BV	蛋白质	BV	蛋白质	BV	蛋白质	BV
鸡蛋黄	96	鱼	83	白菜	76	小麦	67	蚕豆	58
鸡蛋蛋白质	94	大米	77	红薯	72	熟大豆	64	小米	57
脱脂牛奶	85	牛肉	76	扁豆	72	玉米	60	生大豆	57
鸡蛋白	83	猪肉	74	马铃薯	67	花生	59	白面粉	52

(七) 蛋白质的互补作用

蛋白质互补作用就是将两种或两种以上食物蛋白质混合食用,其中所含有的必需氨基酸取长补短,相互补充,达到较好的比例,从而提高蛋白质利用率的作用。例如,玉米、小米、大豆单独食用时,其生物价分别为 60、57、64,如按 40%、40%、20%的比例混合食用,生物价可提高到 73;将玉米、面粉、大豆混合食用,蛋白质的生物价也会提高。这是因为玉米、面粉、蛋白质中赖氨酸含量较低,蛋氨酸相对较高;而大豆中的蛋白质恰恰相反,混合食用时赖氨酸和蛋氨酸可相互补充;若在植物性食物的基础上再添加少量动物性食物,蛋白质的生物价还会提高,如面粉、小米、大豆、牛肉单独食用时,其蛋白质的生物价分别为 67、57、64、76,若按 31%、46%、8%、15%的比例混合食用,其蛋白质的生物价可提高到 89。可见动、植物性混合食用比单纯植物混合还要好。

为充分发挥食物蛋白质的互补作用,在调配膳食时,应遵循 3 个原则:

(1) 食物的生物学种属越远越好　如动物性和植物性食物之间的混合比单纯植物性食物之间的混合要好。

(2) 搭配的种类越多越好

(3) 食用时间越近越好,同时食用最好　因为单个氨基酸在血液中的停留时间约 4 小时,然后到达组织器官,再合成组织器官的蛋白质,而合成组织器官蛋白质的氨基酸必须同时到达才能合成组织器官,以发挥蛋白质互补作用。

(八) 蛋白质推荐摄入量及食物来源

1. 蛋白质推荐摄入量

理论上成人每天摄入 30 g 蛋白质即可满足零氮平衡,但从安全性和消化吸收等因素考虑,成人按 0.8 g/(kg·d)摄入蛋白质为宜。我国由于以植物性食物为主,所以成人蛋白质推荐摄入量为 1.16 g/(kg·d)。按能量计算,蛋白质摄入量应占总能量摄入量的 10%~12%,儿童青少年为 12%~14%。中国营养学会提出，成年男子、轻体力劳动者蛋白质推荐摄入量为 75 g/d。

2. 蛋白质的主要食物来源

蛋白质的食物来源可分为植物性蛋白质和动物性蛋白质两大类。植物蛋白质中，谷类含蛋白质 10%左右，蛋白质含量不算高，但由于是主食，所以仍然是膳食蛋白质的主要来源。豆类含有丰富的蛋白质，特别是大豆含蛋白质高达 36%～40%，氨基酸组成也比较合理，在体内的利用率较高，是植物蛋白质中非常好的蛋白质。蛋类含蛋白质 11%～14%，是优质蛋白质的重要来源。奶类（牛奶）含蛋白质 3.0%～3.5%，是婴幼儿除母乳外蛋白质的最佳来源。肉类包括禽、畜和鱼的肌肉，含蛋白质 15%～22%，蛋白质营养价值优于植物蛋白质。在膳食中应保证有一定量的优质蛋白质。一般要求动物性蛋白质和大豆蛋白质应占膳食蛋白质总量的 30%～50%。

二、脂类

脂类是脂肪和类脂的总称，是一大类具有重要生物学作用的化合物。其共同特点是溶于有机溶剂而不溶于水。按体重计算，正常人体内脂类为 14%～19%；肥胖者达 30%以上。

（一）脂类的组成和分类

脂类包括脂肪和类脂。通常说的脂类多指脂肪。

1. 脂肪

脂肪由一分子甘油和三分子脂肪酸组成，约占脂类的 95%。脂肪大部分分布在皮下、大网膜、肠系膜以及肾周围等脂肪组织中，常以大块脂肪组织形式存在，这些部位通常称脂库。人体脂肪含量常受营养状况和体力活动等因素的影响而有较大变动。多吃碳水化合物和脂肪，其含量增加，饥饿则减少。当机体能量消耗较多而食物供应不足时，体内脂肪就大量动员，经血循环运输到各组织，被氧化消耗。因其含量很不稳定，又称可变脂或动脂。

2. 脂肪酸

脂肪酸是构成甘油三酯的基本单位。常见的分类如下。

（1）按脂肪酸碳链长度分类　分为长链脂肪酸（含 14 碳以上）、中链脂肪酸（含 8～12 碳）和短链脂肪酸（含 2～6 碳）。

（2）按脂肪酸饱和程度分类　饱和脂肪酸（SFA），其碳链中不含双键；单不饱和脂肪酸（MUFA），其碳链中只含一个不饱和双键；多不饱和脂肪酸

(PUFA),其碳链中含两个或多个双键。

(3) 按脂肪酸空间结构分类 顺式脂肪酸,其联结到双键两端碳原子上的两个氢原子都在链的同侧;反式脂肪酸,其联结到双键两端碳原子上的两个氢原子在链的不同侧。

天然食物中,油脂的脂肪酸结构多为顺式脂肪酸。人造黄油是植物油经氢化处理后而制成的,植物油的双键与氧结合变成饱和键,并使其形态由液态变为固态,其结构也由顺式变为反式。反式脂肪酸可以使血清低密度脂蛋白胆固醇(LDL—C)升高,而使高密度脂蛋白胆固醇(HDL—C)降低,因此有增加心血管疾病的危险,所以不主张多食用人造黄油。

3. 类脂

类脂主要有磷脂、糖脂、类固醇等。

(1) 磷脂 含有磷酸根、脂肪酸、甘油和氮的化合物。体内除甘油三酯外,磷脂是最多的脂类,主要形式有甘油磷脂、卵磷脂、神经鞘磷脂等。甘油磷脂存在于各种组织、血浆,并有少量储于体脂库中。它是构成细胞膜的物质,与机体的脂肪运输有关。卵磷脂又称为磷脂酰胆碱,存在于蛋黄和血浆中。神经鞘磷脂存于神经鞘。

(2) 糖脂 含有碳水化合物、脂肪酸和氨基乙醇的化合物,包括脑苷脂类和神经苷脂。糖脂也是构成细胞膜所必需的。

(3) 类固醇及固醇 含有环戊烷多氢菲的化合物。类固醇中含有自由羟基者视为高分子醇,称为固醇。常见的固醇有动物组织中的胆固醇和植物组织中的谷固醇。

类脂在体内的含量较恒定,即使肥胖患者其含量也不增多;反之,在饥饿状态也不减少,故有固定脂或不动脂之称。

(二) 脂类的消化吸收

1. 脂肪的消化吸收

食物进入口腔后唾液腺分泌的脂肪酶可略微水解部分食物脂肪。婴儿口腔中的脂肪酶则可有效地分解奶中短链和中链脂肪酸。脂肪的消化在胃内也有限,主要消化场所是小肠。来自胆囊中的胆汁首先将脂肪乳化,胰腺和小肠分泌的脂肪酶将甘油三酯水解,生成游离脂肪酸和甘油单酯。脂肪水解后的小分子,如甘油、短链和中链脂肪酸很容易被小肠细胞吸收直接进入血液。甘油单酯和长链脂肪酸被吸收后先在小肠细胞中重新合成甘油三酯,并和磷脂、胆固醇以及蛋白质形成乳糜微粒,由淋巴系统进入血液循环。血中的乳糜微粒是一种颗粒最大、密度最低的脂蛋白，是食物脂肪的主要运输形式，随血液流遍全身以满足机体对脂肪和能量的需要，最终被肝脏吸收。食物脂肪的吸收率一般在80%以上，最高的如菜子油可达99%。

2. 类脂的消化吸收

类脂中磷脂的消化吸收与甘油三酯相似；胆固醇则可直接被吸收，如果食物中的胆固醇和其他脂类呈结合状态，则先被水解成游离的胆固醇再被吸收。

（三）脂类的生理功能

1. 脂肪

（1）供给能量　脂肪是人体能量的重要来源，每克脂肪在体内氧化可供给能量达9 kcal。

（2）促进脂溶性维生素吸收　脂肪是脂溶性维生素的溶媒，可促进脂溶性维生素的吸收。另外，有些食物脂肪含有脂溶性维生素，如鱼肝油、奶油含有丰富维生素A和维生素D。

（3）维持体温、保护脏器　脂肪是热的不良导体，在皮下可阻止体热散失，有助于御寒。在器官周围的脂肪还有缓冲机械冲击的作用，可固定和保护器官。

（4）增加饱腹感　脂肪在胃内停留时间较长，使人不易感到饥饿。

（5）提高膳食感官性状　脂肪可使膳食增味添香。

2. 类脂

类脂主要功能是构成身体组织和一些重要的生理活性物质，例如，磷脂与蛋白质结合形成的脂蛋白是细胞膜和亚细胞器膜的重要成分，对维持膜的通透性有重要作用；鞘磷脂是神经鞘的重要成分，可保持神经鞘的绝缘性；脑磷脂大量存在于脑白质，参与神经冲动的传导；胆固醇是所有体细胞的构成成分，并大量存在于神经组织；胆固醇还是胆酸、7-脱氢胆固醇和维生素D3、性激素、黄体酮等生理活性物质和激素的前体物，是机体不可缺少的营养物质。

3. 必需脂肪酸

必需脂肪酸（EFA）是指机体不能合成，必须从食物中摄取的脂肪酸。人体的必需脂肪酸有亚油酸和α-亚麻酸两种。必需脂肪酸在体内主要生理功能是：

（1）构成线粒体和细胞膜的重要组成成分　人体缺乏必需脂肪酸时，细胞对水的通透性增加，毛细血管的脆性和通透性增高，皮肤出现水代谢紊乱，出现湿疹样病变。

（2）合成前列腺素的前体　前列腺素存在于许多器官中，有多种生理功能，如抑制甘油三酯水解、促进局部血管扩张、影响神经刺激的传导等，作用于肾脏影响水的排泄等。

(3) 参与胆固醇代谢　胆固醇要和亚油酸形成胆固醇亚油酸酯后，才能在体内转运，正常代谢；如果必需脂肪酸缺乏，胆固醇则与一些饱和脂肪酸结合，由于不能正常转运代谢，而在动脉沉积，形成动脉粥样硬化。

(4) 参与动物精子的形成　膳食中长期缺乏必需脂肪酸，动物可出现不孕症，授乳过程也可能发生障碍。

(5) 维护视力　α-亚麻酸的衍生物 DHA(二十二碳六烯酸)，是维持视网膜光感受体功能所必需的脂肪酸。α-亚麻酸缺乏时，可引起光感受器细胞受损，视力减退。但是，过多地摄入必需脂肪酸，也会对机体产生不利影响。

(四) 膳食脂肪参考摄入量及脂类食物来源

1. 膳食脂肪适宜摄入量

尚难确定人体脂肪的最低需要量。研究表明，亚油酸摄入量占总能量的24%，α-亚麻酸占0.5%～1%时，即可预防必需脂肪酸缺乏症。中国营养学会参考各国不同人群脂肪推荐摄入量(RDA)，结合我国膳食结构实际，提出成人脂肪适宜摄入量(AI)，见表2-5。

表2-5　中国成人膳食脂肪适宜摄入量(AI)(脂肪能量占总能量的百分比，%)

年龄(岁)	脂肪	SFA	MUFA	PUFA	($n-6$)∶($n-3$)	胆固醇(mg)
成人	20～30	小于10	10	10	(4～6)∶1	小于300

注：SFA 饱和脂肪酸，MUFA 单饱和脂肪酸，PUFA 多饱和脂肪酸。

2. 脂类的主要食物来源

脂肪的食物来源主要是植物油、油料作物种子及动物性食物。必需脂肪的最好食物来源是植物油类，植物来源的脂肪不低于总脂肪量的50%。胆固醇只存在于动物性食物中，畜肉中胆固醇含量大致相近，鱼类的胆固醇和瘦肉相近，肥肉比瘦肉高，内脏又比肥肉高，脑中含量最高。常见食物中胆固醇含量见表2-6。

胆固醇除来自食物外，还可由人体组织合成。人体组织合成胆固醇主要部位是肝脏和小肠。肝脏是胆固醇代谢的中心，合成胆固醇的能力很强，还有使胆固醇转化为胆汁酸的特殊功能，而且血浆胆固醇和种种脂蛋白所含的胆固醇的代谢皆与肝脏有密切的关系。人体每天可合成胆固醇1～1.2 g，而肝脏占合成量的80%。此外，产生类固醇激素的内分泌腺体，如肾上腺皮质、睾丸和卵巢，也能合成胆固醇。

表 2-6　常见食物中胆固醇含量(单位:mg/100 g)

食物名称	含量	食物名称	含量	食物名称	含量	食物名称	含量
猪脑	2 571	黄油	296	鲫鱼	130	香肠	82
咸鸭蛋黄	2 110	猪肝	288	海蟹	125	瘦猪肉	81
羊脑	2 004	河蟹	267	肥猪肉	109	肥瘦猪肉	80
鸭蛋黄	1 576	对虾	193	鸡	106	鲳鱼	77
鸡蛋黄	1 510	猪蹄	192	甲鱼	101	带鱼	75
橙花蛋黄	1 132	基围虾	181	金华火腿	98	鹅	74
咸鸭蛋	647	猪大排	165	鸭	94	红肠	72
松花蛋	608	猪肚	165	猪油	93	簿鲤	71
鸡蛋	585	蛤蜊	156	肥瘦羊肉	92	拇参	62
虾皮	428	肥羊肉	148	草鱼	86	瘦羊肉	60
羊肝	349	猪大脑	137	螺蛳	86	瘦牛肉	58
牛肝	297	肥牛肉	133	肥瘦牛肉	84	鲜牛乳	15

三、碳水化合物

碳水化合物是由碳、氢、氧 3 种元素组成的一大类有机化合物,又称糖类。因其绝大部分氧原子与氢原子的比例是 2∶1,与水分子相同,故称碳水化合物。碳水化合物是机体重要组成成分,与机体某些营养素的正常代谢关系密切,是摄取能量最经济和最主要的来源。

(一) 碳水化合物的分类及消化吸收

根据碳水化合物的化学结构和生理功能,特别是碳水化合物是否可水解,将食物中的碳水化合物分为单糖、双糖、低聚糖和多糖。

1. 单糖

单糖分子结构最简单且不能水解成更小分子的糖,含 3～6 个碳原子,多为结晶体,一般无色,有甜味且易溶于水,难溶于酒精,不经消化即可被人体吸收。食品中的单糖以六碳糖为主,如葡萄糖、果糖、半乳糖。

(1) 葡萄糖　葡萄糖是单糖中最重要的一种,最初是在葡萄这种植物里面发现它的大量存在(含量达 10%～30%)而得名。葡萄糖主要由淀粉水解而来,也可来自蔗糖、乳糖等的水解,是被机体吸收利用最快、最好的单糖。人体需要的糖类大多转化成葡萄糖后被人体吸收,是细胞产生能量的主要糖类,也是中枢神经系统、肺组织、红细胞等的能源物质。

（2）果糖　果糖主要存在于水果和蜂蜜中，是最甜的一种糖，也是食品行业重要的甜味物质。它易被人体吸收，在人体内先转化为肝糖、再分解为葡萄糖被人体吸收。它本身不刺激胰岛素的分泌，也不造成明显的食后高血糖症，也不会引起龋齿。

（3）半乳糖　半乳糖是乳糖消化分解而来的，甜度比葡萄糖低。半乳糖在人体中先转变成葡萄糖然后被利用，半乳糖不单独存在，是神经组织的重要成分。

2. 双糖

双糖是由两个单糖分子脱去一分子水缩合而成的化合物，水解后生成两分子单糖。双糖多为结晶体，味甜，溶于水，难溶于酒精，不能被人体直接吸收，必须在体内水解成单糖后才能被人体吸收。与人们日常生活关系密切的双糖有蔗糖、麦芽糖、乳糖。

（1）蔗糖　蔗糖是由一分子葡萄糖和一分子果糖缩合而成，是重要的甜味剂，其甜度仅次于果糖，在甘蔗和甜菜中含量特别丰富。我们日常食用的白糖、砂糖、红糖、冰糖等都是蔗糖，是由甘蔗或甜菜茎经过加工制成的。纯净的蔗糖是白色晶体，当加热至200℃时变成焦糖，俗称糖色，烹调中常用其为菜肴着色。大量食用蔗糖易引起肥胖和龋齿。

（2）麦芽糖　麦芽糖是由两分子葡萄糖缩合而成，在各种谷类种子生长的芽中含量较多，尤以麦芽中最多而得名。麦芽糖也是常食用的糖类，如饴糖、糖稀的主要成分就是麦芽糖。淀粉在淀粉酶作用下可水解成麦芽糖。

（3）乳糖　乳糖是由一分子葡萄糖和一分子半乳糖缩合而成，为白色晶体，难溶于水。因它只存在于哺乳动物的乳汁中而得名。其含量因动物不同而异，通常人乳约含7%的乳糖，牛乳和羊乳约含5%的乳糖。

乳糖是婴儿主要的食用糖类物质，但断奶后，肠道中分解乳糖为葡萄糖及半乳糖的乳糖酶活性急剧下降，甚至在某些个体中降至零，当摄入牛乳或其他乳制品时，可因乳糖不消化导致腹痛和渗透性腹泻（乳糖不耐症）。经常摄入乳糖，可使乳糖酶在肠道中逐渐形成而使此种情况改善。乳糖对婴儿的重要意义，在于它能够保持肠道中最合适的菌群数，并能促进钙的吸收，故婴儿食品中可添加适量乳糖。

3. 低聚糖

低聚糖是由3～10个单糖构成的小分子多糖，如棉子糖、水苏糖。主要存在于豆类食品中，因在肠道中不被消化吸收，产生气体，可造成肠胀气；但它们可被肠道有益细菌利用，从而促进这些菌群的增加，具有保健作用。

低聚糖的主要功能表现在：肠道腐败细菌受到抑制，腐败产物显著减少；与双歧杆菌发酵产生醋酸、丙酸、丁酸和乳酸，促进肠道蠕动，消除便秘；促进血清中低密度脂蛋白（LDL）降低，高密度脂蛋白（HDL）升高，有利于防止心脑血管疾病；不被口腔突变链球菌利用，不引起蛀牙；改善食物中钙的吸收；热值低，不引起血糖升高；提高人体免疫力，防止癌变发生。

4. 多糖

多糖是由多个单糖分子组合而成的，分子量大，无甜味，不易溶于水，非晶体。有些多糖可被人体消化吸收，如淀粉、糖原，有些多糖不能被人体消化吸收，如膳食纤维。

（1）淀粉　淀粉是最重要的多糖，经过消化分解，最终转化为葡萄糖被人体吸收，是人体能量的主要来源。它主要存在于植物的根、茎和种子中，在谷类、豆类、薯类中含量丰富。淀粉无甜味，不溶于冷水，加热吸水膨胀可糊化。淀粉易老化，老化后消化吸收率降低。

（2）糖原　糖原也称动物淀粉，是人体储备能量的来源之一。糖原溶于水，存在于肝脏（肝糖原）和肌肉（肌糖原）中，当体内缺糖时，糖原被分解成葡萄糖进入血液，供机体需要；当体内糖过剩时，葡萄糖以糖原的形式贮存在肝脏、肌肉中。糖原储备的能量较少，不足一人一天的能量需要，因此人体需每日进食糖类食物。

（3）膳食纤维　纤维素是最复杂的多糖，主要存在于细胞壁中，不溶于水和其他溶剂。膳食纤维是存在于食物中不能被机体消化吸收的多糖类化合物的总称。人体消化道中没有分解膳食纤维的酶类，故膳食纤维不能被消化吸收，但它可刺激和促进胃肠道的蠕动，有利于其他食物的消化吸收及粪便的排泄。

（二）碳水化合物的生理功能

1. 储存和提供能量

每克葡萄糖在体内氧化可以产生 4 kcal 能量。维持人体健康所需要能量的 55%～65%由碳水化合物提供。糖原是肌肉和肝脏碳水化合物的储存形式，肝脏约储存机体内 1/3 的糖原。一旦机体需要，肝脏中的糖原即分解为葡萄糖进入血液，为机体尤其是红细胞、脑和神经组织提供能量。由于机体内的糖原贮存只能维持数小时，因此必须从膳食中不断得到补充。

2. 构成组织及重要生命物质

碳水化合物是构成机体组织的重要物质，并参与细胞的组成和多种活动。每个细胞都有碳水化合物，其含量为2%～10%，主要以糖脂、糖蛋白和蛋白多糖的形式存在，分布在细胞膜、细胞器膜、细胞质以及细胞间基质中。五碳糖在遗传中起着重要作用，如脱氧核糖核酸（DNA）和核糖核酸（RNA）分子的组分中含有脱氧核糖和核糖。

3. 节约蛋白质作用

由于脂肪一般不能转变成葡萄糖，因此在体内能量危机时，会利用体内蛋白质甚至是器官中的蛋白质，如肌肉、肝、肾、心脏中的蛋白质来提供能量，易损坏人体内的器官。节约蛋白质作用是指当膳食中碳水化合物供应不足时，机体为了满足自身对葡萄糖的需要，将蛋白质分解为氨基酸，并通过糖原异生作用转化为葡萄糖供给能量；而当摄入足够量的碳水化合物时则能预防体内或膳食蛋白质消耗，不需要动用蛋白质来供能。

4. 抗生酮作用

脂肪在体内分解代谢，需要葡萄糖的协同作用。当膳食中碳水化合物供应不足时，体内脂肪或食物脂肪被动员并加速分解为脂肪酸来供应能量。在这一代谢过程中，脂肪酸不能彻底氧化而产生过多的酮体，酮体不能及时被氧化而在体内蓄积，以致产生酮血症和酮尿症。膳食中充足的碳水化合物可以防止上述现象，因此称为碳水化合物的抗生酮作用。

5. 增强肠道功能

某些不消化的碳水化合物在结肠发酵时，选择性地刺激肠道菌的生长，特别是某些益生菌群的增殖，如乳酸杆菌、双歧杆菌。益生菌可提高人体消化系统功能，尤其是肠道功能。

（三）碳水化合物的膳食参考摄入量与食物来源

1. 膳食参考摄入量

中国营养学会建议膳食碳水化合物的参考摄入量占总能量摄入量的55%～65%（AI）。对碳水化合物的来源也作出要求，即应包括复合碳水化合物淀粉、不消化的抗性淀粉、非淀粉多糖和低聚糖等碳水化合物，限制纯能量食物如糖的摄入量。

2. 食物来源

碳水化合物的食物来源丰富。其中谷类、薯类和豆类是淀粉的主要来源；水果、蔬菜主要提供包括非淀粉多糖如纤维素和果胶、单糖和低聚糖类的碳水化合物;牛奶能提供乳糖。因此,我国居民应以谷类食物为主要碳水化合物,并注重多吃水果、蔬菜和奶类。

(四) 血糖生成指数 GI

1. 食物 GI 的概念

食物血糖生成指数,简称血糖指数,指餐后不同食物血糖耐量曲线在基线内面积与标准糖(葡萄糖)耐量面积之比,以百分比表示:

$$\mathrm{GI}=\frac{\text{某食物在食后 2 h 血糖曲线下的面积}}{\text{相当含量葡萄糖在食后 2 h 血糖曲线下的面积}}\times 100\%。$$

GI 是用以衡量某种食物或某种膳食组成对血糖浓度影响的一个指标。GI 高的食物或膳食,表示进入胃肠后消化快、吸收完全,葡萄糖迅速进入血液,血糖浓度波动大;反之,则表示在胃肠内停留时间长、释放缓慢,葡萄精进入血液后峰值低,下降速度慢,血糖浓度波动小。

2. 食物 GI 的影响因素

无论对健康人还是糖尿病病人来说,保持稳定的血糖浓度、没有大的波动才是理想状态,达到这个状态就要合理地利用低 GI 食物。而高 GI 食物,进入胃肠后消化快、吸收率高,葡萄糖进入血液后峰值高、释放快。食物 GI 可作为糖尿病患者选择多糖类食物的参考依据,也可广泛用于高血压病人和肥胖者的膳食管理、居民营养教育,甚至扩展到运动员的膳食管理、食欲研究等。

第二节 非产能营养素

非产能营养素主要包括矿物质、维生素、水和膳食纤维。这些营养素在体内代谢过程中主要是调节生理功能,维持体内物质代谢的动态平衡及内环境的稳态。

一、矿物质

存在于人体内的各种元素,除 C、H、O、N 主要以有机物的形式存在外,其余各种元素主要以无机物的形式存在,统称为矿物质,也称作无机盐。矿物质分为常量元素和微量元素。

(一) 常量元素

在体内含量较多(>0.01%体重),每日膳食需要量都在100 mg以上的矿物质,称为常量元素,有钙、镁、磷、钾、钠、氯共6种。

1. 钙

钙约占体重的2%。成人体内含钙总量约为1 200 g,其中约99%集中在骨骼和牙齿,主要以羟磷灰石[$Ca_{10}(PO_4)_6(OH)_2$]及磷酸钙[$Ca_3(PO_4)_2$]两种形式存在;约1%的钙常以游离的或结合的离子状态存在于软组织、细胞外液及血液中,统称为混溶钙池。

(1) 生理功能

① 形成和维持骨骼和牙齿的结构。钙是骨骼和牙齿的重要成分,成骨细胞与黏多糖等构成骨基质,羟磷灰石及磷酸钙沉积于骨基质,形成骨骼及牙齿。

② 维持肌肉和神经的正常活动。钙离子与神经和肌肉的兴奋、神经冲动的传导、心脏的正常搏动等生理活动有密切的关系。如血清钙离子浓度降低时,肌肉、神经的兴奋性增高,可引起手足抽搐;而钙离子浓度过高时,则损害肌肉的收缩功能,引起心脏和呼吸衰竭。

③ 参与血凝过程。钙有激活凝血酶原使之变成凝血酶的作用。

此外,钙在体内还参与调节或激活多种酶的活性作用,如ATP酶、脂肪酶、蛋白质水解酶、钙调蛋白等。钙对细胞的吞噬、激素的分泌也有影响。钙摄入量过低可致钙缺乏症,主要表现为骨骼的病变,即儿童时期的佝偻病和成年人的骨质疏松症。钙过量对机体会产生不利影响,如增加肾结石的危险、奶碱综合征等。

(2) 膳食参考摄入量　中国营养学会提出的成年人钙适宜摄入量(AI)为800 mg/d。膳食中的钙主要在pH值较低的小肠上段吸收,需有活性维生素D[$1,25-(OH)_2D_3$]参与。适量维生素D、某些氨基酸(赖氨酸、精氨酸、色氨酸)、乳糖和适当的钙、磷比例,均有利于钙吸收。

膳食中不利于钙吸收的因素有:谷物中的植酸,某些蔬菜(如菠菜、苋菜、竹笋等)中的草酸,过多的膳食纤维、碱性磷酸盐、脂肪等。抗酸药、四环素、肝素也不利于钙的吸收。蛋白质摄入过高,增加肾小球滤过率,降低肾小管对钙的再吸收,易使钙排出增加。

(3) 主要食物来源　奶和奶制品是钙的最好食物来源,含量丰富,且吸收率高。豆类、坚果类、绿色蔬菜、各种瓜子也是钙的较好来源。少数食物如虾皮、海带、发菜、芝麻酱等含钙量特别高。常见食物中的钙含量见表2-7。

表 2-7　常见食物中钙含量(单位:mg/100 g)

食物名称	含量	食物名称	含量	食物名称	含量	食物名称	含量
石螺	2 458	蛤蜊	138	鹌鹑蛋	47	梨	11
发菜	876	油菜	108	鲳鱼	46	玉米	10
牛脑	583	牛乳	104	大白菜	45	瘦羊肉	9
河虾	325	豌豆	97	黄鳝	42	瘦牛肉	9
豆腐干	308	银鱼	82	花生仁	39	鸡	9
紫菜	264	绿豆	81	柑	35	马铃薯	8
黑木耳	247	芹菜	80	胡萝卜	32	猪肝	6
蟹肉	231	小豆	74	鲢鱼	31	籼米	6
黄豆	191	枣	64	标准粉	31	瘦猪肉	6
豆腐花	175	鲤鱼	50	黄瓜	24	豆浆	5
海虾	146	鸡蛋	48	橙子	20	苹果	4

2. 镁

正常成人身体镁总含量约 25 g,其中 60%～65%存在于骨骼和牙齿中,27%分布于软组织。镁主要分布于细胞内,细胞外液的镁不超过 1%。血清中镁相当恒定。

(1) 生理功能

① 激活多种酶的活性。镁作为多种酶的激活剂,参与 300 余种酶促反应。镁能与细胞内许多重要成分,如三磷酸腺苷,形成复合物而激活酶系,或直接作为酶的激活剂激活酶系。

② 抑制钾、钙通道。镁可封闭不同的钾通道,阻止钾外流。镁也可抑制钙通过膜通道内流。当镁耗竭时,这种抑制作用减弱,导致钙经钙通道进入细胞增多。

③ 维护骨骼生长和神经肌肉的兴奋性。镁是骨细胞结构和功能所必需的元素,使骨骼生长和维持,影响着骨的吸收。在极度低镁时,甲状旁腺功能低下而引起低血钙,使骨吸收降低。镁与钙使神经肌肉兴奋和抑制作用相同,血中镁或钙过低,神经肌肉兴奋性均增高;反之,则有镇静作用。

④ 维护胃肠道的功能。镁离子在肠道中吸收缓慢,促使水分滞留,具有导泻作用。碱性镁盐可中和胃酸。低浓度镁可减少肠壁张力和蠕动,有解痉作用,并有对抗毒扁豆碱的作用。

镁摄入不足、吸收障碍、丢失过多等可使机体镁缺乏。镁缺乏可致神经肌肉兴奋性亢进;低镁血症患者可有房室性早搏、房颤以及室速与室颤,半数有血压升高。镁缺乏也可导致胰岛素抵抗和骨质疏松。

(2) 膳食参考摄入量　中国营养学会提出的成年人镁适宜摄入量(AI)为350 mg/d。膳食中的镁在整个肠道均可被吸收，但主要在空肠末端与回肠，吸收率约为30%。影响镁吸收的因素主要有镁的摄入量，当摄入少时吸收率增加，摄入多时吸收率降低。过多的磷、草酸、植酸和膳食纤维等可抑制镁的吸收。此外，由于镁与钙的吸收途径相同，竞争吸收而相互干扰。

(3) 食物来源　镁普遍存在于各种食物中，绿叶蔬菜富含镁。食物中诸如糙粮、坚果也含有丰富的镁，肉类、淀粉类食物及牛奶中的镁含量属中等。精制食品的镁含量一般很低。除了食物外，从饮水中也可以获得少量镁，水中镁的含量差异很大，故摄入量常难以估计，如硬水中含有较高的镁盐，软水中含量相对较低。

3. 磷

人体磷的含量约为体重的1%。成人体内含磷400～800 g，其中85%存在于骨骼和牙齿中，15%分布在软组织及体液中。

(1) 生理功能　磷和钙一样是构成骨骼和牙齿的成分，也是组织细胞中很多重要成分的原料，如核酸、磷脂以及某些酶等。磷还参与许多重要生理功能，如糖和脂肪的吸收以及代谢。另外，对能量的转移和酸碱平衡的维持都有重要作用。

(2) 膳食参考摄入量　中国营养学会提出的成年人膳食磷的适宜摄入量(AI)为700 mg/d。磷的吸收部位在小肠，其中以十二指肠及空肠部位吸收最快，回肠较差。肠道酸度增加，有利于磷的吸收，当肠道中存在一些金属的阳离子时，如钙、镁、铁、铝等，可与磷酸根形成不溶性磷酸盐，而不利于磷的吸收。肠道中维生素D能增加肠黏膜对磷的运转，可促进磷吸收。

(3) 食物来源　磷在食物中分布很广。瘦肉、蛋、鱼、干酪、蛤蜊、动物的肝和肾中磷的含量都很高。海带、芝麻酱、花生、干豆类、坚果等中的含量也很高。但是，粮谷中的磷多为植酸磷，吸收和利用率较低。由于磷的食物来源广泛，一般膳食中不易缺乏。

4. 钾

钾为人体的重要阳离子之一。正常成人体内钾总量约为50 mmol/kg，成年男性略高于女性。体内钾主要存在于细胞内，约占总量的98%，其他存在于细胞外。

(1) 生理功能　钾的生理功能主要是：维持糖、蛋白质的正常代谢；维持细胞内正常渗透压；维持神经肌肉的应激性和正常功能；维持心肌的正常功能；维持细胞内外正常的酸碱平衡；降低血压作用。

人体内钾总量减少可引起钾缺乏症，如肌肉无力、瘫痪、心律失常、横纹肌肉裂解症及肾功能障碍等。消化道疾患如频繁的呕吐、腹泻时可使钾损失；各种以肾小管功能障碍为主的肾脏疾病，可使钾从尿中大量丢失；高温作业或重体力劳动，大量出汗而使钾大量流失等。

(2) 膳食营养素参考摄入量　要维持正常体内钾的储备、血浆及间质中钾离子的正常浓度，至少需摄入 1 600 mg/d。中国营养学会提出成年人膳食钾的适宜摄入量(AI)为 2 000 mg/d。

(3) 食物来源　蔬菜和水果是钾最好的来源。每 100 g 食物含量高于 800 mg 以上的食物有紫菜、黄豆、冬菇等。常见食物中的钾含量见表 2－8。

表 2－8　常见食物中的钾含量(单位：mg/100 g)

食物名称	含量	食物名称	含量	食物名称	含量	食物名称	含量
紫菜	1 798	鲳鱼	328	肥瘦牛肉	211	大白菜	137
黄豆	1 503	青鱼	325	油藁	210	长茄子	136
冬菇	1 151	瘦猪肉	295	豆角	207	甘薯	130
小豆	860	小米	284	芹菜(茎)	206	苹果	119
绿豆	787	牛肉(瘦)	284	猪肉	204	丝瓜	115
黑木耳	757	带鱼	280	胡萝卜	193	八宝菜	109
花生仁	587	黄鳝	278	标准粉	190	牛乳	109
枣(干)	524	鲢鱼	277	标二稻米	171	发菜	108
毛豆	478	玉米(白)	262	橙子	159	葡萄	104

5. 钠

钠是人体不可缺少的常量元素，在一般情况下成人体内钠含量为 77～100 g，占体重的 0.15％左右。体内钠主要在细胞外液，占总体钠的 44％～50％，骨骼中含量高达 40％～47％，细胞内液含量较低，仅为 9％～10％。

(1) 生理功能

① 调节体内水分与渗透压。钠主要存在于细胞外液，是细胞外液中的主要阳离子，约占阳离子总量的 90％，与对应的阴离子构成渗透压，维持体内水量的恒定。此外，钾在细胞内液中同样构成渗透压，钠、钾含量的平衡是维持细胞内外水分恒定的根本条件。

② 维持酸碱平衡。钠在肾小管重吸收时与 H^+ 交换，清除体内酸性代谢产物(如 CO_2)，保持体液的酸碱平衡。

③ 钠泵。钠钾离子的主动运转使钠离子主动从细胞内排出，以维持细胞内外液渗透压平衡。

④ 维持血压正常。膳食钠摄入与血压有关，血压随年龄增高，这种增高中有20%可能归因于膳食中食盐的摄入。

⑤ 增强神经肌肉兴奋性。钠、钾、钙、镁等离子的浓度平衡时，对于维护神经肌肉的应激性都是必需的，满足需要的钠可增强神经肌肉的兴奋性。

(2) 膳食营养素参考摄入量　人体内的钠在一般情况下，不易缺乏。每日摄入的钠只有小部分是身体所需。进入体内的钠，大部分通过肾脏随尿排出。钠还随汗排出，不同个体汗中钠的浓度变化较大，在热环境下，中等强度劳动 4 h，可使人体流失钠盐 7～12 g。高温、重体力劳动、过量出汗、胃肠疾病、反复呕吐、腹泻(泻剂应用)使钠过量排出丢失时；或某些疾病，如阿狄森病引起肾不能有效保留钠时；胃肠外营养缺钠或低钠时；利尿剂的使用抑制肾小管重吸收钠而使钠丢失等造成体内钠含量的降低，而未能弥补丢失的钠时，均可引起钠缺乏。钠的缺乏在早期症状不明显，倦怠、淡漠、无神，甚至起立时昏倒。中重度失钠时，可出现恶心、呕吐、血压下降、痛性肌肉痉挛。

在正常情况下，钠摄入过多并不蓄积，但某些情况下，如误将食盐当作食糖加入婴儿奶粉中喂哺，则可引起中毒甚至死亡。急性中毒，可出现水肿、血压上升、血浆胆固醇升高、脂肪清除率降低、胃黏膜上皮细胞受损等。钠摄入量过多、尿中 Na^+/K^+ 比值增高，是高血压的重要因素。钠在小肠上部吸收，吸收率极高，几乎可全部被吸收，故粪便中含钠量很少。

(3) 食物来源　钠普遍存在于各种食物中，一般动物性食物钠含量高于植物性食物，但人体的钠来源主要为食盐，以及加工、制备食物过程中加入的含钠化合物(如谷氨酸钠、小苏打即碳酸氢钠等)，酱油、盐渍或腌制食品等。建议每日钠的摄入量小于 2.3 g，约相当于食盐 6 g。

6. 氯

氯是人体必需常量元素之一。氯在成人体内的总量为 82～100 g，占体重的0.15%，广泛分布在全身，主要以氯离子形式与钠、钾化合存在。其中氯化钾主要在细胞内液，而氯化钠主要在细胞外液中。除红细胞、胃黏膜细胞有较高的氯含量外，在大多数细胞内氯的含量都很低。

(1) 生理功能

① 维持细胞外液的容量与渗透压。氯离子与钠离子是细胞外液中维持渗透压的主要离子，二者约占总离子数的 80%，调节与控制着细胞外液的容量与渗透压。

② 维持体液酸碱平衡。氯是细胞外液中的主要阴离子。当氯离子变化时，细胞外液中 HCO_3^- 的浓度也随之变化，以维持阴阳离子的平衡；反之，当 HCO_3^-

浓度改变时，Cl^- 随之变化，以维持细胞外液的平衡。

③ 参与血液 CO_2 运输。

此外，氯离子还参与胃液中胃酸形成，胃酸促进维生素 B_{12} 和铁的吸收；激活唾液淀粉酶分解淀粉，促进食物消化；刺激肝脏功能，促使肝中代谢废物排出；氯还有稳定神经细胞膜电位的作用等。

(2) 膳食营养素参考摄入量　膳食中的含氯总比含钠多，但氯化物从食物中的摄入和从身体内的流失大多与钠平行，因此，除婴儿外所有年龄的氯需要量基本上与钠相同。中国营养学会提出中国居民膳食氯适宜摄入量（AI）见表 2－9。

表 2－9　中国居民膳食氯适宜摄入量（AI）（单位：mg/d）

年龄（岁）	AI	年龄（岁）	AI
0～	400	7～	2 200
0.5～	800	11～	2 400
1～	1 000	14～	2 800
4～	1 600	18～	3 400

(3) 食物来源　膳食中的氯几乎完全来源于氯化钠，仅少量来自氯化钾。因此，食盐及其加工食品酱油、盐渍、腌制或烟熏食品、酱咸菜以及咸味食品等都富含氯化物。一般天然食品中氯的含量差异较大；天然水中也几乎都含有氯，估计日常从饮水中可提供 40 mg/d 左右。

（二）微量元素

在体内含量较少（$<$0.01%体重），每日膳食需要量为微克至毫克的矿物质，称为微量元素。人体必需的微量元素包括铁（Fe）、碘（I）、锌（Zn）、硒（Se）、铜（Cu）、钼（Mo）、铬（Cr）、钴（Co）等。此外，氟也属于必需的微量元素。

1. 铁

铁是人体必需微量元素中含量最多的一种，人体内铁总量为 4～5 g。体内铁可分为功能性铁和储存铁，功能性铁是铁的主要存在形式，其中血红蛋白含铁量占总铁量的 60%～75%，3%在肌红蛋白，1%为含铁酶类。正常男性的铁储存约为 1 000 mg，女性仅为 300～400 mg。

(1) 生理功能

① 铁为血红蛋白与肌红蛋白、细胞色素 A 以及一些呼吸酶的主要成分，参与体内氧与二氧化碳的转运、交换和组织呼吸过程。

② 铁与免疫功能关系密切，铁可提高机体免疫力，增加中性粒细胞和吞噬细胞的功能。但当感染时，过量铁往往促进细菌的生长，对抵御感染不利。此外，铁还有许多重要功能，如催化β-胡萝卜素转化为维生素A，参与嘌呤与胶原的合成、抗体的产生、脂类从血液中的转运以及药物在肝脏的解毒等。

③ 体内铁缺乏，引起含铁酶减少或铁依赖酶活性降低，造成细胞呼吸障碍，因而影响组织器官功能，降低食欲。铁缺乏是一种常见的营养缺乏病，特别是在婴幼儿、孕妇、乳母中更易发生。

④ 铁过量可致中毒，急性中毒常见于误服过量铁剂，多见于儿童，主要症状为消化道出血，且死亡率很高。慢性铁中毒可发生于消化道吸收的铁过多和肠道外输入过多的铁。多种疾病如心脏病、肝脏疾病、糖尿病及某些肿瘤等与体内铁的储存过多也有关。肝脏是铁过载损伤的主要靶器官，过量铁可致肝纤维化、肝硬化、肝细胞瘤。

(2) 膳食参考摄入量　铁在体内代谢中，可被身体反复利用，一般除肠道分泌和皮肤、消化道、尿道上皮脱落损失少量外，铁排出的量很少。从膳食中吸收少量加以补充，即可满足机体需要。成人铁适宜摄入量(AI)男子为15 mg/d，女子为20 mg/d；可耐受最高摄入量(UL)男女均为50 mg/d。

(3) 主要食物来源　铁广泛存在于各种食物中，但分布极不均衡，吸收率相差也极大。一般动物性食物中铁的含量和吸收率均较高，因此是膳食中铁的良好来源，主要为动物肝脏、动物全血、畜禽肉类、鱼类。植物性食物中铁吸收率较动物性食物为低。牛奶是贫铁食物。蛋黄中虽含铁较高，但因含有干扰因素，吸收率仅为3%。

2. 碘

人体内含碘20～50 mg，甲状腺组织含的碘最高，含量约为0.5 mg/kg，占体内总碘量的70%～80%。碘在体内的功能也是通过甲状腺的功能体现出来的。

(1) 生理功能　碘在体内主要参与甲状腺素的合成，其生理作用也是通过甲状腺素的作用表现出来的。主要是促进生物氧化，参与能量代谢；促进蛋白质合成，调节蛋白质合成和分解；促进糖和脂肪代谢；调节组织中水盐代谢；促进维生素的吸收和代谢；促进神经系统发育和垂体激素作用。

碘缺乏会引起甲状腺肿和少数克汀病。孕妇严重缺碘会殃及胎儿发育，使新生儿生长损伤，尤其是神经、肌肉、认知能力，以及胚胎期和围产期死亡率上升。高碘、低碘都可引起甲状腺肿。

(2) 膳食参考摄入量　成人碘推荐摄入量每天为150 μg；可耐受最高摄入量为1 000 μg/d。

（3）主要食物来源　人所需的碘，主要来自食物，其次为饮水与食盐。海洋生物含碘量丰富，是碘的良好来源，如海带、紫菜、海鱼、蚶干、蛤干、干贝、淡菜、海参、海蜇、龙虾等。

3. 锌

成人体内锌含量为2.0～2.5 g，肝、肾、肌肉、视网膜、前列腺中较高。血液中75%～85%的锌分布在红细胞，3%～5%分布于白细胞，其余在血浆中。

（1）生理功能　锌的主要生理功能是催化作用，还有结构功能和调节功能。锌对激素的调节和影响有重要的生物意义。现已证实结晶胰岛素中含有相当数量的锌，锌在胰岛素释放中起调节作用。

人类锌缺乏的常见体征是生长缓慢、皮肤伤口愈合不良、味觉障碍、胃肠道疾患、免疫功能减退等。但成人一次性摄入2 g以上的锌会发生锌中毒，长期每天补充100 mg较大量锌可发生贫血、免疫功能下降、高密度脂蛋白胆固醇（HDL—C）降低等。长期每天服用25 mg锌，可引起铜继发性缺乏，损害免疫器官和免疫功能。

（2）膳食参考摄入量　成年男子的锌推荐摄入量定为每天15.5 mg，可耐受最高摄入量为每天45 mg。植物性食物中含有的植酸、鞣酸和纤维素等均不利于锌的吸收，而动物性食物中的锌生物利用率较高，维生素D可促进锌的吸收。我国居民的膳食以植物性食物为主，含植酸和纤维较多，锌的生物利用率一般为15%～20%。

（3）主要食物来源　锌的来源广泛，但食物中的锌含量差别很大，吸收利用率也有很大差异。贝壳类海产品、红色肉类、动物内脏都是锌的极好来源。植物性食物含锌较低，粮食精细加工可导致大量锌丢失。如小麦加工成精面粉大约丢失80%的锌；豆类制成罐头比新鲜大豆锌含量损失60%左右。

4. 硒

硒是人体必需的微量元素，成人体内硒总量在3～20 mg，广泛分布于人体各组织器官和体液中，肾中硒浓度最高，肝脏次之，血液中相对低些，脂肪组织中含量最低。

（1）生理功能　主要是构成含硒蛋白与含硒酶，抗氧化，对甲状腺激素的调节作用，维持正常免疫功能。硒还具有抗肿瘤作用，补硒可使肝癌、肺癌、前列腺癌和结直肠癌的发生率明显降低。

硒缺乏是发生克山病的重要原因。克山病临床上主要症状为心脏扩大、心功能失代偿、心力衰竭等。此外，缺硒与大骨节病也有关，补硒可以缓解一些症状，对病人骨骺端改变有促进修复、防止恶化的较好效果。硒摄入过多也可致中毒，体征主要是头发脱落和指甲变形，严重者可致死亡。

（2）膳食参考摄入量 中国营养学会提出的每日膳食硒参考摄入量，18岁以上者推荐摄入量为每天50 μg，最高摄入量为每天400 μg。

（3）主要食物来源 硒的良好来源是海洋食物和动物的肝、肾及肉类。谷类和其他种子的硒含量依赖它们生长土壤的硒含量，因环境的不同而差异较大。蔬菜和水果的含硒量甚微。

5. 铜

铜是人体必需的微量元素，正常成人体内含铜总量为50～120 mg，广泛分布于各种组织中。

（1）生理功能 铜在机体内的生理功能主要是催化作用；铜对脂质和糖代谢有一定影响，缺铜可使血中胆固醇水平升高，但铜过量又能引起脂质代谢紊乱；铜对血糖的调节也有重要作用，缺铜后葡萄糖耐量降低，对某些用常规疗法无效的糖尿病患者，给以小剂量铜离子治疗，常可使病情改善，血糖降低。

（2）膳食参考摄入量 中国营养学会制定了不同年龄各人群铜的AI值，成年人为2 mg/d，可耐受摄高摄入量值每天为8 mg。铜对于大多数哺乳动物是相对无毒的。

（3）主要食物来源 铜广泛存在于各种食物中。牡蛎、贝类海产品以及坚果类是铜的良好来源，其次是动物肝、肾组织，谷类胚芽、豆类等。奶类和蔬菜的含量最低（≤0.1 mg/100 g）。

6. 氟

正常人体内氟总量为2～3 g，约有96%积存于骨骼及牙齿中。

（1）生理功能 氟在骨骼与牙齿的形成中有重要作用。人体骨骼固体的60%为骨盐（主要为羟磷灰石），氟能与骨盐结晶表面的离子交换，形成氟磷灰石而成为骨盐的组成部分。骨盐中的氟多时，骨质坚硬，而且适量的氟有利于钙和磷的利用及在骨骼中沉积，可加速骨骼成长，促进生长，并维护骨骼的健康。氟也是牙齿的重要成分，氟被牙釉质中的羟磷灰石吸附后，在牙齿表面形成一层抗酸性腐蚀的、坚硬的氟磷灰石保护层。

氟缺乏时，易发生龋齿，钙磷的利用会受影响而导致骨质疏松。摄入过量的氟可引起急性或慢性氟中毒，长期摄入低剂量的氟（1～2 mg/L饮用水）所引起的不良反应为氟斑牙，而长期摄入高剂量的氟则可引起氟骨症。

（2）膳食参考摄入量 氟的需要量大体为每天1～2 mg。人体每日摄入的氟大约65%来自饮水，30%来自食物。我国制定成年人每天AI定为1.5 mg，UL定为3.0 mg，规定饮用水含氟量标准为0.5～1 mg/L。膳食和饮水中的氟摄入人体后，主要在胃部吸收。氟的吸收很快，吸收率也很高，饮用水中的氟可完全吸收。

(3) 主要食物来源 在一般情况下，动物性食品中氟高于植物性食品，海洋动物中氟高于淡水及陆地食品，鱼（鲱鱼 28.50 mg/kJ）和茶叶（37.5～178.0 mg/kg）的氟含量很高。

二、维生素

维生素是维持身体健康所必需的一类有机化合物，既不是构成身体组织的原料，也不是能量的来源。由于体内不能合成或合成量不足，因此这类物质必须经常由食物供给。维生素按溶解介质可分为脂溶性和水溶性两大类。

（一）脂溶性维生素

脂溶性维生素主要包括维生素 A、维生素 D、维生素 E 和维生素 K 等。

1. 维生素 A

维生素 A（V_A）又称视黄醇、抗干眼病维生素，是第一个被发现的维生素。淡黄色针状结晶物在空气中易被氧化，也易被紫外线破坏，对热、酸、碱都比较稳定，生食 90%不能吸收。维生素 A 只存在于动物性食物中。植物中不含维生素 A，但在黄、绿、红色植物和真菌中含有类胡萝卜素，其中一部分被动物摄食后可转化为维生素 A。可在体内转化为维生素 A 的类胡萝卜素称为维生素 A 原，如 α-胡萝卜素、β-胡萝卜素、γ-胡萝卜素等。人体维生素 A 来源于动物性食物中的维生素 A 和植物性食物中的胡萝卜素。

维生素 A 的常用计量单位用国际单位（IU），胡萝卜素的常用计量单位为μg 或 mg，为统一计算膳食中的维生素 A，FAO/WHO（1967）提出了视黄醇当量（retinol equivlent, RE）的概念。其含义是包括视黄醇和 β-胡萝卜素在内的具有维生素 A 的活性物质所相当的视黄醇量。视黄醇当量、视黄醇、β-胡萝卜素的换算关系如下：

1 μg 视黄醇当量 = 1 μg 视黄醇或 6 μg β-胡萝卜素，

1 IU 维生素 A = 0.3 μg 视黄醇当量 = 0.3 μg 视黄醇，

1 μg β-胡萝卜素 = 0.167 μg 视黄醇当量 = 0.556 IU 维生素 A。

理论上 1 分子 β-胡萝卜素能形成 2 分子维生素 A，但因为胡萝卜素的吸收率为 1/3，而吸收后转化为维生素 A 的转化率仅为 1/2，所以 1 μg 胡萝卜素只能折算为 0.556 IU 维生素 A。

(1) 生理功能

① 维持正常视觉。维生素 A 能促进视网膜上的感光物质视紫红质的合成与再生,以维持正常视觉,防止夜盲症。

② 维护上皮组织细胞健康。当维生素 A 不足或缺乏时,上皮基底层增生变厚,细胞分裂加快,张力原纤维合成增多,表面层发生细胞变扁、不规则、干燥等变化。鼻、咽、喉和其他呼吸道、胃肠和泌尿生殖系内膜角质化,削弱了防止细菌侵袭的天然屏障(结构),而易于感染。但是,过量摄入维生素 A,上皮感染的抵抗力并不随剂量而增高。

③ 维持骨骼正常生长发育。当其缺乏时,成骨细胞与破骨细胞间平衡被破坏,或由于成骨活动增强而使骨质过度增殖,或使已形成的骨质不吸收。

④ 促进生长与生殖。维生素 A 可以促进体内组织蛋白质的合成、骨细胞的正常分裂、骨骼的生长,加速生长发育。

近年发现 β-胡萝卜素具有抗氧化作用,是一种机体有效的捕获活性氧的抗氧化剂,对预防心血管疾病、肿瘤,以及延缓衰老均有重要意义。维生素 A 对于机体免疫功能有重要影响,缺乏时,细胞免疫呈现下降。维生素 A 过量摄入又可引起中毒。

(2) 膳食参考摄入量　维生素 A 进入消化道后,在胃内几乎不被吸收,到小肠与胆汁酸脂肪分解产物一起被乳化,由肠黏膜吸收。胡萝卜素在肠壁分解形成两个分子维生素 A。人体对维生素 A 的需要量取决于人体的体重与生理状况。儿童处于生长发育时期,乳母具有特殊的生理状况,需要量均相对较高。我国居民维生素 A 膳食参考摄入量成年人为 800 μgRE/d;维生素 A 摄入过量可引起中毒,故中国营养学会提出维生素 A 的可耐受最高摄入量为 3 000 μgRE/d。

(3) 主要食物来源　维生素 A 在动物性食物中含量丰富,最好的来源是各种动物的肝脏、鱼肝油、全奶、蛋黄等。植物性食物只含 β-胡萝卜素,最好的来源为有色蔬菜,如菠菜、胡萝卜、韭菜、雪里蕻,水果中的杏、香蕉、柿子等。

2. 维生素 D

维生素 D(V_D)具有抗佝偻病的作用,所以又叫抗佝偻病维生素。对热、碱较稳定。如在 130℃加热 90 min 也不被破坏,故通常烹调方法不至于损失。维生素 D 以 D_3(胆钙化醇)和 D_2(麦角钙化醇)两种形式最为常见。人体内维生素 D_3 的来源是皮肤表皮和真皮内的 7-脱氧胆固醇经紫外线照射转变而来,从动物性食物中摄入者甚少，故一般成人只要经常接触阳光，在一般膳食条件下是不会引起维生素 D_3 缺乏的；膳食中的维生素 D_3 在胆汁的作用下，可与脂肪一起被吸收，经小肠乳化后形成胶团吸收进入血液。维生素 D_2 是植物体内的麦角固醇经紫外线照射而来，其活性只有维生素 D_3 的 1/3。

(1) 生理功能

① 促进小肠黏膜对钙吸收。运至小肠的 1,25-二羟基维生素 D_3 进入小肠黏膜细胞，并在该处诱发一种特异的钙结合蛋白的合成。这种蛋白质能把钙从刷状缘处主动转运透过黏膜细胞进入血液循环。

② 促进骨组织的钙化。促进和维持血浆中适宜的钙、磷浓度，满足骨钙化过程的需要。

③ 促进肾小管对钙、磷的重吸收。促进重吸收减少钙、磷的流失，从而保持血浆中钙、磷的浓度。

维生素 D 缺乏可引起婴幼儿佝偻病，以钙、磷代谢障碍和骨样组织钙化障碍为特征；维生素 D 缺乏可引起成人骨矿化不全，表现为骨质软化症。

(2) 膳食参考摄入量　维生素 D 有用国际单位也有用重量单位表示，其换算关系为

$$1\ \text{IU 维生素 } D_3 = 0.025\ \mu g \text{ 维生素 D。}$$

人体维生素 D 的需要量与钙磷的量有关。当膳食钙和磷量合适时，每天摄入维生素 D 100 IU(2.5 μg)即可预防佝偻病与促进生长。对婴幼儿、青少年、孕妇与乳母来说，每日给予 300～400 IU(7.5～10 μg)已可促进钙吸收并满足发育的需要。摄入 800 IU 可明显提高预防佝偻症的作用。

我国居民成年人维生素 D 膳食参考摄入量为每天 10 μg。长期大量服用维生素 D 可引起中毒，营养学会提出维生素 D 可耐受最高摄入量为每天 20 μg(800 IU)。

(3) 食物来源　天然食物来源的维生素 D 不多，脂肪含量高的海鱼、动物肝脏、蛋黄、奶油和干酪等中相对较多，见表 2-10。鱼肝油中的天然浓缩维生素 D 含量很高。

表 2-10　食物中维生素 D 的含量

食物	含量/(IU/100 g)	食物	含量/(IU/100 g)	食物	含量/(IU/100 g)
鳕鱼肝油	8 500	鸡蛋黄	158	牛乳	41
熟猪油	2 800	奶油	100	烤羊肝	28
鲱鱼	900	炖鸡肝	67	煎牛肝	19

3. 维生素E

维生素E又称生育酚。自然界共有8种化合物，即α、β、γ与δ-生育酚和α、β、γ与δ-三烯生育酚。这8种化合物生理活性不相同，其中α-生育酚的生物活性最高，通常作为维生素E的代表。食物中的维生素E对热、光及碱性环境均较稳定，烹调过程中损失不大，但在高温中，如油炸，由于氧的存在和油脂的氧化酸败，可使维生素E的活性明显下降。

（1）生理功能

① 抗氧化作用。维生素E具有很强的抗氧化性，能阻止不饱和脂肪酸被氧化成氢过氧化物，从而保护细胞免受自由基的危害。

② 保持红细胞的完整性。膳食中缺少维生素E，可引起红细胞数量减少及其生存时间缩短，引起溶血性贫血，故临床上常用于治疗溶血性贫血。

③ 与动物的生殖功能和精子生成有关。动物实验发现，缺乏维生素E会引起雌、雄动物生殖系统损伤。

（2）膳食参考摄入量　不同生理时期对维生素E的需要量不同。妊娠期间维生素E需要量增加，以满足胎儿生长发育的需要。婴儿出生时体内维生素E的储存量有限，为了防止发生红细胞溶血，早产婴儿在出生的头3个月，应补充维生素E量为13 mg/kg体重。老年人需增加维生素E的摄入量。中国营养学会建议，成年人膳食参考摄入量为14 mg/d。

（3）食物来源　维生素E在自然界中分布甚广，一般不易缺乏。所有的植物的叶子和绿色部分均含有维生素E。蛋类、鸡（鸭）肫、绿叶蔬菜中有一定含量；肉、鱼类动物性食品、水果等含量较少。

4. 维生素K

维生素K（V_K）是一类萘醌化合物。在室温下是黄色油状物，其衍生物在室温下为黄色结晶。溶于脂肪及脂溶剂而不溶于水，对光和碱敏感，但对热和氧化剂相对稳定。大部分组织的维生素K浓度较低，含量较高的是肝脏、肾上腺、骨髓、肾脏与淋巴管。在组织中主要位于细胞膜，是维生素K的混合物，即有多种形式来自肠道细菌。

（1）生理功能

① 血液凝固作用。血凝过程中的许多凝血因子的生物合成有赖于维生素K，如凝血因子Ⅱ（凝血酶原）、凝血因子Ⅵ（转变加速因子前体）、凝血因子Ⅸ（凝血酶激酶组分）和凝血因子Ⅶ。血浆中还有4种蛋白质（蛋白质C、S、Z和M）被确定为维生素K依赖性蛋白质，它们有抑制或刺激血液凝固的作用。维生素K缺乏的主要症状是出血，在某些情况下产生致命的贫血，血液减压显示凝血时间

延长和凝血酶原含量低下。

② 在骨代谢中的作用。骨中有两种蛋白质与维生素 K 有关，即骨钙素和γ-羧基谷氨酸蛋白质(MGP)。骨钙素溶于水，在成骨细胞中合成，其功能是调节钙磷比例，将钙结合到骨组织。MGP 不溶于水，在骨以外的组织(如肾、肺、脾)中合成，其功能是将钙结合到骨的有机成分和矿物质中。

(2) 膳食参考摄入量　维生素 K 来源丰富，正常成人肠道微生物能合成维生素 K，所以很少发生维生素 K 缺乏。导致维生素 K 缺乏的主要疾病是新生儿出血症。这是由于维生素 K 的胎盘转运很少，出生时维生素 K 的储存量有限，肠道细菌群尚未建立，合成维生素 K 的能力较弱所致。其后果是内脏出血和中枢神经系统损伤，死亡率高。

我国制定膳食参考摄入量时未将维生素 K 列入。美国食物营养委员会(FNB/NAS)推荐的维生素 K 每日适宜摄入量为男性 120 μg，女性 90 μg。6 个月以内婴儿为 2 μg，7～12 个月婴儿为 2.5 μg，1～3 岁儿童为 30 μg，4～8 岁儿童为 55 μg，9～13 岁儿童为 60 μg，14～18 岁青少年为 75 μg，孕妇、乳母与非孕妇女相同，亦为90μg。

(3) 食物来源　维生素 K 在绿色蔬菜含量丰富，动物肝脏，鱼类的含量也较高，而水果和谷物含量较少，肉类和乳制品含量中等。

(二) 水溶性维生素

水溶性维生素主要包括 B 族维生素、烟酸、叶酸和维生素 C 等。

1. 维生素 B_1

维生素 B_1(V_{B_1})又名硫胺素，也称抗脚气病因子、抗神经炎因子等。这是人类发现最早的维生素之一。极易溶于水，不溶于其他有机溶剂。固态形式比较稳定，在 100℃时也很少破坏，对氧和光也比较稳定；碱性环境中易于被氧化失活，不耐热；在 pH 值大于 7 的情况下煮沸，可使其大部分或全部破坏。吸收的主要部位是空肠和回肠。

(1) 生理功能　维生素 B_1 是机体多种重要辅酶的组成成分，参与机体内糖代谢等重要功能；维持肌肉特别是心肌的正常功能；维持正常食欲、胃肠蠕动和消化液分泌等。

(2) 膳食参考摄入量　中国营养学会推荐的维生素 B_1 膳食营养素参考摄入量为成年男子 1.4 mg/d，成年女子 1.3 mg/d。

(3) 食物来源　缺乏维生素 B_1 可引起脚气病，建议食用碾磨度不太精细的谷物，可防止维生素 B_1 缺乏。维生素 B_1 广泛存在于天然食物中，常见食物的维

生素 B_1 含量见表 2-11。

表 2-11 常见食物的维生素 B_1 含量(单位:mg/100 g)

食物	含量	食物	含量	食物	含量	食物	含量
葵花子仁	1.89	麸皮	0.30	甘薯	0.07	鲤鱼	0.03
花生仁	0.72	小麦粉(标准)	0.28	鸡肉	0.05	大白菜	0.02
瘦猪肉	0.54	玉米	0.27	梨	0.05	苹果	0.02
大豆	0.41	稻米(粳,标二)	0.22	萝卜	0.04	带鱼	0.02
蚕豆	0.37	猪肝	0.21	茄子	0.03	冬瓜	0.01
小米	0.33	鸡蛋	0.09	牛乳	0.03	河虾	0.01

2. 维生素 B_2

维生素 B_2(VB_2)又名核黄素(Riboflavin)。核黄素对热较稳定,在中性或酸性溶液中,短期加热也不致破坏,但在碱性溶液中加热较易破坏。游离型核黄素对光敏感,如将牛奶(奶中核黄素 40%~80%为游离型)放入瓶中在日光下照射,2 h 内核黄素可破坏一半以上,破坏的程度随温度及 pH 值升高而加速。不论在中性、酸性或碱性媒质中,游离型核黄素均可被紫外线破坏。食物中核黄素主要是结合型,即与磷酸和蛋白质结合成复杂化合物,对光比较稳定。

(1) 生理功能 膳食中的大部分维生素 B_2 是以黄素单核苷酸(FMN)和黄素腺嘌呤二核苷酸(FAD)辅酶形式和蛋白质结合存在。进入胃后,在胃酸的作用下,与蛋白质分离,在上消化道转变为游离型维生素 B_2 后,在小肠上部被吸收。

维生素 B_2 具有抗氧化活性,对于机体抗氧化防御体系至关重要。维生素 B_2 还参与维生素 B_6 和烟酸代谢。人体若缺乏维生素 B_2,会影响铁的吸收。

(2) 膳食参考摄入量 中国营养学会推荐的膳食维生素 B_2 参考摄入量为成年男子 1.4 mg/d,成年女子 1.2 mg/d。

(3) 食物来源 维生素 B_2 广泛存在于天然食物中,动物性食品,尤以动物内脏如肝、肾、心肌等含量最高;其次是蛋类、奶类。常见食物中维生素 B_2 的含量见表 2-12。

3. 维生素 B_6

维生素 B_6 是吡啶的衍生物,在生物组织内有吡哆醇(Pyridoxine)、吡哆醛(Pyridoxal)和吡哆胺(Pyridoxamine)3 种形式,均具有维生素 B_6 的生物活性。这 3 种形式通过酶可互相转换。第一种主要存在于植物性食品中,后两种主要存在于动物性食物中。维生素 B_6 易溶于水,对酸相当稳定,在碱性溶液中易破

表 2-12　常见食物中维生素 B_2 的含量(单位:mg/100 g)

食物	含量	食物	含量	食物	含量	食物	含量
猪肝	2.08	黑木耳	0.44	荞麦	0.16	标准粉	0.08
冬菇(干)	1.40	鸡蛋	0.31	荠菜	0.15	粳米	0.08
牛肝	1.30	麸皮	0.30	牛乳	0.14	白菜	0.07
鸡肝	1.10	黄豆	0.22	豌豆	0.14	萝卜	0.06
黄鳝	0.98	盘针菜	0.21	瘦牛肉	0.13	梨	0.04
牛肾	0.85	青稞	0.21	血糯米	0.12	茄子	0.03
小麦胚粉	0.79	芹菜	0.19	小米	0.10	黄瓜	0.03
扁豆	0.45	肥瘦猪肉	0.16	鸡肉	0.09	苹果	0.02

坏,在中性溶液中易被光破坏,对氧较稳定。吡哆醛和吡哆胺较不耐热,吡哆醇耐热,在食品加工、储存过程中稳定性较好。不同形式的维生素 B_6 大部分都能通过被动扩散形式在空肠和回肠被吸收。

(1) 生理功能　维生素 B_6 是体内多种酶的辅酶,参与人体氨基酸、糖原与脂肪酸的代谢活动;参与糖原与脂肪酸代谢,还参与亚油酸转化为花生四烯酸及胆固醇的合成与转运;此外,维生素 B_6 的功能还涉及脑和组织中的能量转化、核酸代谢、内分泌功能。维生素 B_6 缺乏的典型临床症状是脂溢性皮炎、小细胞性贫血、癫痫样惊厥,以及忧郁和精神错乱。

(2) 膳食参考摄入量　中国营养学会推荐的维生素 B_6 的膳食参考摄入量成年人为 1.2 mg/d。

(3) 食物来源　维生素 B_6 存在于动植物食物中,其中豆类、畜肉及肝脏、鱼类等食物中含量较丰富,其次为蛋类、水果和蔬菜、乳类,油脂等中含量较低。

4. 烟酸

烟酸又名维生素 PP、尼克酸、抗癞皮病因子等,其氨基化合物为烟酰胺或尼克酰胺。烟酸和烟酰胺性质比较稳定,酸、碱、氧、光或加热条件下不易破坏;在高压下,120℃、20 min 也不被破坏。一般加工烹调损失很小,但会随水流失。

(1) 生理功能　烟酸主要是以辅酶的形式存在于食物中,经消化后于胃及小肠中吸收。吸收后以烟酸的形式经门静脉进入肝脏。烟酰胺在体内与腺嘌呤、核糖和磷酸结合构成辅酶Ⅰ和辅酶Ⅱ,在生物氧化还原反应中起电子载体或递氢体作用;是葡萄糖耐量因子的组成成分;烟酸具有保护心血管的功能,据报道,服用烟酸能降低血胆固醇、甘油三酯及 β-脂蛋白浓度和扩张血管,大剂量烟酸还对复发性非致命的心肌梗死有一定程度的保护作用,但烟酰胺无此作用。烟酸缺乏可引起癞皮病。此病起病缓慢,常有前驱症状,如体重减轻、疲劳乏力、记忆力差、失眠等。如不及时治疗，则可出现皮炎(Dermatitis)、腹泻(Diarrhea)和痴呆(Depression)。由于此3系统症状英文名词的开头字母均为“D”字，故又称为癞皮病“3D”症状。

(2) 膳食参考摄入量　由于色氨酸在体内可转化为烟酸，增加蛋白质摄入量，可相应减少烟酸的摄入。中国营养学会推荐烟酸的参考摄入量(RNI)为成年男子14 mgNE/d，成年女子13 mgNE/d。

(3) 食物来源　烟酸及烟酰胺广泛存在于食物中。植物性食物中存在的主要是烟酸，动物性食物中以烟酰胺为主。烟酸和烟酰胺在肝、肾、瘦畜肉、鱼以及坚果类中含量丰富；乳、蛋中的含量虽然不高，但色氨酸较多，可转化为烟酸。谷类中的烟酸80%～90%存在于种皮中，玉米含烟酸并不低，甚至高于小麦粉，但以玉米为主食的人群容易发生癞皮病。其原因如下：

① 玉米中的烟酸为结合型，不能被人体吸收利用。

② 色氨酸含量低。如果用碱处理玉米，可将结合型的烟酸水解成为游离型的烟酸，而易被机体利用。常见食物含的烟酸及烟酸当量见表2-13。

表2-13　常见食物的烟酸含量(单位：mg/100 g)

食物名称	烟酸	食物名称	烟酸	食物名称	烟酸	食物名称	烟酸	食物名称	烟酸
香菇	24.4	瘦猪肉	5.3	籼米	3.0	鸡蛋	0.2	大白菜	0.5
花生仁	17.9	鸡	5.6	海虾	1.9	玉米	2.3	芹菜	0.4
猪肝	15.0	瘦羊肉	5.2	鲳鱼	2.1	马铃薯	1.1	冬瓜	0.3
黄豆	2.1	带鱼	2.8	黑木耳	2.5	豆角	0.9	胡萝卜	0.2
瘦牛肉	6.3	海鳗	3.0	粳米	2.6	甘薯	0.6	黄瓜	0.2

5. 叶酸

叶酸又名抗贫血因子，也叫维生素B_9。其钠盐易于溶解，但不溶于乙醇、乙醚等有机溶剂。叶酸对热、光、酸性溶液均不稳定，在酸性溶液中温度超过100℃即分解。在碱性和中性溶液中对热稳定。食物中的叶酸烹调加工后损失率可达50%～90%。

(1) 生理功能　混合膳食中的叶酸大约有3/4是与多个谷氨酸相结合存在的。这种多谷氨酸不易被小肠吸收，在吸收之前必须经小肠黏膜细胞分泌的γ-谷氨酸酰基水解酶(结合酶)分解为单谷氨酸叶酸，才能被吸收。叶酸对于细胞分裂和组织生长具有极其重要的作用。叶酸在脂代谢过程中亦有一定作用。孕妇摄入叶酸不足时，胎儿易发生先天性神经管畸形。叶酸缺乏也是血浆同型半胱氨酸升高的原因之一。叶酸缺乏可引起巨幼红细胞贫血和高同型半胱氨酸血症。

(2) 膳食参考摄入量　叶酸的摄入量通常以膳食叶酸当量(dietary folate equivalent，DFE)表示。中国营养学会建议我国居民叶酸膳食参考摄入量为成年人 400 μgDFE/d,可耐受最高摄入量为 1 000 μgDFE/d。

(3) 食物来源　叶酸广泛存在于各种动、植物食品中。富含叶酸的食物为动物肝、肾、鸡蛋、豆类、酵母、绿叶蔬菜、水果及坚果类。常用食物的叶酸含量见表 2-14。

表 2-14　常用食物的叶酸含量(单位:μg/100 g)

名称	含量	名称	含量	名称	含量	名称	含量
黄豆	381.2	鸡蛋	75.0	香蕉	29.7	杏子	8.2
菠菜	347.0	辣椒	69.4	鸭蛋	24.8	鲜牛奶	5.5
猪肝	236.4	韭菜	61.2	面粉	24.8	西瓜	4.0
西红柿	132.1	橘子	52.9	青椒	14.6	牛肉	3.0
小白菜	115.7	卷心菜	39.6	黄瓜	12.3	桃子	3.0
竹笋	95.8	草莓	33.3	梨子	8.8	带鱼	2.0
豌豆	82.6	大米	32.7	瘦猪肉	8.3	草鱼	1.5

6. 维生素 C

维生素 C(V_C)又称抗坏血酸。虽然不含有羧基,仍具有有机酸的性质。维生素 C 易溶于水,不溶于脂肪溶剂,在酸性环境中稳定,但在有氧、热、光和碱性环境下不稳定,特别是有氧化酶及痕量铜、铁等金属离子存在时,可促进其氧化破坏。氧化酶一般在蔬菜中含量较多,特别是黄瓜和白菜类,但柑橘类含量较少,所以蔬菜在储存过程中,维生素 C 都有不同程度损失。在植物中,特别是枣、刺梨等水果中含有生物类黄酮,能保护食物中维生素 C 的稳定性。

(1) 生理功能　维生素 C 具有较强的还原性,参与机体重要的氧化还原反应,保护酶的活性,促进胶原蛋白合成,促进铁的吸收。另外,维生素 C 还参与叶酸的活化,能够使叶酸发挥作用。维生素 C 还可促进机体抗体的形成,提高白细胞的吞噬作用,对铅、苯、砷等化学毒物和细菌毒素具有解毒作用,还可阻断致癌物质亚硝胺的形成。除此之外,维生素 C 能清除自由基,对降低胆固醇,防治动脉粥样硬化、高血脂、冠心病等都有良好效果。

(2) 膳食参考摄入量　中国营养学会建议的膳食参考摄入量,成年人为 100 mg/d,可耐受最高摄入量为 1 000 mg/d。

(3) 食物来源　维生素C主要来源于新鲜蔬菜与水果。常见食物中维生素C含量见表2-15。在蔬菜中,辣椒、茼蒿、苦瓜、白菜、豆角、菠菜、土豆、韭菜等中含量丰富;在水果中,酸枣、红枣、草莓、柑橘、柠檬等中含量最多;在动物的内脏中也含有少量的维生素C。

表2-15 常见食物中维生素C含量(单位:mg/100 g)

食物名称	含量	食物名称	含量	食物名称	含量	食物名称	含量
酸枣	1 170	菜花	61	菠菜	32	胡萝卜	16
枣(鲜)	243	茼蒿	57	甘薯	26	芹菜	12
沙棘	160	苦瓜	56	柚子	23	梨子	11
红辣椒	144	草莓	47	白萝卜	21	桃子	10
猕猴桃	131	卷心菜	40	猪肝	20	黄豆芽	8
灯笼椒	72	豆角	39	番茄	19	西瓜	7
柑	68	绿茶	37	鸭肝	18	茄子	5

三、水和膳食纤维

在人类食物中,除了含有碳水化合物、脂类、蛋白质、矿物质、维生素等营养素之外,尚含有数百种其他成分,其中水和膳食纤维是比较重要的成分。

(一) 水

水是构成身体的主要成分之一,是人体中含量最多的成分,因年龄、性别和体型的胖瘦而存在明显个体差异。新生儿总体水约占体重的80%;婴幼儿约占体重的70%。随着年龄的增长,总体水逐渐减少。成年男子总体水约为体重的60%,女子为50%~55%;40岁以后随肌肉组织含量的减少,总体水也逐渐减少,一般60岁以上男性为体重的51.5%,女性为45.5%。

总体水还随机体脂肪含量的增多而减少,因为脂肪组织含水量较少,仅10%~30%,而肌肉组织含水量较多,可达75%~80%。水在体内主要分布于细胞内和细胞外。细胞内液约占总体水的2/3,细胞外液约占1/3。各组织器官的含水量相差很大,以血液中最多,脂肪组织中较少,见表2-16。女性体内脂肪较多,故水含量不如男性高。

1. 生理功能

(1) 构成细胞和体液的重要组成成分　成人体内水分含量约占体重的65%,

表 2-16　各组织器官的含水量(以重量计)

组织器官	水分/%	组织器官	水分/%	组织器官	水分/%
血液	83.0	脾	75.8	皮肤	72.0
肾	82.7	肌肉	75.6	肝	68.3
心	79.2	脑	74.8	骨骼	22.0
肺	79.0	肠	74.5	脂肪组织	10.0

血液中含水量占 80%以上，水广泛分布在组织细胞内外，构成人体的内环境。

(2) 参与人体内新陈代谢　水的溶解力很强，并有较大的电解力，可使水溶物质以溶解状态和电解质离子状态存在；具有较大的流动性，在消化、吸收、循环、排泄过程中，可协助加速营养物质的运送和废物的排泄，使人体内新陈代谢和生理化学反应得以顺利进行。

(3) 调节人体体温　水的比热值大，1 g 水升高或降低 1℃需要约 4.2 J 的能量。大量的水可吸收代谢过程中产生的能量，使体温不至于显著升高。水的蒸发热大，在 37℃体温的条件下，蒸发 1 g 水可带走 2.4 kJ 的能量。因此，水有利于维持人体体温的恒定。

(4) 润滑作用　在关节、胸腔、腹腔和胃肠道等部位，都存在一定量的水分，对器官、关节、肌肉、组织能起到缓冲、润滑、保护的作用。

2. 水的缺乏

水是维持生命的重要物质基础。对人的生命而言，断水比断食的威胁更为严重，断食至所有体脂和组织蛋白质耗尽 50%时，才会死亡；而断水至失去全身水分 10%就可能死亡。例如，断食而只饮水可生存数周；但如断水，则只能生存数日，一般断水 5～10 天即可危及生命。水摄入不足或水丢失过多，可引起体内失水亦称脱水。根据水与电解质丧失比例的不同，分为 3 种类型。

(1) 高渗性脱水　其特点是以水的流失为主，电解质流失相对较少。当失水量占体重的 2%～4%时，为轻度脱水，表现为口渴、尿少、尿比重增高及工作效率降低等。失水量占体重的 4%～8%时，为中度脱水，除上述症状外，可见皮肤干燥、口舌干裂、声音嘶哑及全身软弱等表现。如果失水量超过体重的 8%，即为重度脱水，可见皮肤黏膜干燥、高热、烦躁、精神恍惚等。若达 10%以上，则可危及生命。

(2) 低渗性脱水　以电解质流失为主，水的流失较少。特点是循环血量下降，血浆蛋白质浓度增高，细胞外液低渗，可引起脑细胞水肿，肌肉细胞内水过多并导致肌肉痉挛。早期多尿，晚期尿少甚至闭尿，尿比重降低，尿中 Na^+、Cl^- 降低或缺乏。

(3) 等渗性脱水　水和电解质按比例流失，体液渗透压不变，临床上较为常见。其特点是细胞外液减少，细胞内液一般不减少，血浆中 Na^+ 浓度正常，兼有上述两型脱水的特点，有口渴和尿少表现。

3. 水的需要量

水的需要量主要受代谢情况、年龄、体力活动、温度、膳食等因素的影响，变化很大。成人每消耗 4.184 kJ 能量，水需要量为 1 mL，考虑到发生水中毒的危险性极小，以及由于体力活动、出汗及溶质负荷等的变化，水需要量常增至 1.5 mL/4.184 kJ。婴儿和儿童体表面积较大，身体中水分的百分比和代谢率较高，水需要量要增加；孕妇因怀孕时细胞外液间隙增加，加上胎儿(和羊水)的需要，水分需要量增多；哺乳期妇女乳汁中 87%是水，故需额外增加水的摄入。

4. 人体水平衡及其调节

(1) 水的平衡　正常人每日水的来源和排出处于动态平衡。水的来源和排出量每日维持在 2 500 mL 左右。体内水来源包括饮水和食物中水及内生水三大部分。通常每人每日饮水约 1 200 mL，食物中含水约 1 000 mL，内生水约 300 mL。内生水主要来源于蛋白质、脂肪和碳水化合物代谢时产生的水。每克蛋白质产生的代谢水为 0.42 mL，脂肪为 1.07 mL，碳水化合物为 0.6 mL。

体内水的排出以经肾脏为主，约占 60%，其次是经肺、皮肤和粪便。一般成人每日尿量为 500～4 000 mL，最低量为 300～500 mL。低于此量，代谢产生的废物在体内堆积，影响细胞的功能。皮肤以出汗的形式排出体内的水，出汗分为非显性和显性两种，前者为不自觉出汗，很少通过汗腺活动产生；后者是汗腺活动的结果。成年人经非显性出汗排出的水量为 300～500 mL，婴幼儿体表面积相对较大，非显性失水也较多。显性出汗量与运动量、劳动强度、环境温度和湿度等因素有关。经肺和粪便排出水的比例相对较小，但在特殊情况下，如高温、高原环境以及胃肠道炎症引起的呕吐、腹泻时，可造成大量失水。

(2) 水平衡的调节　肾脏则是水分排出的主要器官，通过排尿多少和对尿液的稀释和浓缩功能，调节体内水平衡。当机体失水时，肾脏排出浓缩性尿，使水保留在体内，防止循环功能衰竭；体内水过多时，则排尿增加，减少体内水量。电解质与水的平衡有着依存关系，钠主要存在于细胞外液，钾主要存在于细胞内液，都是构成渗透压、维持细胞内外水分恒定的重要因素。因此，钾、钠含量的平衡是维持水平衡的根本条件。当细胞内钠含量增多时，水进入细胞引起水肿；反之丢失钠过多，水量减少，引起缺水。

(二) 膳食纤维

膳食纤维的定义有两种，一是从生理学角度将膳食纤维定义为哺乳动物消化系统内未被消化的植物细胞的残存物，包括纤维素、半纤维素、果胶、树胶、抗性淀粉和木质素等；另一种是从化学角度将膳食纤维定义为植物的非淀粉多糖加木质素。膳食纤维可分为可溶性膳食纤维与非可溶性膳食纤维。前者包括部分半纤维素、果胶和树胶等，后者包括纤维素、木质素等。

1. 膳食纤维的主要特性

(1) 吸水作用　膳食纤维有很强的吸水能力或与水结合的能力，可使肠道中粪便的体积增大，加快其转运速度，减少其中有害物质接触肠壁的时间。

(2) 黏滞作用　一些膳食纤维具有强的黏滞性，能形成黏液性溶液，包括果胶、树胶、海藻多糖等。

(3) 结合有机化合物作用　膳食纤维具有结合胆酸和胆固醇的作用。

(4) 阳离子交换作用　其作用与糖醛酸的羧基有关，可在胃肠内结合无机盐，如 K^{+}、Na^{+}、Fe^{2+} 等阳离子，形成膳食纤维复合物，影响其吸收。

(5) 细菌发酵作用　膳食纤维在肠道内易被细菌酵解，其中可溶性膳食纤维可完全被细菌所酵解，而不溶性膳食纤维则不易被酵解。酵解后产生的短链脂肪酸如乙酯酸、丙酯酸和丁醋酸均可作为肠道细胞和细菌的能量来源。

2. 生理功能

(1) 有利于食物的消化过程　膳食纤维能增加食物在口腔咀嚼的时间，可促进肠道消化酶分泌，同时加速肠道内容物的排泄，这些都有利于食物的消化吸收。

(2) 降低血清胆固醇，预防冠心病　膳食纤维可结合胆酸，故有降血脂作用。可溶性纤维如果胶、树胶、豆胶的降脂作用较明显，而非水溶性纤维无此种作用。

(3) 预防胆石形成　大部分胆石是由于胆汁内胆固醇过度饱和所致。当胆汁酸与胆固醇失去平衡时，就会析出小的胆固醇结晶而形成胆石。膳食纤维可降低胆汁和胆固醇的浓度，使胆固醇饱和度降低，而减少胆石症的发生。

(4) 促进结肠功能，预防结肠癌　肠道厌氧菌大量繁殖会使其中代谢物降解，产生致癌物。膳食纤维可抑制厌氧菌，减少具有致癌性的代谢物；还可借其吸水性扩大粪便体积，缩短粪便在肠道的时间，防止致癌物质与易感的肠黏膜之间长时间接触。

(5) 防止能量过剩和肥胖　膳食纤维有很强的吸水能力或结合水的能力，可增加胃内容物容积而增加饱腹感，从而减少摄入的食物和能量，有利于控制体重，防止肥胖。

(6) 维持血糖正常平衡，防治糖尿病 可溶性膳食纤维可降低餐后血糖升高的幅度，降低血胰岛素水平或提高机体胰岛素的敏感性。

此外，食物纤维还可防止习惯性便秘、痔疮等。

3. 膳食参考摄入量与食物来源

成人以每日摄入 24 g 膳食纤维为宜。过多摄入对机体无益，还影响营养素的吸收利用。这是因为膳食纤维可与钙、铁、锌等结合，影响这些元素的吸收利用。膳食纤维主要来源于植物性食物，如粮谷类的麸皮和糠含有大量纤维素、半纤维素和木质素；柑橘、苹果、香蕉、柠檬等水果和洋白菜、甜菜、苜蓿、豌豆等蔬菜含有较多的果胶。

知识巩固和检测

一、判断题

1. 生命的产生、存在和消亡都与蛋白质有关，蛋白质是生命的物质基础。 (　　)

2. 不饱和脂肪酸对人体健康有很多益处，应在膳食中增加不饱和脂肪酸的摄入，避免饱和脂肪酸的摄入。 (　　)

3. 3 种产能营养素在体内都有其特殊的生理功能，虽能相互转化，但不能完全代替，三者在总能量供给中应有恰当的比例，即合理的分配。 (　　)

4. 食物蛋白质的必需氨基酸组成与参考蛋白质相比较，缺乏较多的称为限制氨基酸。 (　　)

5. 蛋白质按营养价值分为完全蛋白质、半完全蛋白质和不完全蛋白质。(　　)

6. 碳水化合物的生理功能主要有储存和提供能量、构成组织及重要生命物质、节约蛋白质、抗生酮作用、解毒和增强肠道功能。 (　　)

7. 每日膳食需要量都在 100 mg 以上的元素有钙、镁、钾、钠、磷、氯。 (　　)

8. 约 99%的钙以游离的或结合的离子状态存在于软组织、细胞外液及血液中，统称为混溶钙池。 (　　)

9. 钙过量不会对机体产生不利影响。 (　　)

10. 镁可激活多种酶的活性，抑制钾、钙通道，维护骨骼生长和神经肌肉的兴奋性，维护胃肠道的功能。 (　　)

11. 钾为人体的重要的阳离子之一，成年女性体内钾总量略高于男性。 (　　)

12. 钠摄入量过多，尿中 Na、K 比值增高，是导致高血压的重要因素。 (　　)

13. 铁与人体免疫功能关系密切,可提高机体免疫力。（　　）
14. 碘在体内主要参与甲状腺素的合成,其生理作用也是通过甲状腺素的功能表现出来的,其本身无独立功能。（　　）
15. 脂肪组织中硒浓度最高,肾次之,肝脏和血液中相对较低。（　　）
16. 硒中毒者头发脱落,指甲变形,严重者可导致死亡。（　　）
17. 维生素通常按溶解介质分为脂溶性和水溶性两大类。（　　）
18. 维生素 A 和胡萝卜素都可溶于脂肪和水。（　　）
19. 维生素 A 可维持正常视觉功能,维护上皮组织细胞的健康,维持骨骼正常生长发育,促进生长与生殖。（　　）
20. 人体内维生素 D_3 主要是从动物性食物中获取的。（　　）
21. 维生素 D 可促进骨组织的钙化,促进和维持血浆中适宜的钙、磷浓度,满足骨钙化过程的需要。（　　）
22. 食物中的维生素 E 对热、光及碱性环境敏感,在烹调过程中损失很大。（　　）
23. 维生素 B_1 固态形式比较稳定,在 100℃时也很少被破坏。（　　）
24. 维生素 B_2 在碱性溶液中加热不易破坏。（　　）
25. 根据水与电解质丧失比例的不同,脱水分为高渗性脱水、低渗性脱水和等渗性脱水。（　　）
26. 电解质与水的平衡有着依存关系,钾、钠含量的平衡是维持水平衡的根本条件。（　　）
27. 膳食纤维可分为可溶性膳食纤维与非可溶性膳食纤维。（　　）
28. 膳食纤维具有吸水作用、黏滞作用、结合有机化合物作用、阳离子交换作用等。（　　）
29. 蛋白质含量越高,食物营养价值越高。（　　）
30. 人体需要的糖类大多转化成葡萄糖后被人体吸收,是细胞产生能量的主要糖类。（　　）
31. 人体不能吸收不溶性纤维,因此对人体有益的只是可溶性纤维。（　　）
32. 维生素缺乏是一个渐进的过程。维生素 A 对酸、碱、热稳定。（　　）

二、单项选择题

1. 中国营养学会推荐我国居民的蛋白质的膳食供给量应占总能量的（　　）。
   A. 45%～50%　　B. 70%以上　　C. 10%～15%　　D. 50%以下
2. 测得某食物样品的含氮量为 4 g,则该样品中蛋白质含量为（　　）。
   A. 24 g　　B. 64 g　　C. 25 g　　D. 18 g

3. 评价食物蛋白质营养价值时,作为参考蛋白的是(　　)。

A. 牛乳蛋白质　B. 鸡蛋蛋白质　C. 大豆蛋白质　D. 大米蛋白质

4. 老年人由于机体老化,氮的负平衡(　　)。

A. 少见　B. 偶见　C. 可能发生　D. 难以避免

5. 在植物性食物的基础上再添加少量动物性食物,蛋白质的生物价(　　)。

A. 不变　B. 无法预计　C. 会降低　D. 会提高

6. 组成蛋白质的基本单位是(　　)。

A. 氨基　B. 氨基酸　C. 细胞　D. 羧基

7. 蛋白质功效比值(PER)表示蛋白质的(　　)。

A. 表现消化率　B. 利用率　C. 蛋白质含量　D. 净利用率

8. 根据蛋白质中必需氨基酸含量,以含量最少的(　　)为 1,计算出其他的氨基酸的相应比值。

A. 亮氨酸　B. 色氨酸　C. 苏氨酸　D. 赖氨酸

9. 负氮平衡的人群是(　　)。

A. 正常成年人　B. 青少年　C. 烧伤病人　D. 孕妇

10. 膳食蛋白质中非必需氨基酸(　　)具有节约蛋氨酸的作用。

A. 酪氨酸　B. 半胱氨酸　C. 精氨酸　D. 丝氨酸

11. 所含必需氨基酸种类齐全,但有的氨基酸数量不足,比例不适当,这样的蛋白质称为(　　)。

A. 半完全蛋白质　B. 不完全蛋白质　C. 单纯蛋白质　D. 结合蛋白质

12. 中国营养学会推荐我国居民的碳水化合物的膳食供给量应占总能量的(　　)。

A. 45%～50%　B. 70%以上　C. 55%～65%　D. 30%以下

13. 婴幼儿和青少年的蛋白质代谢状况应维持(　　)。

A. 氮平衡　B. 负氮平衡

C. 排出足够的尿素氮　D. 正氮平衡

14. 维持人体基本生命活动的能量消耗是(　　)。

A. 体力活动耗能　B. 基础代谢

C. 非体力活动耗能　D. 食物热效应耗能。

15. 健康成人应维持零氮平衡并富裕(　　)。

A. 5%　B. 10%　C. 15%　D. 20%

16. 评价食物蛋白质被消化吸收后在体内被利用程度的指标是(　　)。

A. 蛋白质消化率　B. 蛋白质利用率

C. 蛋白质真消化率　D. 蛋白质表观消化率

17. 蛋白质功效比值是评价蛋白质(　　)的指标。
   A. 消化率　B. 表观消化率　C. 真消化率　D. 利用率
18. 反映食物蛋白质消化吸收后被机体利用程度的指标是蛋白质(　　)。
   A. 消化率　B. 真消化率　C. 生物价
   D. 氨基酸评分　E. 含量
19. 公式:储留氮/吸收氮×100=(　　)。
   A. 蛋白质功效比值　B. 蛋白质真消化率
   C. 生物价　D. 蛋白质利用率
20. 混合食物的蛋白质营养评价应使用的指标是(　　)。
   A. 生物价　B. 氨基酸评分
   C. 蛋白质功效比值　D. 蛋白质利用率
21. (　　)不是评价蛋白质营养价值的指标。
   A. 食品中蛋白质含量　B. 蛋白质消化率
   C. 蛋白质吸收率　D. BV
22. 下列属于抗氧化营养素的是(　　)。
   A. 泛酸　B. β-胡萝卜素　C. 维生素 B_1　D. 烟酸
23. 维生素 E 的主要食物来源是(　　)。
   A. 植物油　B. 肉类　C. 鱼类　D. 水果
24. 含维生素 K 比较丰富的是(　　)。
   A. 奶类　B. 绿色植物　C. 橘子　D. 小米
25. 钾的最好食物来源为(　　)。
   A. 蔬菜水果　B. 奶类　C. 酒类　D. 油类
26. 中国成年居民钠的适宜摄入量为每日(　　)。
   A. 2 000 mg　B. 2 100 mg　C. 2 200 mg　D. 2 300 mg
27. 维生素 K 与(　　)作用有关。
   A. 抗不孕　B. 凝血　C. 抗癞皮病　D. 抗脚气病
28. 玉米中所含有的呈结合型的且不易被人体利用的维生素是(　　)。
   A. 含硫的氨基酸　B. 核黄素　C. 烟酸(尼克酸)　D. 泛酸
29. 膳食蛋白质中非必需氨基酸(　　)具有节约苯丙氨酸的作用。
   A. 半胱氨酸　B. 酪氨酸　C. 丙氨酸　D. 丝氨酸
30. 能促进钙吸收的措施是(　　)。
   A. 经常在户外晒太阳　B. 经常做理疗(热敷)
   C. 多吃谷类食物　D. 多吃蔬菜、水果

31. 又名生育酚的维生素是(　　)。

A. 维生素 B_1　　B. 维生素 B_2　　C. 维生素 E　　D. 维生素 PP

32. 维生素 B_2 缺乏体征之一是(　　)。

A. 脂溢性皮炎　　B. 周围神经炎

C. "三 D"症状　　D. 牙龈疼痛出血

33. 能被人体消化吸收的碳水化合物是(　　)。

A. 棉籽糖　　B. 果胶　　C. 纤维素　　D. 淀粉

34. 缺(　　)是侏儒症的一个主要病因。

A. 硒　　B. 钠　　C. 碘　　D. 锌

35. 克山病是体内缺乏(　　)而引起的。

A. 碘　　B. 硒　　C. 磷　　D. 锌

三、多项选择题

1. 关于蛋白质营养价值评价,正确的是(　　)。

A. 生物学价值的高低取决于食物中必需氨基酸的含量和比值

B. 蛋白质表观消化率小于真消化率,所以用前者评价更安全

C. 谷类的第一限制氨基酸为蛋氨酸,豆类为赖氨酸,两者混合使用可提高食物的生物学价值

D. 食物中蛋白的含量以肉类最高,大豆其次

E. 一般而言,动物蛋白质的消化率、生物学价值都高于植物蛋白质

2. 促进铁吸收的因素有(　　)。

A. 维生素 B　　B. 猪肉　　C. 抗酸药物

D. 植酸盐　　E. 维生素 C

3. 维生素 A 缺乏引起(　　)。

A. 干眼病　　B. 脚气病　　C. 夜盲症

D. 坏血病　　E. 失明

4. 人体必需脂肪酸为(　　)。

A. α-亚麻酸　　B. 亚麻酸　　C. 亚油酸

D. EPA　　E. DHA

5. 下列矿物质中,属于必需微量元素的有(　　)。

A. 锌　　B. 磷　　C. 钙

D. 铁　　E. 硒

6. 属于优质蛋白的有(　　)。

A. 谷蛋白　　B. 大豆蛋白　　C. 鸡肉蛋白

D. 白蛋白　　E. 鱼肉蛋白

7. 含碘量丰富的食品有(　　)。

A. 海带　　B. 深绿色蔬菜　　C. 干贝
D. 紫菜　　E. 海鱼

8. 用于预防婴儿由于维生素D缺乏所致佝偻病的措施有(　　)。

A. 补充鱼肝油　　B. 补充维生素D制剂
C. 补充大豆异黄酮类　　D. 晒太阳

9. 维生素 B_2 的缺乏症包括(　　)。

A. 口角炎　　B. 眼部症状　　C. 神经症状　　D. 皮炎

10. 维持正氮平衡的人群包括(　　)。

A. 儿童　　B. 孕妇　　C. 疾病恢复期
D. 健康成人　　E. 肥胖

11. 蛋白质互补应遵循的原则是(　　)。

A. 食物的生物学种属越远越好　　B. 动物性食物之间的混合较好
C. 搭配的种类越多越好　　D. 食用时间越近越好
E. 食物的生物学种属越近越好

12. 人体的条件必需氨基酸有(　　)。

A. 赖氨酸　　B. 酪氨酸　　C. 半胱氨酸　　D. 亮氨酸

13. 食物能量的来源是(　　)。

A. 碳水化合物　　B. 酒精　　C. 脂肪
D. 蛋白质　　E. 矿物质

14. 膳食纤维的功能有(　　)。

A. 可促进肠道蠕动　　B. 降低脂肪的吸收
C. 促进锌的吸收　　D. 有饱腹感

15. 维生素 B_1 在(　　)环境中不稳定。

A. 碱性　　B. 酸性　　C. 高温　　D. 有亚硫酸盐

16. (　　)不利于钙的消化吸收。

A. 柠檬酸　　B. 草酸　　C. 单宁　　D. 植酸盐

17. 人体内必需微量元素是(　　)。

A. 铁、碘、锌　　B. 氟、锌、镍　　C. 铜、钴、硒　　D. 锡、汞、钴

18. 维生素D较好的食物来源有(　　)。

A. 牛奶　　B. 蛋黄　　C. 肝脏
D. 谷类　　E. 海鱼

19. 有关玉米中的烟酸，说法正确的是(　　)。

A. 含量并不低
B. 为结合型
C. 用酸处理容易被机体利用
D. 用碱处理容易被机体利用

20. 脂肪酸分为(　　)。

A. 饱和脂肪酸
B. 反式脂肪酸
C. 多不饱和脂肪酸
D. 单不饱和脂肪酸

21. 下列属于脂溶性维生素的有(　　)。

A. 维生素 A
B. 维生素 D
C. 维生素 E
D. 维生素 B
E. 维生素 K

22. 烟酸又名(　　)。

A. 维生素 PP
B. 维生素 P
C. 抗癞皮病因子
D. 维生素 B_6
E. 尼克酸

23. 癞皮病"三 D"症状主要是(　　)。

A. 腹泻
B. 皮炎
C. 颠癣
D. 痴呆

24. 以下富含 VC 的食物有(　　)。

A. 草鱼
B. 酸枣
C. 红辣椒
D. 奶油

25. (　　)是导致维生素缺乏的主要原因。

A. 维生素摄入不足
B. 需要量相对增加
C. 人的年龄
D. 吸收利用障碍

26. 膳食纤维可影响(　　)营养素的吸收和利用。

A. 钙
B. 铁
C. 锌
D. 蛋白质
E. 铜

27. 抑制非血红素铁吸收的因素有(　　)。

A. 植酸盐
B. 核黄素
C. 草酸盐
D. 磷酸盐
E. 单宁酸

28. 膳食纤维的生理作用有(　　)。

A. 预防便秘
B. 降低血清胆固醇
C. 预防癌症
D. 调节血糖
E. 促进微量元素吸收

29. 人类锌缺乏的常见体征是(　　)。

A. 生长缓慢
B. 皮肤伤口愈合不良
C. 味觉障碍
D. 胃肠道疾患
E. 免疫功能减退

30. 以下属于膳食纤维的是(　　)。

A. 纤维素　　B. 果糖　　C. 半纤维素　　D. 果胶

四、名词解释

氮平衡　生物价　氨基酸模式　限制氨基酸

五、简答题

1. 抗生酮作用有哪些?

2. 什么是蛋白质的互补作用? 在调配膳食时,应遵循什么原则?

第三章

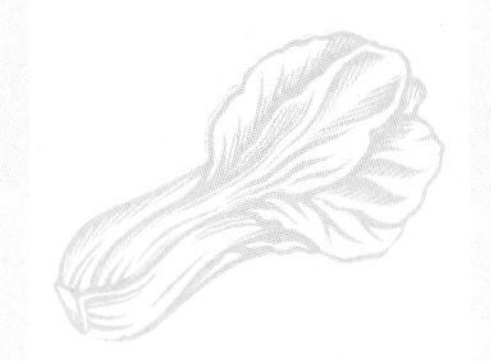

各类食物的营养

知识内容范围	学习要点		重要程度
植物性食物的营养	谷薯类	谷类主要营养成分及组成特点	熟悉
		薯类主要营养成分及组成特点	掌握
	蔬菜、水果和菌藻类	蔬菜类主要营养成分及组成特点	了解
		水果类主要营养成分及组成特点	熟悉
		菌藻类主要营养成分及组成特点	了解
	豆类及豆制品和坚果类	豆类及豆制品主要营养成分及组成特点	掌握
		坚果类主要营养成分及组成特点	熟悉
动物性食物的营养	畜禽肉、水产品和蛋类	畜禽肉主要营养成分及组成特点	熟悉
		水产品主要营养成分及组成特点	掌握
		蛋类主要营养成分及组成特点	掌握
	乳类及其制品	乳类主要营养成分及组成特点	熟悉
		乳制品主要营养成分及组成特点	掌握

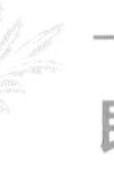

民以食为天,养以谷为先。

自然界中食物种类繁多,根据其来源可分为植物性食物和动物性食物两大类。植物性食物包括谷薯类,蔬菜、水果、菌藻类,豆类和坚果类等;动物性食物包括畜禽肉、水产品、蛋类、奶类及其制品等。植物性食物主要提供能量、蛋白质、脂类、大部分维生素和矿物质等;动物性食物主要提供优质蛋白质、脂类、脂溶性维生素和矿物质等。

第一节　植物性食物的营养

植物性食物是人类获取营养的主要来源。因品种、生长地区、环境与条件等不同，每类食物的营养素含量和质量特点各不相同，了解它们各自的营养成分及组成特点，合理选择和利用，有利于膳食平衡。

一、谷薯类

谷薯类是谷类和薯类的总称。谷薯类自古以来就是人类的主食，我国人民每天所需能量的主要来自于谷薯类，所需的一部分蛋白质也来自于此。

1. 谷类主要营养成分及组成特点

谷类主要包括大米、小麦、玉米，还有高粱、大麦、青稞、小米、莜麦和荞麦等，在膳食中占重要地位，人体约66%的能量和约58%的蛋白质均来自谷类。谷类食物还提供相当比重的B族维生素和矿物质。

(1) 碳水化合物　谷类碳水化合物含量最为丰富，主要集中在胚乳中，多数含量在70%以上。稻米中的含量较高，小麦粉中的含量次之，玉米中含量较低；在稻米中，籼米中的含量较高，粳米中较低。碳水化合物存在的主要形式为淀粉，一般以支链淀粉为主，直链淀粉为20%～25%，但糯米几乎全为支链淀粉。研究认为，直链淀粉使血糖升高的幅度较小，因此目前高科技农业已培育出直链淀粉达70%的玉米品种。

(2) 蛋白质　谷类蛋白质含量一般为7%～15%，不同谷类中蛋白质含量差别较大，稻米约占8%，面粉约10%，但小麦胚粉中含量最高，每100 g可达36.4 g，莜麦面的含量也较高。谷类蛋白质必需氨基酸组成不平衡，普遍的赖氨酸含量少，有些苏氨酸和色氨酸也不高。谷类蛋白质生物学价值不及动物性蛋白质，为提高谷类蛋白质的营养价值，宜与含赖氨酸多的豆类和动物性食物混合食用。

(3) 脂肪　谷类脂肪含量多数在0.4%～7.2%。以小麦胚粉中最高，其次为莜麦面、玉米和小米，小麦粉较低，稻米类最低。谷类脂肪组成主要为不饱和脂肪酸，质量较好。从米糠中可提取米糠油、谷维素和谷固醇；从玉米和小麦胚芽中提取的胚芽油80%为不饱和脂肪酸，其中亚油酸为60%，具有降低血清胆固醇，防止动脉粥样硬化等保健功能。

(4) 维生素　谷类中的维生素主要以B族维生素为主，是我国居民膳食维生

素 B_1 和 B_3 的主要来源，维生素 B_2 含量普遍较低，在黄色玉米和小米中还含有较多的胡萝卜素，在小麦胚粉中含有丰富的维生素 E，但过度加工谷物会使其维生素大量损失。

(5) 矿物质　谷类含矿物质 1.5%～3%，包括钙、磷、钾、钠、镁及一些微量元素，其中小麦胚粉中除铁含量较低外，其他矿物质含量普遍较高；在莜麦粉、荞麦、高粱、小米和大麦中铁的含量较为丰富；在大麦中，锌和硒的含量较高。谷类矿物质与维生素一样，也主要分布在谷皮和糊粉层中。

2. 薯类主要营养成分及组成特点

薯类是植物的块根和块茎类食物，主要包括红薯、马铃薯（土豆）、木薯、紫薯、山药、芋头、葛薯类等。

(1) 碳水化合物　碳水化合物含量相差较大，低者为 3%左右，高者可达 20%以上。薯类食物中含有优质的淀粉，尤其是由木薯生产的淀粉极易消化，常适宜于婴儿及病弱者食用。并且薯类食物中的淀粉又是烹调中上浆、挂糊、勾芡的主要原料。

(2) 蛋白质和脂肪　薯类根茎类蛋白质含量为 1%～2%，主要为完全蛋白，营养价值高于一般的谷物；脂肪含量不足 0.5%。

(3) 维生素和矿物质　薯类中含有谷类中基本不含的丰富的胡萝卜素和维生素，鲜薯类含丰富维生素 C，是一般谷物中没有的。膳食纤维的含量较叶菜类低，约为 1%。薯类食物中钙、铁的含量较高，分别为谷类食物的 5～10 倍。

(4) 某些特殊的营养保健成分　薯类食物中所含有的黏体蛋白可以预防心血管系统的脂肪沉积，保持动脉血管弹性，防止动脉粥样硬化过早发生。同时，对于减少眼干燥症的发生和预防某些癌症有着重要作用。

二、蔬菜、水果和菌藻类

蔬菜、水果和菌藻类，所含的营养成分因其种类不同差异较大。

1. 蔬菜类主要营养成分及组成特点

蔬菜按其结构及可食部分不同，可分为叶菜类、瓜茄类、鲜豆类和根茎类等。

(1) 叶菜类　叶菜类主要包括白菜、菠菜、油菜、韭菜、苋菜等。蛋白质含量较低，一般为 1%～2%，脂肪含量不足 1%，碳水化合物含量为 2%～4%，膳食纤维含量约为 1.5%。叶菜类是胡萝卜素、VB_2、V_C、矿物质及膳食纤维的良好来源。绿叶蔬菜维生素含量较为丰富，特别是橙色蔬菜胡萝卜素的含量较高。VB_1、VB_3 和 V_E 的含量普遍较谷类和豆类低。矿物质的含量在 1%左右，主要包括钾、钠、钙、镁、铁、锌、硒、铜、锰等，是膳食矿物质的主要来源。

（2）瓜茄类　瓜茄类包括冬瓜、南瓜、丝瓜、茄子、葫芦、番茄和辣椒等。瓜茄类因水分含量高，营养素含量相对较低。蛋白质含量为0.4%～1.3%，脂肪微量，碳水化合物含量为0.5%～9.0%，膳食纤维含量在1%左右。胡萝卜素含量以南瓜、番茄和辣椒为最高，V_C 含量以辣椒、苦瓜较高。番茄中 V_C 含量虽然不很高，但受有机酸保护，损失很少，且食入量较多，是人体 V_C 的良好来源。辣椒中还含有丰富的硒、铁和锌等，营养价值较高。

（3）鲜豆类　鲜豆类蔬菜包括毛豆、豇豆、四季豆、扁豆、豌豆等。与其他蔬菜相比，营养素含量相对较高。蛋白质含量为2%～14%，其中扁豆、豌豆等大多含有较高的蛋白质，毛豆和发芽豆可达12%以上。脂肪含量不高，除毛豆外，均在0.5%以下。碳水化合物的含量为4%左右。VB_2 含量与绿叶蔬菜相似，胡萝卜素含量普遍较高。膳食纤维的含量为1%～3%。此外，还含有丰富的钾、钙、铁、锌、硒等。

（4）根茎类　根茎类蔬菜主要包括萝卜、莲藕、芋头、大蒜、洋葱、竹笋、茭白等，所含的营养成分差异较大。胡萝卜中含胡萝卜素最高，每100 g中可达4 130 μg。硒的含量以大蒜、芋头、洋葱等为最高。根茎类蔬菜含糖类（主要是淀粉）较多，有的淀粉含量与薯类接近，如莲藕、芋头。根茎类蔬菜钙、磷、铁等无机盐含量也比较丰富。

2. 水果类主要营养成分及组成特点

水果的营养成分与蔬菜相似，都含有大量的水分，蛋白质、脂肪含量很低，碳水化合物因品种不同而不同。水果类也是人体维生素、矿物质和膳食纤维的重要食物来源。

（1）水分　新鲜果品组织中含有大量水分，一般含水量为70%～90%。果品中的水分以游离水、胶体结合水和化合水3种不同的状态存在，其中游离在果品组织的细胞间隙和液泡中的水分占总量的70%～80%。胶体结合水是与果品组织中的蛋白质、多糖类等结合在一起，不能自由流动的水分。化合水是存在于果品化学物质中的水分，一般不会因干燥作用而损失。

（2）碳水化合物　碳水化合物是果品的主要成分。水果中的碳水化合物主要以双糖或单糖形式存在，所以食之甘甜。主要包括葡萄糖、果糖及蔗糖、淀粉、膳食纤维素、果胶和低聚、多聚糖类等。柑橘类主要含蔗糖。香蕉、苹果、西洋梨等以淀粉多糖为主。淀粉在淀粉酶或酸的作用下，会逐步分解后变成葡萄糖，所以含淀粉多的果实经过储藏后口味会变甜。

（3）维生素　水果富含维生素，有的维生素C和胡萝卜素含量还非常丰富。

水果中 Vc 的含量虽然低于绿色蔬菜，但水果多生吃，不受加热影响，所以 Vc 损失较少，含 Vc 丰富的水果主要有鲜大枣、刺梨、番石榴、猕猴桃、草莓和山楂等。含胡萝卜素丰富的水果主要是黄、橙色水果，如木瓜、柿子、黄桃、芒果、杏和柑橘类等。

（4）矿物质　水果中含有各种矿物质，如钙、磷、铁、硫、镁、钾、钠、锌、碘、铜等，它们大多以硫酸盐、磷酸盐、碳酸盐、有机酸盐和与有机物相结合的状态存在于植物体内。

（5）其他有益成分　水果中因含有多种有机酸而具有酸味，有机酸中柠檬酸、苹果酸、酒石酸含量较多，此外还有少量的苯甲酸、水杨酸、琥珀酸和草酸等。同一种果实中，往往是数种有机酸同时存在。有机酸具有促进消化和促进矿物质吸收的作用。水果中的酚类、芳香成分赋予水果鲜艳色泽的芳香气味，有助于促进食欲。有些水果还含有一些生理活性物质，具体抗衰老、降血脂、保护心血管等功效。所以水果是平衡膳食的重要组成部分。

（6）保健功能　水果除含有丰富的维生素和矿物质外，还含有大量的非营养物质，可以防病治病，但也会致病，食用时应予注意。梨有清热降火、润肺去燥等功能，对于肺结核、急性或慢性气管炎和上呼吸道感染患者出现的咽干喉疼、痰多等有辅助疗效，但产妇、胃寒及脾虚腹泻者不宜食用。杏仁中含有杏仁苷，柿子中含有柿胶酚，食用不当，会引起溶血性贫血、消化性贫血、消化不良等疾病。

3. 菌藻类主要营养成分及组成特点

（1）常用菜品种类　菌藻类食物包括食用菌和藻类食物。食用菌是指供人类食用的真菌，有 500 多个品种，常见的有蘑菇、香菇、银耳、木耳等品种。藻类是无胚、自养、以孢子繁殖的低等植物，供人类食用的有海带、紫菜、发菜等。

（2）主要营养成分　菌藻类食物富含蛋白质、膳食纤维、碳水化合物、维生素和微量元素。蛋白质含量以发菜、香菇和蘑菇最为丰富，在 20%以上。其蛋白质的氨基酸组成比较均衡，必需氨基酸含量占蛋白质总量的 60%以上。脂肪含量低，约为 1.0%。碳水化合物含量差别较大，干品在 50%以上，如蘑菇、香菇、银耳、木耳等；鲜品较低，如金针菇、海带等，不足 7%。胡萝卜素含量差别较大，在紫菜和蘑菇中含量丰富，其他菌藻中较低。V_{B_1} 和 V_{B_2} 含量也比较高。微量元素含量丰富，尤其是铁、锌和硒，其含量约是其他食物的数倍甚至 10 余倍。在海产植物中，如海带、紫菜等中还含丰富的碘。

（3）其他有益成分　菌藻类食物除了提供丰富的营养素外，还具有明显的保健作用。研究发现，蘑菇、香菇和银耳中含有多糖物质，具有提高人体免疫功能和抗肿瘤的作用。香菇中所含的香菇嘌呤，可抑制体内胆固醇的形成和吸收，促进胆固醇分解和排泄，有降血脂作用。黑木耳能抗血小板聚集和降低血凝，减少血液凝块，防止血栓形成，有助于防治动脉粥样硬化。海带因含有大量的碘，临床上常用来治疗缺碘性甲状腺肿。

二、豆类及其制品和坚果类

1. 豆类及其制品主要营养成分及组成特点

豆类可分为大豆类和其他豆类。大豆类按种皮的颜色可分为黄、青、黑、褐和双色大豆5种。其他豆类包括蚕豆、豌豆、绿豆、小豆等。豆制品是由大豆(或绿豆)等原料制作的半成品食物，包括豆浆、豆腐、豆腐干等。

(1) 蛋白质　豆类是蛋白质含量较高的食品，为20%～36%；其中大豆类最高，含量在30%以上；其他豆类，如绿豆、赤小豆、扁豆、豌豆等的含量在20%～25%；豆制品蛋白质含量差别较大，高者可达16%～20%，如素鸡、豆腐干，低者只有2%左右，如豆浆、豆腐脑。豆类蛋白质中含有人体需要的全部氨基酸，属完全蛋白。虽然赖氨酸含量较多，但蛋氨酸含量较少，因此蛋白质的利用率相对较低。与谷类食物混合食用，可较好地发挥蛋白质的互补作用。

不同加工和烹调方法，对大豆蛋白质的消化率有明显的影响。整粒熟大豆的蛋白质消化率仅为65.3%，但加工成豆浆可达84.9%，豆腐可提高到92%～96%。

(2) 脂类　豆类脂肪含量以大豆类为高，在15%以上；其他豆类较低，在1%左右，其中绿豆、赤小豆、扁豆在1%以下；豆制品脂肪含量差别较大，豆腐、豆腐干等较高，豆浆较低。豆类脂肪组成以不饱和脂肪酸居多，其中油酸占32%～36%，亚油酸占51.7%～57.0%，亚麻酸占2%～10%，此外尚有1.64%左右的磷脂。因为大豆富含不饱和脂肪酸，所以是高血压、动脉粥样硬化等疾病患者的理想食物。

(3) 碳水化合物　大豆中碳水化合物含量34%左右。豆制品依据加工方法和水分含量，碳水化合物普遍较低，如豆腐干、豆浆。大豆类碳水化合物组成比较复杂，多为纤维素和低聚糖，如棉子糖、水苏糖等，并含有部分可溶性糖类。纤维素和低聚糖在体内较难消化，其中有些在大肠内成为细菌的营养素来源，细菌在肠道内生长繁殖过程中能产生过多气体而引起肠胀气。

(4) 维生素　豆类含有胡萝卜素、维生素 B_1、维生素 B_2、烟酸、维生素E等。相对于谷类而言，胡萝卜素含量和维生素E较高，但维生素 B_2 的含量较低，烟酸含量差别不大。在种皮颜色较深的豆类中，胡萝卜素的含量较高，如黄豆、黑豆、青豆、绿豆等，青豆中胡萝卜素的含量可达 790 μg/100 g。干豆类几乎不含维生素 C，但经发芽做成豆芽后，其含量明显提高，如黄豆芽，每 100 g 含有 8 mg 维生素 C。

（5）矿物质　豆类矿物质含量在 2%～4%，包括钾、钠、钙、镁、铁、锌、硒等。大豆中的矿物质含量略高于其他豆类，在 4%左右，其他豆类在 2%～3%，豆制品多数在 2%以下。与谷类比较，钙、钾、钠等的含量较高，但微量元素含量略低于谷类。大豆类中钾、铁的含量较为丰富，其他豆类略低。

此外，豆类中膳食纤维含量较高，特别是豆皮，食用含纤维的豆类食品可以明显降低血清胆固醇，对冠心病、糖尿病及肠癌也有一定的预防及治疗作用。大豆中含有抗胰蛋白酶的因子，它能抑制胰蛋白酶的消化作用，使大豆难以分解为人体可吸收利用的各种氨基酸。加热煮熟后，这种因子即被破坏，消化率随之提高。所以大豆及其制品须经充分加热煮熟后再食用。

2. 坚果类主要营养成分及组成特点

坚果是以种仁为食用部分，因外覆木质或革质硬壳，故称坚果。坚果多富含脂肪和淀粉，是高能量食物。按照成分的不同，坚果可以分为油脂类坚果和淀粉类坚果，前者富含油脂，包括核桃、榛子、杏仁、松子、香榧、腰果、花生、葵花子、西瓜子、南瓜子等；后者淀粉含量高而脂肪很少，包括栗子、银杏、莲子、芡实等。

（1）蛋白质　油脂类坚果蛋白质含量为 12%～22%，有些较高，如西瓜子和南瓜子中的蛋白质含量高达 30%以上；淀粉类坚果蛋白质含量总体低于油脂类坚果或与其相当，如栗子最低，为 5%左右，芡实为 8%左右，银杏和莲子都在 12%以上。

（2）脂肪　油脂类坚果脂肪含量较高，多在 40%左右，其中松子、杏仁、榛子、葵花子等达 50%以上，澳洲坚果更是高达 70%。坚果类中的脂肪多为不饱和脂肪酸，富含必需脂肪酸，是优质的植物性脂肪。而淀粉类坚果脂肪含量较低。大多数坚果可以不经烹调直接食用。坚果仁经常制成煎炸、焙烤食品，作为日常零食，也是制作糖果和糕点的原料。多数坚果水分含量低而较耐储藏，但含油脂类坚果易氧化或滋生霉菌而变质，应当保存于干燥阴凉处，并尽量隔绝空气。

（3）碳水化合物　淀粉类坚果碳水化合物的含量较高，如栗子、芡实、银杏、莲子等碳水化合物含量在 70%左右。油脂类坚果碳水化合物的含量在 20%左右，如松子、腰果、花生、葵花子等。

（4）维生素　坚果类是维生素 E 和 B 族维生素的良好来源，包括 V_{B_1}、V_{B_2}、烟酸和叶酸。油脂类坚果中含有大量的 V_E，黑芝麻中 V_E 含量可多达50.4 mg/100 g。有些坚果还含有较丰富的 V_C，如栗子和杏仁中 V_C 含量为 25 mg/100 g 左右。

(5) 矿物质　坚果富含钾、镁、磷、钙、铁、锌、硒、铜等矿物质。铁的含量以黑芝麻为最高，硒的含量以腰果为最多，在榛子中含有丰富的锰。坚果中锌的含量普遍较高，此外，美国大杏仁和榛子还是钙的较好来源。

第二节　动物性食物的营养

动物性食物种类繁多，包括畜禽肉、水产品和蛋类，乳类及其制品。动物性食物主要提供人体优质蛋白、脂类、B族维生素和多种矿物质。

一、畜禽肉、水产品和蛋类

畜禽肉、水产品和蛋类富含优质蛋白、脂类、脂溶性维生素、B族维生素和矿物质，是人类蛋白质的主要来源。

(一) 畜禽肉主要营养成分及组成特点

畜禽肉是指畜肉和禽肉适合人类食用的所有部分。畜肉指猪、牛、羊等，禽肉指鸡、鸭、鹅和鸽子等。畜禽肉的营养价值较高，饱腹作用强，是食用价值很高的食物。

1. 蛋白质

畜禽肉中的蛋白质含量一般为 10%～20%，因动物的种类、年龄、肥瘦程度以及部位而异。在畜肉中，猪肉的蛋白质含量平均在 13.2%左右；牛肉、羊肉、兔肉、马肉、鹿肉和骆驼肉在 20%左右；狗肉的蛋白质含量约为 17%。在禽肉中，鸡肉、鹌鹑肉的蛋白质含量较高，约为 20%；鸭肉约为 16%；鹅肉约为 18%。一般来说，心、肝、肾等内脏器官的蛋白质含量较高，而脂肪含量较少。畜禽肉蛋白质营养价值较高，含有较多的赖氨酸，宜与谷类食物搭配食用，以发挥蛋白质的互补作用。

2. 脂肪

脂肪含量因动物的品种、年龄、肥瘦程度、部位等不同有较大差异，低者的脂肪含量仅为 2%，高者可达 89%以上。在畜肉中，猪肉的脂肪含量最高，羊肉次之，牛肉最低，兔肉仅为 2.2%。在禽肉中，火鸡和鹌鹑的脂肪含量较低，在 3% 左右；鸡和鸽子在 9%～14%之间；鸭和鹅达 20%。

动物脂肪所含有的必需脂肪酸明显低于植物油脂。畜禽肉内脏脂肪的含量在 2%～10%之间，脑最高，在 10%左右，猪肾、鸭肝、羊心和猪心居中，在 5%～8%之间，其他在 4%以下。禽类脂肪所含必需脂肪酸的量高于家畜脂肪。家畜脂肪中，猪脂肪的必需脂肪酸含量又高于牛、羊等反刍动物的脂肪。

畜肉的脂肪和胆固醇含量较高，脂肪主要由饱和脂肪酸组成，食用过多易引起肥胖和高脂血症等疾病。而禽肉的脂肪含不饱和脂肪酸较多，故老年人及心血管疾病患者选用禽肉又比选用畜肉好些。

3. 碳水化合物

畜禽肉碳水化合物含量为 0.9%，多数在 1.5%，主要以糖原的形式存在于肌肉和肝脏中。动物在宰前过度疲劳，糖原含量下降。宰后放置时间过长，也可因酶的作用，使糖原含量降低，乳酸相应增多和 pH 值下降等。

4. 维生素

畜禽肉可提供多种维生素，主要以 B 族维生素和维生素 A 为主。内脏含量比肌肉中多，其中肝脏特别富含维生素 A 和维生素 B_2，维生素 A 的含量以牛肝和羊肝为最高，维生素 B_2 含量则以猪肝中最丰富。在禽肉中还含有较多的维生素 E。

5. 矿物质

畜禽肉矿物质的含量一般为 0.8%～1.2%，瘦肉中的含量高于肥肉，内脏高于瘦肉。铁的含量以猪肝和鸭肝最丰富。畜禽肉中的铁主要以血红素形式存在，消化吸收率很高。在内脏中还含有丰高的锌和硒，牛肾和猪肾的硒含量是其他一般食品的数十倍。此外，畜禽肉还含有较多的磷、硫、钾、钠、铜等。钙的含量虽然不高，但吸收利用率很高。内脏含有较多的维生素、铁、锌、硒、钙，特别是肝脏，维生素 B_2 和维生素 A 的含量丰富，因此宜合理食用。

(二) 水产品主要营养成分及组成特点

水产品是指由水域中人工捕捞、获取的水产资源，如鱼类、甲壳类和软体类。其中可供人类食用的水产资源加工而成的食品，称为水产食品。水产类是蛋白质、矿物质和维生素的良好来源。

1. 鱼类

按照鱼类生活的环境，可以把鱼分为海水鱼（如鲱鱼、鳕鱼、狭鳕鱼等）和淡水鱼（如鲤鱼、鲑鱼等）；根据生活的海水深度，海水鱼又可以分为深水鱼和浅水鱼。

(1) 蛋白质 鱼类富含优质蛋白质，蛋白质含量为15%～22%，平均为18%左右，其中鲨鱼、青鱼等含量较高，在20%以上。鱼类蛋白质的氨基酸组成与人体需要接近，且容易被人体消化吸收。鱼类蛋白质利用率较高，生物价可达85%～90%。除了蛋白质外，鱼还含有较多的其他含氮化合物，主要有游离氨基酸、肽、胺类化合物，嘌呤类和脲等。

(2) 脂类 脂肪含量为1%～10%，平均5%左右，呈不均匀分布，主要存在于皮下和脏器周围，肌肉组织中含量甚少。不同鱼种含脂肪量有较大差异，如鳕鱼含脂肪在1%以下，而河鳗脂肪含量高达10.8%。鱼类脂肪多由不饱和脂肪酸组成，一般占60%以上，熔点较低，通常呈液态，消化率为95%左右。不饱和脂肪酸的碳链较长，其碳原子数多在14～22个之间，不饱和双键有1～6个，多为n-3系列。鱼类特别是海产鱼类所含不饱和脂肪酸有降低血脂、防止血栓形成、抑制癌细胞、抗糖尿病、增强脑细胞发育的作用。这也是吃鱼长寿、可防治冠心病、可促进大脑发育的奥秘所在。

(3) 碳水化合物 碳水化合物的含量较低，约为1.5%。有些鱼不含碳水化合物，如鲳鱼、鲢鱼、银鱼等。碳水化合物的主要存在形式为糖原。鱼类肌肉中的糖原含量与其致死方式有关，捕后即杀者糖原含量最高；挣扎疲劳后死去的鱼类体内糖原消耗严重，含量降低。

(4) 维生素 鱼肉含有一定数量的维生素A和维生素D，维生素B_2、烟酸等的含量也较高，而维生素C含量则很低。一些生鱼制品中含有硫胺素酶和催化维生素B_1降解的蛋白质，因此大量食用生鱼可能造成维生素B_1的缺乏。鱼油和鱼肝油是维生素A和维生素D的重要来源，也是维生素E的来源。

(5) 矿物质 鱼类矿物质含量为1%～2%，其中硒和锌的含量丰富，此外，钙、钠、氯、钾、镁等含量也较多。海产鱼类富含碘，有的海产鱼含碘500～1 000 μg/kg，耐淡水鱼含碘仅为50～400 μg/kg。

2. 甲壳类和软体动物类

甲壳类和软体动物类主要包括虾、蟹、贻贝、扇贝、章鱼、乌贼、牡蛎等。甲壳类和软体动物蛋白质含量多数在15%左右，其中螺蛳、河蚬、蛙子等较低，为7%左右，河蟹、对虾、章鱼等较高，在17%以上。蛋白质中含有全部必需氨基酸，其中酪氨酸和色氨酸的含量比牛肉和鱼肉高。在贝类肉质中还含有丰富的牛磺酸，其含量普遍高于鱼类，尤以海螺、毛蚶和杂色蛤为最高，每百克新鲜可食部中含有牛磺酸500～900 mg。

脂肪和碳水化合物含量较低。脂肪含量平均为1%左右，其中蟹、河虾等较高，在2%左右，其他多在1%以下。碳水化合物平均为3.5%左右。其中海蜇、鲍鱼、牡蛎、螺蛳等较高，在6%～7%之间，其他多数在3%以下。

维生素含量与鱼类相似，有些含有较多的维生素A、烟酸和维生素E。在河蟹和河蚌中含有较多的维生素A，在泥蚶、扇贝和贻贝中含有较多的维生素E，维生素B_1的含量与鱼类相似，普遍较低。

矿物质含量多在1.0%～1.5%，其中钙、钾、钠、铁、锌、硒、铜等含量丰富。钙的含量多在150 mg/100 g以上，其中河虾高达325 mg/100 g。钾的含量多在200 mg/100 g左右，在墨鱼中可达400 mg/100 g。微量元素以硒的含量最为丰富，在河蚌中还含有丰富的锰。

（三）蛋类主要营养成分及组成特点

蛋类包括鸡蛋、鸭蛋、鹅蛋、鹌鹑蛋、鸽蛋、鸵鸟蛋、火鸡蛋、海鸥蛋及其加工制成的咸蛋、松花蛋等。蛋类的营养素含量丰富。蛋的微量营养成分受到禽的品种、饲料、季节等多方面因素的影响，但蛋中宏量营养素含量总体上基本稳定，各种蛋的营养成分有共同之处。

1. 蛋白质

全鸡蛋蛋白质的含量为12%左右，蛋清中略低，蛋黄中较高，加工成咸蛋或松花蛋后，略有提高。鸭蛋、鹅蛋和鹌鹑蛋的蛋白质含量与鸡蛋类似。

蛋白质氨基酸组成与人体需要量接近，因此生物价也最高，达94%。蛋白质中赖氨酸和蛋氨酸含量较高，和谷类和豆类食物混合食用，可弥补其赖氨酸的不足。蛋类蛋白质中还富含半胱氨酸。加热过度使半胱氨酸部分分解产生硫化氢，与蛋黄中的铁结合可形成黑色的硫化铁。煮蛋中蛋黄表面的青黑色和鹌鹑蛋罐头的黑色物质即来源于此。

2. 脂类

蛋清中含脂肪极少，98%的脂肪存在于蛋黄中。蛋黄中的脂肪几乎全部与蛋白质结合，存在良好的乳化形式，因而消化吸收率高。鸡蛋黄中脂肪含量为28%～33%，其中中性脂肪含量占62%～65%，磷脂占30%～33%，固醇占4%～5%，还有微量脑苷脂类。蛋黄中性脂肪的脂肪酸中，单不饱和脂肪酸油酸含量最为丰富，占50%左右，亚油酸约占10%，其余主要是硬脂酸、棕榈酸和棕榈油酸，含微量的花生四烯酸。

蛋中胆固醇含量极高，主要集中在蛋黄，其中鹅蛋黄含量最高，每100 g达1 696 mg，其次是鸭蛋黄，鸡蛋黄略低，但每100 g也达1 510 mg；全蛋含量为500～700 mg/100 g，其中鹌鹑蛋最低；加工成咸蛋或松花蛋后，胆固醇含量无明显变化；蛋清中不含胆固醇。

3. 碳水化合物

碳水化合物含量低，为1%～3%，蛋黄略高于蛋清，加工成咸蛋或松花蛋后有所提高。

4. 维生素

蛋中维生素含量十分丰富，且品种较为完全，包括所有的B族维生素、维生素A、维生素D、维生素E、维生素K和微量的维生素C。其中绝大部分的维生素A、维生素D、维生素E和大部分维生素B_1都存在于蛋黄中。鸭蛋和鹅蛋的维生素含量总体而言高于鸡蛋。此外，蛋中的维生素含量受到禽的品种、季节和饲料中含量的影响。

5. 矿物质

蛋中的矿物质主要存在于蛋黄部分。蛋清部分含量较低。蛋黄中含矿物质为1.0%～1.5%。其中钙、磷、铁、锌、硒等含量丰富。蛋中铁含量较高，但由于铁会与蛋黄中的卵黄磷蛋白结合而对铁的吸收具有干扰作用，故而蛋黄中铁的生物利用率较低，仅为3%左右。

二、乳及乳制品

乳类是指哺乳动物的乳汁，经常食用的是牛奶和羊奶。乳类经浓缩、发酵等工艺可制成乳制品，如奶粉、酸奶、炼乳等。乳类及其制品几乎含有人体需要的所有营养素，除维生素C含量较低外，其他营养素含量都比较丰富。某些乳制品加工时除去了大量水分，故其营养素含量比鲜乳的要高，但某些营养素受加工的影响，相对含量有所下降。

（一）乳类主要营养成分及组成特点

乳类蛋白质为优质蛋白质，生物价为85%，容易被人体消化吸收。乳类的水分含量为86%～90%，因此它的营养素含量与其他食物比较时相对较低。

1. 蛋白质

牛乳中的蛋白质含量比较恒定，在3.0%左右；羊乳中的蛋白质含量为1.5%，低于牛乳；人乳中蛋白质含量为1.3%，低于牛乳和羊乳。传统上将牛乳蛋白质划分为酪蛋白和乳清蛋白两类。酪蛋白约占牛乳蛋白质的80%，乳清蛋白约占20%。酪蛋白是在20℃下于pH为4.6沉淀的牛乳蛋白质，含有大量的磷酸基，能与Ca^{2+}发生相互作用。乳清蛋白是指乳清中的蛋白质，主要包括β-

乳球蛋白和α-乳白蛋白，此外还有少量血清蛋白、免疫球蛋白等。

2. 脂类

牛乳含脂肪2.8%～4.0%。乳中磷脂含量为20～50 mg/100 mL，胆固醇含量约为13 mg/100 mL。水牛乳脂肪含量在各种乳类当中最高，为9.5%～12.5%。随饲料的不同、季节的变化，乳中脂类成分略有变化。

3. 碳水化合物

乳类碳水化合物的含量为3.4%～7.4%，人乳含量最高，羊乳居中，牛乳最少。碳水化合物存在的主要形式为乳糖。由于乳糖可促进钙等矿物质的吸收，也为婴儿肠道内双歧杆菌的生长所必需，对于幼小动物的生长发育具有特殊的意义。但部分不经常饮奶的成年人，体内乳糖酶活性过低，大量食用乳及其制品可能引起乳糖不耐受。用固定化乳糖酶将乳糖水解为半乳糖和葡萄糖可以解决乳糖不耐受问题，同时可提高产品的甜度。

4. 维生素

牛乳中含有几乎所有种类的维生素，包括维生素A、维生素D、维生素E、维生素K、各种B族维生素和微量的维生素C，含量差异较大。

5. 矿物质

牛乳中的矿物质主要包括钠、钾、钙、镁、氯、磷、硫、铜、铁等，大部分与有机酸结合形成盐类，少部分与蛋白质结合或吸附在脂肪球膜上。乳中的矿物质含量因品种、饲料、泌乳期等因素而有所差异，初乳中含量最高。发酵乳中钙含量高并具有较高的生物利用率，为膳食中最好的天然钙来源。牛乳中钠、钾和氯离子基本上完全存在于溶液中，而钙和磷分布在溶液和胶体两相中。

（二）乳制品主要营养成分及组成特点

乳制品主要包括炼乳、奶粉、酸奶等。因加工工艺不同，乳制品营养成分有很大差异。

1. 炼乳

炼乳为浓缩奶的一种，分为淡炼乳和甜炼乳。新鲜奶在低温真空条件下浓缩，除去约2/3的水分，再经灭菌而成，称为淡炼乳。因受加工的影响，维生素遭受一定的破坏。淡炼乳在胃酸作用下，可形成凝块，便于消化吸收，适合婴儿和对鲜奶过敏者食用。

甜炼乳是在鲜奶中加约15%的蔗糖后按上述工艺制成。其中糖含量可达45%左右，利用其渗透压的作用抑制微生物的繁殖。因糖分过高，需经大量水冲淡，营养成分相对下降，不宜供婴儿食用。

2. 奶粉

奶粉是鲜奶经脱水干燥制成的粉。根据食用目的，可制成全脂奶粉、脱脂奶粉、配方奶粉等。

全脂奶粉是将鲜奶浓缩除去70%～80%水分后，经喷雾干燥或热滚筒法脱水制成。喷雾干燥法所制奶粉粉粒小，溶解度高，无异味，营养成分损失少，营养价值较高。热滚筒法生产的奶粉颗粒大小不均，溶解度小，营养素损失较多，一般全脂奶粉的营养成分约为鲜奶的8倍左右。脱脂奶粉是将鲜奶脱去脂肪，再经上述方法制成的奶粉。此种奶粉脂肪含量仅为1.3%，脱脂过程使脂溶性维生素损失较多，其他营养成分变化不大。脱脂奶粉一般供腹泻婴儿及需要低脂膳食的患者食用。配方奶粉是以牛奶为基础，参照人乳组成的模式和特点调整和改善，使其更适合婴儿的生理特点和需要。

3. 酸奶

酸奶是在消毒鲜奶中接种乳酸菌并使其在控制条件下生长繁殖而制成的。牛奶经乳酸菌发酵后，游离的氨基酸和肽增加，因此更易消化吸收。乳糖减少，使乳糖酶活性低的成人易于接受。维生素A、维生素B_1、维生素B_2等的含量与鲜奶含量相似，但叶酸含量却增加了1倍左右，胆碱也明显增加。此外，酸奶的酸度增加，有利于维生素的保护。乳酸菌进入肠道可抑制一些腐败菌的生长，调整肠道菌相，防止腐败胺类对人体的不良作用。

4. 干酪

干酪也称奶酪，为一种营养价值很高的发酵乳制品，是在原料乳中加入适量的乳酸菌发酵剂或凝乳酶，使蛋白质凝固，并加盐、压榨排除乳清之后的产品。干酪中的蛋白质大部分为酪蛋白，经凝乳酶或酸作用而形成凝块。但也有一部分白蛋白和球蛋白被机械地包含于凝块之中。大多数品种的蛋白质中包裹的脂肪成分占干酪固形物的45%以上，而脂肪在发酵中的分解产物使干酪具有特殊的风味。此外，经过发酵作用，奶酪中还含有肽类、氨基酸和非蛋白氮成分。

知识巩固和检测

一、判断题

1. 谷类蛋白质的氨基酸组成中蛋氨酸含量相对较低。 ( )

2. 玉米的碳水化合物含量高于大米。 ( )

3. 谷类是中国居民膳食中维生素B_1的主要来源。 ( )

4. 人体对谷类中矿物质的利用率高。 ( )

5. 谷类食物的蛋白质中赖氨酸普遍较低,宜与含赖氨酸多的豆类和动物性食物混合食用,这是利用蛋白质的互补作用。( )
6. 谷类的维生素主要存在于胚乳中。( )
7. 杂豆的蛋白质含量高于大豆。( )
8. 由于大豆富含饱和脂肪酸,所以是老年人的理想食物。( )
9. 与谷类相比,豆类维生素 E 含量较高。( )
10. 我国居民膳食中维生素 B_2 的主要来源是豆类。( )
11. 蔬菜含丰富的维生素,除维生素 C 外,一般叶部的维生素含量比根茎部高,嫩叶比枯叶高,深色的菜叶比浅色的菜叶高。( )
12. 辣椒的维生素 C 含量较高,还含有丰富的硒、铁、锌。( )
13. 菌菇中含有多糖物质,具有提高人体免疫功能和抗肿瘤的作用。( )
14. 水果中维生素 B_1、维生素 B_2 含量较高。( )
15. 栗子、莲子属于油脂类坚果。( )
16. 畜肉中,猪肉脂肪含量最高,羊肉次之,牛肉最低,兔肉仅为 2.2%。( )
17. 坚果类是维生素 E 和 B 族维生素的良好来源。( )
18. 蛋类属于含铁丰富的食品。( )
19. 生蛋清可直接食用。( )
20. 鱼类比贝类中牛磺酸含量高。( )
21. 贝类的主要呈味物质为琥珀酸及其钠盐。( )
22. 配方奶粉,是以牛奶为基础,参照人乳组成的特点调整和改善的。( )
23. 干酪中的蛋白质大部分为乳清蛋白。( )
24. 鲜牛奶经日光照射 1 min,其中的 B 族维生素很快消失。( )

二、单项选择题

1. 下列食物中含碳水化合物最多的是( )。
   A. 鸡蛋　B. 粮食　C. 鱼类　D. 蔬菜
2. 下列食物中富含蛋白质的是( )。
   A. 米饭　B. 黄瓜子　C. 豆腐　D. 面条
3. 下列食物中含油脂最多的是( )。
   A. 馒头　B. 海带　C. 猪肉　D. 白菜
4. 下列动物性食物中脂肪含量最高的是( )。
   A. 猪肉　B. 牛肉　C. 兔肉　D. 鱼
5. 绿色、橙黄色蔬菜等较浅色蔬菜富含( )。
   A. 纤维素　B. 胡萝卜素　C. 维生素 B_1　D. 蛋白质

6. 影响谷类中矿物质吸收利用的成分是(　　)。

A. 磷酸　　B. 淀粉　　C. 果糖　　D. 植酸

7. 鱼类食品几乎不含下列维生素中的(　　)。

A. 维生素 A　　B. 维生素 B_1　　C. 维生素 C　　D. 维生素 D

8. 蛋清中不含胆固醇,蛋黄中胆固醇含量较高,以下胆固醇含量最高的是(　　)。

A. 鸭蛋　　B. 鸡蛋　　C. 鹅蛋　　D. 鹌鹑蛋

9. 有关蔬菜当中的绿叶菜的叙述中,(　　)的说法是错误的。

A. 绿叶菜富含维生素 K　　B. 绿叶菜富含维生素 C

C. 绿叶菜富含维生素 B_1　　D. 绿叶菜富含镁

10. 不同种类的食物混合食用,可提高膳食营养,大豆与米饭同时食用,可以起到(　　)。

A. 蛋白质互补作用　　B. 蛋白质更大的浪费

C. 蛋白质生物价下降　　D. 蛋白质利用率下降

11. 膳食中优质蛋白质主要来自动物性食品和(　　)。

A. 米饭　　B. 玉米　　C. 大豆及豆制品　　D. 面粉

12. 下面(　　)含维生素 B_1 最丰富。

A. 精白米　　B. 富强粉　　C. 糙米　　D. 玉米

13. 含钙较高的食物是(　　)。

A. 肉类　　B. 蔬菜　　C. 奶类　　D. 水果

14. 豆类加工后可提高蛋白质消化率,下列(　　)食物的蛋白质消化率最高。

A. 豆腐　　B. 豆浆　　C. 豆芽　　D. 整粒熟大豆

15. 含维生素 C 最多的蔬菜是(　　)。

A. 菠菜　　B. 南瓜　　C. 白菜　　D. 柿子椒

16. 影响蔬菜中钙吸收的主要因素是(　　)。

A. 磷酸　　B. 果酸　　C. 琥珀酸　　D. 植酸

17. 有关牛奶,不正确的说法是(　　)。

A. 牛奶蛋白质为优质蛋白质

B. 牛奶为钙的良好来源

C. 牛奶含有丰富的铁

D. 牛奶中含有人体需要的多种维生素

18. 大豆油中,高达 50%以上的不饱和脂肪酸是(　　)。

A. 亚油酸　　B. 花生四烯酸　　C. α-亚麻酸　　D. DHA

19. 大豆中的蛋白质含量(　　)。
A. 15%～20%　　B. 50%～60%　　C. 10%～15%　　D. 35%～40%

20. 以下大豆制品中(　　)是 V_C 的良好来源。
A. 豆腐　　B. 豆豉　　C. 豆芽　　D. 豆浆

21. 以下水果中 V_C 含量最高的是(　　)。
A. 香蕉　　B. 苹果　　C. 柚子　　D. 猕猴桃

22. 在米的淘洗过程中,主要损失的营养是(　　)。
A. B族维生素和无机盐　　B. 碳水化合物
C. 蛋白质　　D. 维生素 C

23. 钙的最好来源是以下的(　　)。
A. 奶类　　B. 谷类　　C. 肉类　　D. 蛋类

24. 谷类中碳水化合物主要是(　　)。
A. 葡萄糖　　B. 纤维素　　C. 果糖　　D. 淀粉

25. 下列富含蛋白质的食物是(　　)。
A. 兔肉　　B. 槟榔　　C. 馒头　　D. 稀饭

26. 人体能量的主要食物来源是(　　)。
A. 谷类　　B. 蛋类　　C. 奶类　　D. 肉类

27. 纤维素在下列食物中含量最丰富的是(　　)。
A. 白菜　　B. 鱼肉　　C. 猪脏　　D. 牛奶

28. 有利于预防缺铁性贫血的食物是(　　)。
A. 动物内脏　　B. 鸡蛋　　C. 精面　　D. 奶类

29. 谷类提供的维生素主要是(　　)。
A. 维生素 E　　B. 维生素 A　　C. 维生素 B_1　　D. 维生素 D

30. 同时富含维生素 B_2 和维生素 A 的食物是(　　)。
A. 豆类　　B. 牛奶　　C. 虾皮　　D. 动物肝脏

三、多项选择题

1. 一般来说,植物油脂比动物油脂好,是因为(　　)。
A. 植物油脂可促进脂溶性维生素的吸收
B. 植物油供给的热能比动物油高
C. 植物油含多不饱和脂肪酸比动物油高
D. 植物油的消化率比动物油高

2. 下列食品中含有的蛋白质,属于优质蛋白的是(　　)。
A. 鸡肉　　B. 鸡蛋　　C. 稻米　　D. 鱼肉

3. 与谷类相比，豆类的(　　)营养素含量较高。
A. 烟酸　B. 胡萝卜素　C. 维生素 C　D. 维生素 E

4. 谷类加工越细，(　　)营养素损失得较多。
A. 维生素 B_1　B. 淀粉　C. 膳食纤维　D. 维生素 E

5. 属于油脂类的坚果包括(　　)。
A. 榛子　B. 腰果　C. 松子　D. 葵花籽

6. 下列食物中，(　　)食物多不饱和脂肪酸含量高。
A. 三文鱼　B. 沙丁鱼　C. 菠菜　D. 猪肉

7. 下列油脂中，因其饱和脂肪含量高应少吃的是(　　)。
A. 大豆油　B. 猪油　C. 牛油　D. 花生油

8. 蔬菜和水果中富含的成分是(　　)。
A. 矿物质　B. 维生素　C. 有机酸　D. 芳香物质

9. 鱼肉的营养特点有(　　)。
A. 脂肪含量少
B. 脂肪熔点低
C. 易消化吸收
D. 蛋白质的氨基酸组成接近人体需要

10. 深绿色叶菜类富含(　　)。
A. 维生素 C　B. 碳水化合物　C. 蛋白质　D. 胡萝卜素

第四章

食品污染及其预防

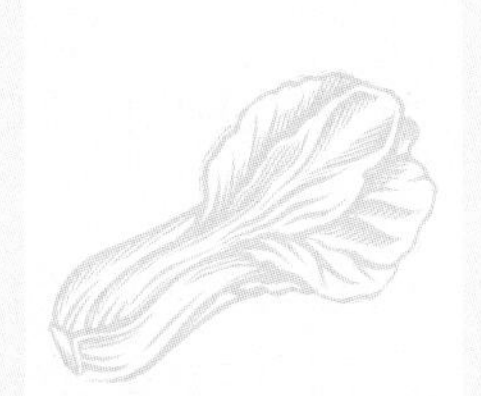

知识内容范围	学习要点		重要程度
食品污染	食品污染概述	食品污染的概念和分类	了解
		食品污染的特点及危害	了解
	食品生物性污染	食品的腐败变质及其预防	熟悉
		细菌性污染及其预防	了解
		霉菌及霉菌毒素污染及其预防	熟悉
	食品化学性污染	农药污染及其预防	了解
		有毒金属污染及其预防	掌握
		N-亚硝基化合物污染及其预防	了解
		多环芳烃类化合物污染及其预防	掌握
		杂环胺类化合物污染及其防治	了解
		食品容器和包装材料污染及其防治	了解
	食品物理性污染	食品的杂物污染及其防治	掌握
		食品的放射性污染及其防治	了解
各类食品卫生问题及卫生管理	植物性食品卫生问题及卫生管理	粮豆类主要卫生问题及其卫生管理	掌握
		果蔬类主要卫生问题及其卫生管理	熟悉
	动物性食品卫生问题及卫生管理	畜禽肉主要卫生问题及其卫生管理	掌握
		水产品主要卫生问题及其卫生管理	熟悉
		蛋类主要卫生问题及其卫生管理	掌握
		奶及奶制品等主要卫生问题及其卫生管理	熟悉

食品质量状况是食用者健康、安全的保障，关系到国计民生。

随着社会进步和人民生活水平的提高，人们日益关注食品品质及其卫生状况。食品卫生关系到消费者安全，关系到全民健康。

第一节　食品污染

一、食品污染概述

1. 食品污染的概念和分类

食品污染是指食品被外来的、对人体健康有害的物质所污染，主要指食品在生产、种植、加工、储存、包装、运输、销售和烹调等环节中被混入有毒有害物质。

食品污染可分为生物性污染、化学性污染及物理性污染 3 类。

2. 食品污染的特点及危害

食品污染及其对人体健康的危害，涉及面相当广泛。

(1) 食品污染的特点

① 食品被污染日趋严重及普遍，其中化学性物质的污染占主要地位。

② 污染物从一种生物转移到另一种生物时，浓度可以不断积聚增高，即所谓生物富积作用，以致轻微的污染过程经生物富积作用后，可对人体造成严重危害。

③ 现今食品污染导致的危害，除了以急性毒性作用外，以慢性毒性为多见。由于长期少量摄入，且生物半衰期又较长，以致食品污染物在体内对 DNA 等发生了作用。

(2) 食品污染对人体健康的危害　当病原微生物污染食品后，在食品上大量繁殖或产生毒素，可引起食物中毒。如果食品被某有害化学物质所污染，含量虽少，但长期连续地通过食物作用于人体，可导致急性中毒、慢性中毒、致畸、致突变、致癌等潜在性危害。

二、食品生物性污染及其防治

生物性污染包括微生物、寄生虫、昆虫污染。其中以微生物污染范围最广、危害也最大，主要有细菌与细菌毒素、霉菌与霉菌毒素。寄生虫和虫卵主要有囊虫、蛔虫、绦虫等。昆虫污染主要有谷蛾、蝇、蛆等，有害昆虫主要是损坏食品质量，使食品感官性状恶化，降低食品营养价值。还有甲虫类、螨类的污染。

（一）食品腐败变质

食品腐败变质是指食品在一定环境因素影响下，由微生物的作用而引起食品成分和感官性状的改变，并失去食用价值的一种变化。

1. 食品腐败变质的原因

（1）食品本身的组成和性质　动植物食品本身含有各种酶类。在适宜温度下酶类活动增强，使食品发生各种改变，如新鲜的肉和鱼的后熟，粮食、蔬菜、水果的呼吸作用。这些作用可引起食品组成成分分解，加速食品的腐败变质。

（2）环境因素　主要有温度、湿度、紫外线和氧等。合适的环境温度可加速食品内的化学反应过程，且有利于微生物的生长繁殖。水分含量高的食品易于腐败变质。紫外线和空气中的氧均有加速食品组成成分氧化分解的作用，特别是对油脂作用尤为显著。

（3）微生物作用　在食品腐败变质中起主要作用的是微生物。除一般食品细菌外还包括酵母与霉菌，但一般情况下细菌常比酵母占优势。微生物本身具有能分解食品中特定成分的酶，一种是细胞外酶，可将食物中的多糖、蛋白质水解为简单的物质；另一种是细胞内酶，能分解细胞内的简单物质，其产物能使食品具有不良的味道。

2. 食品腐败变质的化学过程与鉴定指标

食品腐败变质实质上是食品中成分的分解过程，其程度常因食品种类、微生物的种类和数量以及其他条件的影响而异。

（1）食品中蛋白质的分解　肉、鱼、禽、蛋和大豆制品等富含蛋白质的食品，主要是蛋白质分解腐败变质。蛋白质在微生物酶的作用下，分解为氨基酸，再通过脱羧基、脱氨基、脱硫作用，形成多种腐败产物。在细菌脱羧酶的作用下，组氨酸、酪氨酸、赖氨酸、鸟氨酸脱羧分别生成组胺、酪胺、尸胺和腐胺。后两者均具有恶臭。在细菌脱氨基酶的作用下氨基酸脱去氨基而生成氨；脱下的氨基与甲基构成一甲胺、二甲胺和三甲胺。色氨酸可同时脱羧、脱氨基形成吲哚及甲基吲哚,均具有粪臭。含硫氨基酸在脱硫酶的作用下脱硫会产生恶臭的硫化氢。

(2) 食品中脂肪的酸败　食用油脂与食品脂肪的酸败受脂肪酸饱和程度、紫外线、氧、水分、天然抗氧化物质以及食品中微生物的解脂酶等多种因素的影响。食品中的中性脂肪分解为甘油和脂肪酸,脂肪酸可进一步形成酮和酮酸,多不饱和脂肪酸可形成过氧化物,进一步分解为醛和酮酸,这些产物都有特殊的臭味。

过氧化值和酸价是脂肪酸败的常用指标。脂肪分解酸败时,先是过氧化值上升,这是脂肪酸败早期指标。其后由于生成各种脂酸,以致油脂酸度(酸价)增高。脂肪分解时,其固有碘价(值)、凝固点(熔点)、比重、折光系数、皂化价等也发生明显改变。此外,醛、酮等羧基化合物能使酸败油脂带有哈喇味。

(3) 食品中碳水化合物的分解　含碳水化合物较多的食品主要是粮食、蔬菜、水果和糖类及其制品。这类食品在细菌、霉菌和酵母所产生的相应酶作用下发酵或酵解,生成双糖、单糖、醇、羧酸、醛、酮、二氧化碳和水。当食品发生以上变化时,食品的酸度升高,并带有甜味、醇类气味等。

3. 食品腐败变质的控制措施

食品腐败变质时,首先使感官性状发生改变,如刺激气味、异常颜色、酸臭味以及组织溃烂、黏液污染等。其次食品成分分解,营养价值严重降低,不仅蛋白质、脂肪、碳水化合物,而且维生素、无机盐等也有大量破坏和流失。再者,腐败变质的食品一般都有微生物的严重污染,菌相复杂和菌量增多,因而增加了致病菌和产毒霉菌存在的机会,极易造成肠源性疾病和食物中毒。控制食品腐败变质有如下 8 种措施。

(1) 低温冷藏　低温可以抑制微生物的繁殖,降低酶的活性和食品内化学反应的速度。低温防腐一般能抑制微生物生长繁殖和酶的活动,使组织自溶和营养素的分解变慢。但是,低温冷藏并不能杀灭微生物,也不能将酶破坏,食品质量变化并未完全停止,因此保藏应有一定的期限。

(2) 高温灭菌　不同的细菌有不同的最适生长温度和耐热、耐冷能力。在一定温度范围内,温度越低,细菌繁殖越慢;温度越高,繁殖越快(一般微生物生长的适宜温度为28～37℃)。但温度太高,细菌就会死亡。所以,食品经高温处理可杀灭其中绝大部分微生物,并可破坏食品中的酶类。高温灭菌法的目的在于杀灭微生物,如食品在 115℃左右的温度,大约 20 min,可杀灭繁殖型和芽孢型细菌,同时可破坏酶类,获得接近无菌的食品。

(3) 巴氏消毒　巴氏消毒法是一种利用较低的温度既可杀死病菌又能保持

食品中营养物质风味不变的消毒方法。就是利用病原体不是很耐热的特点，用适当的温度和保温时间处理，将其全部杀灭。巴氏消毒时将混合原料加热至68～70℃，并保持此温度30 min以后急速冷却到4～5℃。因为一般细菌的致死点均为温度68℃，时间在30 min以内，所以将混合原料经此法处理后，可杀灭其中的致病性细菌和绝大多数非致病性细菌。但经巴氏消毒后，仍保留了小部分无害或有益、较耐热的细菌或细菌芽孢，因此巴氏消毒牛奶要在4℃左右的温度下保存，也只能保存3～10天，最多16天。巴氏消毒法多用于牛奶和酱油、果汁、啤酒及其他饮料，其优点是能最大限度地保持食品原有的性质。

(4) 脱水与干燥　将食品水分含量降至一定限度以下(如控制细菌为10%以下，霉菌为13%～16%及以下，酵母为20%以下)，微生物则不易生长繁殖，酶的活性也受抑制，从而防止食品腐败变质。

① 脱水：采取日晒、阴干、加热蒸发，减压蒸发或冰冻干燥等方法。日晒法简单方便，但其中的维生素几乎全部损失。

② 冰冻干燥：又称真空冷冻干燥、冷冻升华干燥、分子干燥，是将食物先低温速冻，使水分成为固态，然后在较高的真空度下使固态变为气态而挥发。此种食品几乎可长期保藏，既保持食品原有的物理、化学、生物学性质不变，又保持食品原有的感官性状。食用时，加水复原后可恢复到原有的形状和结构。

(5) 提高渗透压　常用的有盐腌法和糖渍法。盐腌法可提高渗透压，微生物处于高渗状态的介质中，可使菌体原生质脱水收缩并与细胞膜脱离而死亡。食盐浓度为8%～10%时，可停止大部分微生物的繁殖，但不能杀灭微生物。杀灭微生物需要食盐的浓度为15%～20%。糖渍食品是利用高浓度(60%～65%以上)糖液，作为高渗溶液来抑制微生物繁殖，并且此类食品还应在密封和防湿条件下保存。糖渍食品常见的有甜炼乳、果脯、蜜饯等。

(6) 提高氢离子浓度　大多数细菌一般不能在pH 4.5以下正常发育，故可提高氢离子浓度防腐。提高氢离子浓度的方法有醋渍和酸发酵等。醋渍法是向食品内加醋酸；酸发酵法是利用乳酸菌和醋酸菌等发酵产酸来防止食品腐败。

(7) 添加化学防腐剂　食品添加化学防腐剂，抑制或杀灭食品中引起腐败变质的微生物。化学防腐剂中某些成分对人体有害，应限于我国规定允许使用的几种防腐剂。

(8) 辐射　食品辐照保藏是利用电离辐射(γ射线、电子束或X射线)与物质的相互作用所产生的物理、化学和生物效应，是对食品进行加工处理的新型保藏技术。

（二）细菌性污染及其防治

1. 常见细菌性污染的菌属及其危害

（1）致病菌　致病菌对食品的污染有两种：第一种是动物生前感染，如奶、肉在禽畜生前即潜存着致病菌，主要有引起食物中毒的肠炎沙门菌、猪霍乱沙门菌等沙门菌，也有能引起人畜共患的结核病的结核杆菌、布氏病（波状热）的布鲁杆菌属、炭疽病的炭疽杆菌；第二种是外界污染，致病菌来自外环境，与畜体本身的生前感染无关，主要有痢疾杆菌、副溶血性弧菌、致病性大肠杆菌、伤寒杆菌、肉毒梭菌等，这些致病菌通过带菌者粪便、病灶分泌物、苍蝇、工具、容器、水、工作人员的手等途径传播，造成食品的污染。

（2）条件致病菌　通常情况下不致病，在特殊条件下才有致病力的细菌。常见的有葡萄球菌、链球菌、变形杆菌、韦氏梭菌、蜡样芽孢杆菌等。

（3）非致病菌　在自然界分布极广，在土壤、水体、食物中更为多见。食物中的细菌绝大多数都是非致病菌，这些非致病菌中，有许多都与食品腐败变质有关。能引起食品腐败变质的细菌称为腐败菌。

2. 细菌性污染防治要点

（1）加强防止食品污染的宣传教育　在食品生产、加工、储存、销售过程以及食用前的各个环节应保持清洁卫生，防止细菌对食品的污染。

（2）合理储藏食品，抑制细菌生长繁殖。

（3）采用合理的烹调方法，彻底杀灭细菌。

（4）细菌学监测　监测的指标有食品中菌落总数、大肠菌群、致病菌。

（三）霉菌与霉菌毒素污染及其防治

霉菌在自然界分布很广，种类繁多。有些霉菌对人类是有益的，如在发酵酿造工业和抗生素医药制造等方面起着重要的作用。有些霉菌污染食品后能迅速繁殖，导致食品腐败变质。甚至有些霉菌在一定条件下产生毒素，使人和畜中毒。霉菌毒素与细菌毒素不同，它不是复杂的蛋白质分子，不会产生抗体。它的形成受菌粒、菌株、环境、气候、生态学等因素的影响，在 0℃以下和 30℃以上多数霉菌产毒能力减弱或消失。因此，造成霉菌毒素人畜中毒常有地区性和季节性的特点。

目前已知的霉菌毒素大约有 200 种，比较重要的有黄曲霉毒素、杂色曲霉毒素、镰刀菌毒素、展青霉素、黄绿青霉素以及黄变米毒素。其中黄曲霉毒素尤为重要。

1. 黄曲霉毒素

黄曲霉毒素是由黄曲霉和寄生曲霉产生的一类代谢产物，具有极强的毒性和致癌性，是结构相似的一类化合物，1962 年被命名为黄曲霉毒素。

（1）黄曲霉毒素的特性　在紫外线照射下产生荧光，可利用该特性测定黄曲霉毒素。黄曲霉毒素耐热，在一般的烹调加工温度下，不被破坏。在 280℃时发生裂解，其毒性被破坏。在加氢氧化钠的碱性条件下，黄曲霉毒素的内酯环被破坏，形成香豆素钠盐，该钠盐溶于水，故可通过水洗去除。

（2）易污染食品　黄曲霉毒素在自然界分布十分广泛，土壤、粮食、油料作物、种子均可见到。我国 26 个省市食品中黄曲霉毒素 B_1 的污染普查发现，受黄曲霉毒素污染较重的地区是长江流域以及长江以南的广大高温高湿地区，北方各省污染较轻。污染的品种以花生、花生油、玉米最严重，大米、小麦、面粉较轻，豆类一般很少受污染。

（3）危害　主要危害有如下 3 种。

① 急性中毒。黄曲霉毒素属剧毒物质，其毒性为氰化钾的 10 倍，对鱼、鸡、鸭、大鼠、豚鼠、兔、猫、狗、猪、牛、猴及人均有强烈毒性。黄曲霉毒素的人类急性中毒在印度、我国台湾地区曾发生过。中毒患者都食用过霉变的玉米，临床表现以黄疸为主，兼有呕吐、厌食和发热，重者出现腹水、下肢水肿、肝脾肿大及肝硬变，肝脏有广泛肝胆管增生及胆汁淤积。这是人类急性黄曲霉毒素中毒最典型的事件。

② 慢性中毒。动物长期少量持续摄入含黄曲霉毒素的饲料可引起慢性中毒，主要为生长障碍，肝脏亚急性或慢性损伤。组织学检查可见肝实质细胞坏死、变性、胆管上皮增生、肝纤维细胞增生、形成结节，甚至肝硬变等变化。

③ 致癌性。在猴、大鼠、禽类、鱼类及家禽等多种动物诱发实验性肝癌。不同的动物致癌的剂量差别很大：实验证实，用黄曲霉毒素含量为 15 μg/kg 的饲料喂大白鼠，经 68 周，全部出现肝癌；黄曲霉毒素是目前公认的最强的化学致癌物质。此外，也可致胃腺瘤、肾癌、直肠癌及乳腺、卵巢、小肠等部位肿瘤。

黄曲霉毒素对人类是否有致癌性，目前尚不能肯定。但亚非国家及我国肝癌流行病学调查研究发现，膳食中黄曲霉毒素污染程度与居民原发性肝癌的发生率呈正相关。例如，非洲撒哈拉沙漠以南的高温高湿地区，黄曲霉毒素污染食品比较严重，当地居民肝癌发病较多。相反，埃及等干燥地区，黄曲霉毒素污染食品不严重，肝癌发病较少。

（4）防治要点　主要是防霉、去毒、经常性食品卫生监测，以防霉为主。

① 防霉。食品中霉菌生长繁殖的条件，主要是有适宜的湿度、温度和氧气，

尤以湿度最为重要。所以控制粮食中的水分是防霉的关键。在粮食收获后，必须迅速将水分含量降至安全水分以下。所谓安全水分，就是使粮食不易发霉的最高水分含量。不同的粮粒安全水分不同，如一般粮粒含水分在13%以下，玉米在12.5%以下，花生在8%以下，霉菌不易生长繁殖。粮食入仓之后，应注意通风，保持粮库内干燥。采用除氧充氮的方法对防霉也有较好的效果。

② 去毒。粮食污染黄曲霉毒素后，可采用不同方法去毒。挑出霉粒对花生、玉米去毒效果较好；研磨加工将发霉的大米加工成精米，可降低毒素含量；加水反复搓洗、加碱或用高压锅煮饭。加碱破坏适用于含黄曲霉毒素较高的植物油；吸附去毒是在含毒素的植物油中加入活性白陶土或活性炭等吸附剂，经搅拌、静置，毒素可被吸附而去除。

2. 与食品污染关系密切的其他霉菌毒素

与食品污染关系密切的霉菌毒素还有许多，其中易污染谷类、大米、大麦、玉米等作物的主要是以下3种。

(1) 玉米赤霉烯酮　该毒素主要由禾谷镰刀菌、黄色镰刀菌、木贼镰刀菌等产生，是一类结构相似的二羟基苯酸内酯化合物。因有类雌激素样作用，可表现出生殖系统毒性作用。该毒素主要污染玉米，其次是小麦、大麦、大米等粮食作物。我国南方几个地区的小麦污染较轻，目前我国尚未制定食品中的限量标准。

(2) 伏马毒素　伏马毒素主要由串珠镰刀菌产生。可分伏马毒素B1(FB1)和伏马毒素B2(FB2)两类。食品中以FB1污染为主，主要污染玉米和玉米制品。目前已知伏马毒素最主要的毒作用是神经毒性，可引起马的脑白质软化；伏马毒素还具有慢性肾脏毒性，可引起肾病变；另外还可引起狒狒心脏血栓等。伏马毒素不仅是促癌剂，其本身还有致癌作用，主要引起动物原发性肝癌。1996年我国的污染情况调查中，发现不同地区均有不同程度污染，目前我国尚未制定在食品中的限量标准。

(3) 3-硝基丙酸　3-硝基丙酸是曲霉属和青霉属等少数菌种产生的有毒代谢产物，对多种动物具有毒性作用，表现为神经系统、肝、肾和肺损伤。从引起中毒的变质甘蔗中分离到的节菱孢霉具有产生3-硝基丙酸的作用。变质甘蔗中毒在我国北方常有发生，发病急，潜伏期从十几分钟至十几小时。发病初期为消化功能紊乱，随后出现神经系统症状，如头痛、头晕等，重者可伴有抽搐。抽搐时四肢强直，手足呈鸡爪样，牙关紧闭，瞳孔散大，面部发绀等，每日发作可达数十次，随后进入昏迷期。中毒者常死于呼吸衰竭，存活者多有椎外系统神经损伤，留下终生残疾。针对3-硝基丙酸中毒的防治措施是甘蔗必须成熟后收割，收割后需防霉菌污染，储存期不可过长，不吃霉变的甘蔗。

三、食品化学性污染及其防治

化学性污染种类繁多，主要是食品受到各种有害的无机或有机化合物的污染。如农药使用不当、工业三废（废气、废水、废渣）不合理排放、食品容器包装材料质量低劣或使用不当，以及滥用食品添加剂等。

（一）农药污染及其防治

农药按按用途可分为杀（昆）虫剂、杀（真）菌剂、除草剂、杀线虫剂、杀螨剂、杀鼠剂、落叶剂和植物生长调节剂等类型。使用较多的是杀虫剂、杀菌剂和除草剂三大类。农药使用不当，就会对环境和食品造成污染。

1. 农药污染途径

（1）直接污染　因喷洒农药可造成农作物表面黏附污染，被吸收后转运至各个部分而造成农药残留。污染的程度与农药的性质、剂型、施用方法及浓度和时间有关。内吸性农药（如内吸磷、对硫磷）残留多，而渗透性农药（如杀螟松）和触杀性农药（如拟除虫菊酯类）残留少；易降解的品种如有机磷残留时间短，不易降解的品种如有机氯，重金属制剂则残留时间长；油剂比粉剂更易残留，喷洒比拌土施撒残留高；施药浓度高、次数频、距收获间隔期短则残留高。

（2）间接污染　由于大量施用农药以及工业“三废”的污染，大量农药进入空气、水体和土壤，成为环境污染物。农作物长期从污染的环境中吸收农药，可引起食品二次污染。

（3）生物富集作用与食物链　生物富集作用是指生物将环境中低浓度的化学物质，通过食物链的转运和蓄积达到高浓度的能力。食物链是指在动物生态系统中，由低级到高级顺次由食物而连接起来的一个生态链条。化学物质在沿着食物链转移的过程中产生生物富集作用，即每经过一种生物体，其浓度就有一次明显的提高。所以，位于食物链最高端的人体，接触的污染物最多，对其危害也最大。某些理化性质较稳定的农药，如有机氯、有机汞和有机砷制剂等，脂溶性强，与酶和蛋白质有较大的亲和力，不易排出体外，在食物链中逐级在生物体内浓缩，会使残留量增高。

2. 食品中农药残留及其毒性

（1）有机氯农药对人体危害　有机氯农药主要有六六六及 DDT 等，在环境中稳定性强，不易降解，在环境和食品中残留期长，如 DDT 在土壤中消失 95%的时间需 3～30 年（平均 10 年），均系脂溶性物质。通过食物链进入体内后，主要蓄积于脂肪组织中。有机氯农药化学性质稳定，不易降解，在环境和食品上长期残留，并通过食物链逐级浓缩。许多国家已停止生产和使用，我国已于1983年停止生产，1984年停止使用。

有机氯农药多数属于中等毒或低毒。急性中毒时，主要表现为神经毒作用，如震颤抽搐和瘫痪等。慢性毒性作用主要侵害肝、肾和神经系统等。人在慢性中毒时，初期有知觉异常，进而出现共济失调，精神异常，肌肉痉挛，肝、肾损害，如肝肿大、蛋白尿等。有机氯农药能诱发细胞染色体畸变，因有机氯可通过胎盘屏障进入胎儿，部分品种及其代谢产物具有一定致癌作用。使用有机氯农药较多的地区畸胎发生率和死亡率比使用较少的地区高10倍左右。

（2）有机磷农药对人体的危害　有机磷农药是目前使用量最大的一种杀虫剂，常用产品是敌百虫、敌敌畏、乐果、马拉硫磷等。大多数有机磷农药的性质不稳定，易迅速分解，残留时间短，在生物体内也较易分解，故在一般情况下少有慢性中毒。

有机磷农药对人的危害主要是引起急性中毒。有机磷属于神经性毒剂，可通过消化道、呼吸道和皮肤进入体内，经血液和淋巴转运至全身。其毒性作用主要是与生物体内胆碱酯酶结合，形成稳定的磷酰化乙酰胆碱酯酶，使胆碱酯酶失去活性，从而导致乙酰胆碱在体内大量堆积，引起胆碱能神经纤维高度兴奋。

（3）拟除虫菊酯类　人工合成的除虫菊酯，用作杀虫剂和杀螨剂，具有高效、低毒、低残留、用量少的特点。目前大量使用的产品有数十个品种，如溴氰菊酯（敌杀死）、丙炔菊酯、苯氰菊酯、三氟氯氰菊酯等。此类农药施用量小，残留低，一般慢性中毒少见，急性中毒多由于误服或生产性接触所致。

（4）氨基甲酸酯类　这类农药属中等毒农药，目前使用量较大，主要用作杀虫剂（如西维因、速灭威、混灭威、呋喃丹、克百威、灭多威、敌克松、害扑威等）或除草剂（如丁草特、野麦畏、哌草丹、禾大壮等）。此类农药的特点是药效快，选择性高，对温血动物、鱼类和人的毒性较低，容易被土壤中的微生物分解；在体内不蓄积，属于可逆性胆碱酯酶抑制剂。

3. 防治措施

（1）发展高效、低毒、低残留农药　所谓高效就是用量少，杀虫效果好。而低毒是指对人畜不致癌、不致畸、不产生特异病变。低残留是农药在施用后降解速度快，在食品中残留量少。

（2）合理使用农药　农药的使用需遵守我国《农药安全使用标准》和《农药合理使用准则》。我国已对主要作物和常用农药规定了最高用药量或最低稀释倍数，最高使用次数和安全间隔期。

(3) 加强对农药的生产经营和管理　我国国务院发布的《农药管理条例》中规定，由国务院农业行政主管部门负责全国的农药登记和农药监督管理工作。

(4) 制定和实施食品中农药残留限量标准　2016 年 12 月 18 日，国家卫计委、农业部、食总局发布《食品安全国家标准　食品中农药最大残留限量GB 2763—2016》，代替 GB 2763—2014 国家标准，规定了 433 种农药在 13 大类农产品中4 140个残留限量，基本涵盖了我国已批准使用的常用农药和居民日常消费的主要农产品。

(二) 有毒金属污染及其防治

环境中的金属元素大约有 80 余种，有些金属是构成人体组织必需的元素，而有些金属元素对人体却有毒害作用，如铅、汞、镉、砷等，常称为有毒金属。

1. 污染途径

(1) 工业三废　含有金属毒物的工业三废排出环境中，可直接或间接污染食品。而污染水体和土壤的金属毒物，还可通过生物富集作用，使食品中的含量显著增高。

(2) 食品生产加工过程污染　食品在生产加工过程中，接触不符合卫生要求的机械设备、管道、容器或包装材料，在一定的条件下，其有害金属可溶出而污染食品；在食品运输过程中，由于运输工具被污染，也可污染食品。

(3) 农药和食品添加剂污染　某些农药，如有机汞、有机砷等，或农药不纯，含有金属杂质，在使用过程中均可污染食品。食品在生产加工过程中，使用含有金属杂质的食品添加剂也可造成食品污染。

(4) 某些地区自然环境中有毒元素本底含量高　生物体内的元素含量与其所生存的空气、土壤、水体这些元素的含量呈明显正相关关系。高本底的有毒害金属元素的地区，生产的动、植物食品中有毒金属元素含量高于其他低本底的地区。

2. 汞、镉、铅、砷对食品的污染及危害

(1) 汞对食品的污染及危害　微量汞对人体不致危害，但数量过多，则会损害人体的健康。进入人体的汞主要来源于受污染的食品。水产品中的汞主要以甲基汞形式存在，而植物性食品中的汞则以无机汞为主。水产品中特别是鱼、虾、贝类食品中，甲基汞污染对人体的危害最大。例如日本的水俣病。

金属汞很少由胃肠道吸收。二价无机汞化物胃肠道的吸收率平均为 7%。吸收后经血液转运，约以相等的量分布于红细胞和血浆中，并与血红蛋白和血浆

蛋白的巯基结合。二价无机汞化物不易通过胎盘屏障，主要由尿和粪排出。

由于存在形式的不同，汞的毒性亦异，无机汞化物多引起急性中毒，有机汞多引起慢性中毒。有机汞在人体内的生物半衰期平均为 70 天左右，而在脑内半衰期为 180～250 天。有机汞的吸收率较高，如甲基汞的胃肠道吸收率为 95%。甲基汞脂溶性较高，易于扩散并进入组织细胞中，主要蓄积于肾脏和肝脏，并通过血脑屏障进入脑组织。大脑对甲基汞有特殊的亲和力，其浓度比血液浓度高 3～6 倍。甲基汞可与体内含巯基的酶结合，破坏细胞的代谢和功能。

(2) 镉对食品的污染及危害　镉对食品的污染主要是工业废水的排放造成的。含镉工业废水污染水体，使水产品中镉含量明显提高。含镉污水灌溉农田污染土壤，经作物吸收而使食品中镉残留量增加。用含镉金属作容器存放酸性食品或饮料时，大量的镉溶出，造成食品的严重污染。食品受镉污染后，含镉量有很大差别，海产品、动物食品(尤其是肾脏)高于植物性食品，而植物性食品中以谷类、根茎类、豆类含量较高。

进入人体的镉以消化道摄入为主，镉在消化道的吸收率一般为 5%。低蛋白质、低钙和低铁的膳食有利于镉的吸收，维生素 D 也可促进镉的吸收。肾脏是慢性镉中毒的靶器官。镉中毒主要损害肾脏、骨骼和消化系统。日本神通川流域的骨痛病(痛痛病)就是由于镉污染造成的典型公害病。此外，摄入过多的镉还可引起高血压、动脉粥样硬化、贫血等。

(3) 铅对食品的污染及其危害　含铅工业三废的排放和汽车尾气是铅污染食品的主要来源；食品加工用机械设备和管道、食品的容器和包装材料、食品添加剂或生产加工中使用的化学物质含铅是食品铅污染的来源；陶瓷餐用具的釉彩、铁皮罐头盒的镀焊锡含铅，用铁皮桶或锡壶盛酒也可将铅溶出；印刷食品包装材料的油墨、颜料，儿童玩具的涂料也是铅的来源，亦可污染食品。含铅农药(如砷酸铅等)可造成农作物的铅污染。

进入消化道的铅有 5%～10%被吸收，吸收部位主要是十二指肠，吸收率受食物中蛋白质、钙、植酸等影响。体内铅主要经过肾和肠道排出。铅在体内的半衰期较长，可长期在体内蓄积。尿铅、血铅、发铅是反映体内铅负荷的常用指标。铅的毒性作用主要是损害神经系统、造血系统和肾脏。食物铅污染所致的中毒主要是慢性损害作用，表现为贫血、神经衰弱、神经炎和消化系统症状，如食欲不振、胃肠炎、口腔金属味、面色苍白、头昏、头痛、乏力、失眠、烦躁、肌肉关节疼痛、便秘、腹泻等。严重者可导致铅中毒性脑病。儿童摄入过量铅可影响其生长发育，导致智力低下。

(4) 砷污染食品及其危害　食品中砷污染主要来源于含砷农药、空气、土壤和水体。如使用含砷农药过量或使用时间距收获期太近，可致农作物中砷含量明显增加。食品中的砷有无机砷和有机砷两类。一般情况下，三价砷的毒性大于五价砷，无机砷的毒性大于有机砷。多种无机砷化合物具有致突变性，可导致基因突变、染色体畸变并抑制 DNA 损伤的修复。无机砷化合物与人类的皮肤癌和肺癌的发生有关。

3. 防治措施

（1）消除污染源　有毒金属污染食品后，由于残留期较长，不易去除。因此，消除污染源是降低有毒金属元素对食品污染的最主要措施。应重点做好工业三废的处理，严格控制三废的排放。禁用含砷、铅、汞的农药和不符合卫生标准的食品添加剂、容器包装材料、食品加工中使用的化学物质等。

（2）严控限量　制定各类食品中有毒金属元素的最高允许限量标准，加强食品卫生质量检测和监督工作。

（3）严格管理　防止误食、误用、投毒或人为污染食品。

（三）N-亚硝基化合物污染及其防治

N-亚硝基化合物是一类具有＝N－N＝O 基本结构的化合物，根据分子结构可分为 N-亚硝胺和 N-亚硝酰胺两大类，毒性和致癌性很强，其中以二甲基亚硝胺的毒性最强。

1. N-亚硝基化合物的合成及影响因素

形成 N-亚硝基化合物的前体包括 N-亚硝化剂和可亚硝化的含氮有机化合物。N-亚硝化剂包括硝酸盐和亚硝酸盐以及其他氮氧化物，还包括与卤素离子或硫氰酸盐产生的复合物；可亚硝化的有机含氮化合物主要涉及胺、氨基酸、多肽、脲、脲烷、呱啶、酰胺等。硝酸盐广泛存在于人类的环境中，如水、土壤和植物，在一定条件下硝酸盐转变为亚硝酸盐。可亚硝化的含氮有机化合物在人类食物中广泛存在。

影响 N-亚硝基化合物合成的因素中，除反应浓度外，氧离子浓度对反应影响较大。在酸性环境中极易反应。例如，胃液酸度 pH 值为 1～3，适宜亚硝基化合物的合成。胺的种类与亚硝基程度也影响合成。微生物的作用可将硝酸盐还原为亚硝酸盐并参与胺的形成，故能促进 N-亚硝基化合物的生成。另外，肠道硝酸盐还原菌能将仲胺及硝酸盐合成亚硝胺；某些霉菌，如黄曲霉、黑曲霉菌，也能促进亚硝胺的合成。

2. 食品中 N-亚硝基化合物的污染来源

食品中天然存在的亚硝胺含量极微，一般在 10 μg/kg 以下，但其前身亚硝酸盐及仲胺等则广泛存在于自然界。施用硝酸盐化肥可使蔬菜含有较多的硝酸盐。蔬菜腌渍时，因时间、盐分不够，蔬菜容易腐败变质，腐败菌可将硝酸盐还原为亚硝酸盐，导致亚硝酸盐含量增加。食物在烹调、烟熏、制罐过程中可使仲胺含量增高，食物霉变后，仲胺含量可增高数十倍至数百倍。

3. N-亚硝基化合物对生命的危害

除了在食品中由前体物合成外，人体也能合成N-亚硝基化合物。胃是形成N-亚硝基化合物的主要场所。N-亚硝基化合物还可以通过消化道、呼吸道、皮肤接触或皮下注射诱发肿瘤。

N-亚硝基化合物对动物具有致癌性是公认的。至今，在300多种N-亚硝基化合物中，已发现大约有80%以上能诱发动物肿瘤，最多见的是肝癌、食管癌及胃癌。

4. N-亚硝基化合物的防治措施

(1) 制定食品中硝酸盐、亚硝酸盐使用量及残留量标准　我国规定在肉类罐头及肉类制品中硝酸盐最大使用量为0.5 g/kg，亚硝酸盐0.15 g/kg。残留量以亚硝酸钠计，肉类罐头为不得超出0.05 g/kg，肉制品不得超过0.03 g/kg。

(2) 防止微生物污染及食物霉变　防止蔬菜、鱼肉腐败变质，产生亚硝酸盐及仲胺，对降低食物中亚硝基化合物的含量极为重要。

(3) 施用钼肥　施用钼肥可以使粮食增产，且使硝酸盐含量下降。钼在植物中的作用主要是固氮和还原硝酸盐。如植物内缺钼，则硝酸盐含量增加。

(4) 阻断亚硝胺合成　食物中许多成分如维生素C、维生素E、维生素A等具有阻断N-亚硝基化合物合成的作用。大蒜及大蒜素可抑制亚硝胺的合成，茶叶、猕猴桃、沙棘果汁也有阻断亚硝胺合成的作用。

(四) 多环芳烃类化合物污染及其防治

多环芳烃类是由两个以上苯环稠合在一起并在六碳环中杂有五碳环的一系列芳香烃化合物及其衍生物。至今鉴定出数百种，其中多数具有致癌性。苯并(α)芘的发现最早。

1. 苯并(α)芘的特性和污染来源

苯并(α)芘是一种由5个苯环构成的多环芳烃，性质稳定，沸点为310～312℃，在水中溶解度仅为0.5～6 μg/L，稍溶于甲醇和乙醇，溶于苯、甲苯、二甲苯和环己烷等有机溶剂中。日光和荧光都可使之发生光氧化作用。臭氧也可使之氧化。食品中苯并(α)芘污染主要来源是熏烤食品污染、油墨污染、沥青污染、石蜡油污染和环境污染。

2. 苯并(α)芘对人体的危害

苯并(α)芘主要是通过食物或饮水进入机体后,在肠道被吸收,入血后很快分布于全身。乳腺和脂肪组织可蓄积苯并(α)芘。动物实验发现,经口摄入可通过胎盘进入胎仔体内,引起毒性及致癌作用。苯并(α)芘主要经过肝脏、胆道随粪便排出体外。对人的致癌作用,尚无肯定的结论,目前多集中在探讨苯并(α)芘与胃癌关系。

3. 防治措施

(1) 减少污染　改进食品的烤熏工艺;使用纯净的食品用石蜡做包装材料;加强环境质量监控,减少多环芳烃对环境及食品的污染。

(2) 限制食品中苯并(α)芘的含量　人体摄入苯并(α)芘的总量达 8 mg 时就有可能致癌。我国目前制定的卫生标准要求:熏烤动物性食品中苯并(α)芘含量不大于 59 μg/kg,食物油中苯并(α)芘含量不大于 10 μg/kg,粮食中苯并(α)芘含量不大于 5 μg/kg。

(五) 杂环胺类化合物污染及其防治

杂环胺类化合物包括氨基咪唑氮杂芳烃(AIA)和氨基咔啉两类。AlA 包括喹啉类、喹噁啉类和吡啶类。

1. 杂环胺的生成

食品中的杂环胺类化合物主要产生于高温烹调加工过程,尤其是蛋白质含量丰富的鱼、肉类食品在高温烹调过程中更易产生。影响食品中杂环胺形成的因素主要有以下两方面:

(1) 烹调方式　加热温度是杂环胺形成的重要影响因素,当温度从 200℃升至 300℃时,杂环胺的生成量可增加 5 倍。烹调时间对杂环胺的生成亦有一定影响,在 200℃油炸温度时,杂环胺主要在前 5 min 形成,在 5～10 min 形成减慢,进一步延长烹调时间则杂环胺的生成量不再明显增加。而食品中的水分是杂环胺形成的抑制因素。加热温度越高、时间越长、水分含量越少,产生的杂环胺越多。故烧、烤、煎、炸等直接与火接触或与灼热的金属表面接触的烹调方法,可使水分很快丧失且温度较高,产生杂环胺的数量远大于炖、焖、煨、煮及微波炉烹调等温度较低、水分较多的烹调方法。

(2) 食物成分　在烹调温度、时间和水分相同的情况下,营养成分不同的食物产生的杂环胺种类和数量有很大差异。一般而言,蛋白质含量较高的食物产生杂环胺较多,而蛋白质的氨基酸构成则直接影响所产生杂环胺的种类。美拉德反应与杂环胺的产生有很大关系,该反应可产生大量杂环物质(可多达 160 余种)，其中一些可进一步反应生成杂环胺。

2. 危害性

杂环胺类化合物主要致突变和致癌。但杂环胺在哺乳动物细胞体系中致突变性较细菌体系弱。杂环胺对啮齿动物均具不同程度的致癌性，主要靶器官为肝脏，有些可诱导小鼠肩胛间及腹腔中褐色脂肪组织的血管内皮肉瘤及大鼠结肠癌。

3. 防治措施

(1) 改变不良烹调方式和饮食习惯　不要使烹调温度过高，不要烧焦食物，并应避免过多食用烧、烤、煎、炸的食物。

(2) 增加蔬菜水果的摄入量　膳食纤维有吸附杂环胺并降低其活性的作用，蔬菜、水果中的某些成分有抑制杂环胺的致突变性和致癌性的作用。因此，增加蔬菜水果的摄入量对于防止杂环胺的危害有积极作用。

(3) 灭活处理　次氯酸、过氧化酶等处理可使杂环胺氧化失活；亚油酸可降低其诱变性。

(4) 加强监测　建立和完善杂环胺的检测方法，加强食物中含量监测等，尽快制定食品中的允许限量标准。

(六) 食品容器和包装材料污染及其防治

食品容器、包装材料是指包装、盛放食品用的纸、竹、木、金属、搪瓷、陶瓷、塑料、橡胶、天然纤维、化学纤维、玻璃等制品和接触食品的涂料。随着化学工业与食品工业的发展，新的包装材料越来越多，在与食品接触时，某些材料的成分有可能迁移入食品中，造成食品的化学性污染，给人体带来危害。食品容器和包装材料使用最广的是塑料和橡胶。

1. 塑料及其卫生问题

塑料是由大量小分子的单体通过聚合反应形成的，以高分子树脂为基础，添加适量的增塑剂、稳定剂、抗氧剂等助剂，在一定的条件下塑化而成。根据受热后的性能变化，分为热塑性和热固性两类。前者受热软化，可反复塑制；后者成型后受热不能软化，不能反复塑制。目前，我国允许用于食品容器包装材料的热塑性塑料有聚乙烯、聚丙烯、聚苯乙烯、聚氯乙烯、聚碳酸酯、聚对苯二甲酸乙二醇酯、尼龙、苯乙烯丙烯腈-丁二烯共聚物，苯乙烯与丙烯腈的共聚物等；热固性塑料有三聚氰胺甲醛树脂等。

(1) 聚乙烯(PE)和聚丙烯(PP)　聚乙烯和聚丙烯均为饱和聚烯烃，与其他元素的相容性很差，能加入其中的添加剂的种类很少，因而难以印上鲜艳的图案，属于低毒级物质。高压聚乙烯质地柔软，多制成薄膜，其特点是具透气性、不耐高温、耐油性也较差。低压聚乙烯坚硬、耐高温，可以煮沸消毒。

聚丙烯有防潮性、防透性、耐热性且透明度好，可制成薄膜、编织袋和食品周转箱等。

（2）聚苯乙烯（PS） 聚苯乙烯耐酸碱，但耐热性差，且易碎裂。常用品种有透明聚苯乙烯和泡沫聚苯乙烯两类，后者在加工中加入发泡剂制成，曾用作快餐饭盒，因可造成白色污染，现已禁用。聚苯乙烯的主要卫生问题是单体苯乙烯及甲苯、乙苯和异丙苯等杂质具有一定的毒性。如每天给予 400 mg/kg 体重苯乙烯可致动物肝、肾重量减轻，并可抑制动物的繁殖能力。用聚苯乙烯容器储存牛奶、肉汁、糖液及酱油等可产生异味，储放发酵奶饮料后，可有少量苯乙烯移入饮料，其移入量与储存温度和时间呈正相关。

（3）聚氯乙烯（PVC） 聚氯乙烯透明度高，易分解及老化，可制成薄膜（大部分供工业用）及盛装液体的瓶子，硬聚氯乙烯可制管道。

PVC 本身无毒，主要的卫生问题有三。一是氯乙烯单体和降解产物的毒性。氯乙烯在体内可与 DNA 结合产生毒性，表现在神经系统、骨髓和肝脏。氯乙烯单体及其分解产物具有致癌作用，甚至有引起血管肉瘤的人群报告。二是氯乙烯单体的来源。聚氯乙烯的生产可分为乙炔法和乙烯法两种，乙炔法聚氯乙烯含有 1，1 -二氯乙烷，而乙烯法聚氯乙烯中含有 1，2 -二氯乙烷，后者的毒性是前者的 10 倍。三是增塑剂和助剂。PVC 成型品中要使用大量的增塑剂，有些增塑剂的毒性较大。

（4）聚碳酸酯塑料（PC） 聚碳酸酯塑料具有无味、无毒、耐油的特点，广泛用于食品包装。可用于制造食品的模具、婴儿奶瓶。美国允许此种塑料用于包装多种食品。

（5）三聚氰胺甲醛塑料与脲醛塑料 前者又名密胺塑料，为三聚氰胺与甲醛缩合热固而成；后者为尿素与甲醛缩合热固而成，称为电玉。二者均可制食具，可耐 120℃高温。由于聚合时可能有未充分参与聚合反应的游离甲醛，是此类塑料制品的卫生问题。甲醛含量则往往与模压时间有关，时间越短则含量越高。

（6）聚对苯二甲酸乙二醇酯塑料 可制成直接或间接接触食品的容器和薄膜，特别适合于制复合薄膜。在聚合中使用含锑、锗、钴和锰的催化剂，因此应防止这些催化剂的残留。

（7）不饱和聚酯树脂及玻璃钢制品 以不饱和聚酯树脂加入过氧甲乙酮为引发剂，环烷酸钴为催化剂，玻璃纤维为增强材料制成玻璃钢。主要用于盛装肉类、水产、蔬菜、饮料以及酒类等食品的储槽，也大量用作饮用水的水箱。

2. 橡胶及其卫生问题

橡胶的卫生问题主要是单体和添加剂。合成橡胶多为二烯结构的单体聚合而成。品种有丁二烯橡胶、苯乙烯丁二烯橡胶、氯丁二烯橡胶、丁腈橡胶等。其中，丁腈橡胶由丙烯腈和丁二烯合成，其单体丙烯腈毒性较强，可引起溶血，并有致畸作用。

橡胶添加剂有硫化促进剂、防老化剂和填充剂。接触食品的橡胶不可使用氧化铅作硫化促进剂，也不宜使用如乌洛托品、乙撑硫脲。乌洛托品加温时可分解出甲醛，乙撑硫脲对动物有致癌性。在橡胶填充剂中，白色的为氧化锌，黑色的为炭黑。炭黑为石油产品，在燃烧过程中。由于原料脱氢和聚合反应可产生苯并(α)芘，使用前应用苯类溶剂将苯并(α)芘提取掉。

四、食品物理性污染及其防治

食品的物理性污染通常指食品生产加工过程中的杂质超过规定的含量，或食品吸附、吸收外来的放射性核素所引起的食品质量安全问题。根据污染物的性质将物理性污染分为两类，即食品的杂物污染和食品的放射性污染。

(一) 食品的杂物污染及其防治

1. 污染途径

食品在产、储、运、销过程中，可受到杂物的污染。

(1) 生产时的污染　如生产车间密闭不好而又处于锅炉房的附近，在大风天气时食品可能会受到灰尘和烟尘的污染；在粮食收割时常有不同种类和数量的草籽混入；动物在宰杀时血污、毛发及粪便对畜肉污染；加工设备的陈旧或故障引起金璃颗粒或碎屑对食品的污染。

(2) 食品储存过程中的污染　如苍蝇、昆虫的尸体和鼠、雀的毛发、粪便等对食品的污染；食品包装容器和材料的污染，如大型酒池、水池、油池和回收饮料瓶中的杂物污染。

(3) 食品运输过程的污染　如运输车辆、装运工具、铺垫物和遮盖物对食品的污染。

(4) 意外污染　如戒指、头饰、头发、指甲、烟头、废纸、个人物品和杂物的污染，及抹布、布头、线头等打扫卫生用品的污染。

(5) 掺杂掺假　食品掺杂掺假是一种人为的故意向食品中加入杂物的过程，其掺杂的目的是非法获得更大利润。掺杂掺假所涉及的食品种类繁杂，掺杂污染物众多，如粮食中掺入沙石，肉中注水，奶粉中掺入大量糊精，腌咸蛋中加入苏丹红等。掺杂掺假严重破坏了市场的秩序，损害人群健康，有的甚至造成人员伤亡，必须加强管理，严厉打击。

2. 防治措施

（1）加强食品生产、储存、运输、销售过程的监督管理　采用先进的加工设备和检验设备，把住产品的质量关。

（2）制定食品卫生标准　如（GB1355 小麦粉）中规定了磁性金属物的限量。

（3）坚持不懈地打击掺杂掺假行为

（二）食品的放射性污染及其防治

食品中的放射性物质有来自地壳的，称为天然本底；也有来自核试验或和平利用放射能所产生的放射性物质，即人为的放射性污染。食品放射性污染是指食品吸附或吸收了外来的（人为的）放射性核素，使其放射性高于自然放射性本底。

1. 食品中放射性核素及危害

（1）食品中天然放射性核素　食品中含有不同剂量的放射性物质，主要来自地球以外的宇宙射线和土壤、岩石、大气中的放射性核素。天然放射性核素有两个来源，一是宇宙射线，作用于大气层中稳定性元素的原子核而产生放射性核素；二是地球的辐射。

（2）食品中人为放射性核素　食品中人为放射性核素主要来自原子弹和氢弹爆炸时产生的大量放射性物质对环境造成的污染；核工业生产过程中的放射性核素通过三废排放等途径污染环境；使用人工放射性同位素的科研、生产和医疗单位排放的废水造成水和环境的污染；意外事故造成的放射性核素泄露引起的环境污染。

（3）对人体的危害　摄入污染食品后，放射性物质对人体内各种组织、器官和细胞产生低剂量长期内照射效应，主要表现为对免疫系统、生殖系统的损伤，和致癌、致畸、致突变作用。低剂量辐射可引起免疫功能的抑制或增强。睾丸是对放射性污染十分敏感的器官之来，辐射可使精子畸形数量增加，胎儿畸形及智力发育障碍。辐射还可引起白血病、甲状腺癌、乳腺癌、肺癌和肝癌等。

2. 防治食品的放射性污染措施

（1）加强卫生防护和食品卫生监督，严格执行国家卫生标准　食品加工厂和食品仓库应建立在放射性工作单位的防护监测区以外；对产生放射性废物和废水的单位应加强监督；对其周围的农、牧、水产品等应定期监测放射性物质。

（2）妥善保管食品　防止已被放射性污染的食品进入体内，受放射性污染的食品必须除污染后方可食用。

第二节　各类食品的卫生问题及卫生管理

食品在生产、运输、储存、销售等环节中，均可能受到生物性、化学性和物理性有毒有害物质污染而威胁人体健康，需了解各类食品卫生问题及管理要求，采取措施以确保食用安全。

一、植物性食品卫生问题及卫生管理

（一）粮豆类主要卫生问题及卫生管理

1. 粮豆类主要卫生问题

（1）微生物的污染　粮豆类在农田生产期、收获及储藏过程中的各个环节均可受到霉菌污染。当环境湿度较大，温度增高时，霉菌易在粮豆中生长繁殖使粮豆发生霉变并可能产生危害人体健康的霉菌毒素。常见污染粮豆的霉菌有曲霉、青霉、毛霉、根霉和镰刀菌等。

（2）农药的污染　粮豆中农药残留可来自防治病虫害和除草时直接施用的农药和通过水、空气、土壤等途径将环境中污染的农药吸收、进入粮豆作物中。

（3）灌溉污水的污染　未经处理或处理不彻底的工业废水和生活污水灌溉农田，使农田土壤遭到严重污染，主要是汞、镉、砷、铅、铬、酚和氰化物。

（4）仓储害虫　仓储害虫的种类很多的，世界上发现有300多种，我国常见的仓储害虫有50余种，其中玉米象、谷蠹和麦蛾为中国三大仓虫。当仓库温度在18～21℃、相对湿度在65%以上时，适于虫卵孵化及害虫繁殖；当仓库温度在10℃以下时，害虫活动减少。仓储害虫在原粮、半成品粮豆上都能生长并使其失去或降低食用价值。

（5）其他污染　包括无机夹杂物和有毒种子的污染。泥土、沙石和金属是粮豆中的主要无机夹杂物，可来自田园、晒场、农具和加工机械，影响粮豆的感官性状，且可能损伤牙齿和胃肠道组织。此外，粮豆在农田生长期和收割时，可混杂入如麦角、毒麦、麦仙翁子等有毒植物种子。

2. 粮豆类的卫生管理

(1) 入库前的质量检查 加强粮豆选种、田间管理和收获后的清理，有效去除有毒植物种子和无机物；选择籽粒饱满、成熟度高、外壳完整、晒干扬净的粮豆入库。

(2) 仓库的卫生要求 仓库应干净、坚固、不漏、不潮；尽量降低粮豆贮藏的温度和湿度并保持稳定。加强粮豆的质量检查，定期抽查粮豆的温度和水分，发现问题及时解决。

(3) 运输、包装和销售的卫生要求 配备清洁卫生的专用运输工具，必须彻底清洗运装过有毒物或有异味的车船。粮豆必须使用符合卫生要求的、印有“食品包装用”字样的专用包装；销售单位应加强对成品粮的卫生管理，禁止不符合卫生标准的粮豆加工和销售。

(二) 果蔬类主要卫生问题及卫生管理

1. 果蔬类主要卫生问题

(1) 微生物和寄生虫卵的污染 蔬菜栽培，利用人畜的粪、尿作肥料，可被肠道致病菌和寄生虫卵污染。在收获、运输和销售过程中卫生管理不当，可被肠道致病菌和寄生虫卵污染，一般表皮破损严重的水果大肠杆菌检出率高，与肠道传染病的传播有密切关系。

(2) 工业废水和生活污水的污染 用生活污水灌溉菜田可增加肥源和水源，提高蔬菜产量，并使污水在灌溉中得到净化，减少对水体的污染。但未经无害化处理的工业废水和生活污水，可使蔬菜受到其中有害物质的污染。

(3) 农药的污染 使用过农药的蔬菜和水果在收获后，常会有一定量农药残留，将对人体产生一定危害。尤其是为了追求产量施用和滥用农药，造成果蔬上市时农药残留严重超标，极易引起中毒。

(4) 腐败变质问题 果蔬类含有大量水分，水分中又溶有大量营养物质，适宜于细菌、霉菌等微生物生长。大多数果蔬组织脆弱，轻微机械作用就可导致损伤，发生组织溃破及微生物性腐烂；采收后，生命活动仍旺盛，表现为产热、产水，储藏条件稍有不适，极易腐败变质。

(5) 硝酸盐和亚硝酸盐的问题 在正常生长情况下，果蔬中硝酸盐与亚硝酸盐的含量是很少的，但在生长时干旱、收获后不恰当的环境下存放或腌制时，以及土壤长期施用氮肥，果蔬中硝酸盐与亚硝酸盐的量会有所增加，因而对人体产生不利影响。

2. 果蔬类的卫生管理

(1) 果蔬类的清洗和消毒 为安全食用蔬菜、水果，既要杀灭肠道致病菌和寄生虫卵，又要保护营养素。消毒时要将蔬菜水果预先洗净，否则影响效果；必须考虑对人安全无害，效果可靠，使用方便，价格低廉。药物消毒有：用漂白粉溶液浸泡；用5%乳酸浸泡5 min，但乳酸价格昂贵，不易推广；用0.3%氯亚明溶液浸泡5～7 min，效果虽好，但价格也很贵；用高锰酸钾溶液浸泡，应用比较普遍，但效果不好，而且浸泡后需要用清水冲洗。

(2) 果蔬类贮藏的卫生要求　为避免蔬菜水果腐败和亚硝酸盐含量过多，新鲜的蔬菜水果最好不要长期保藏。采收后及时食用，不但营养价值高，而且新鲜、适口。如要储藏，应剔除有外伤的蔬菜水果，保持其外形完整，在0℃左右低温保藏，有利于控制其生命活力和防止腐败变质。

二、动物性食品卫生问题及卫生管理

(一) 畜禽肉主要卫生问题及卫生管理

1. 畜禽肉主要卫生问题

(1) 腐败变质　肉类在加工和保藏过程中，如果卫生管理不当，往往会发生腐败变质。病畜肉和过度疲劳的畜肉pH值较高(6.8～7.0)，且在宰杀前即有细菌侵入，这种肉品不具备杀菌能力。由于细菌的生长繁殖，可使肉类食品成分迅速分解而变质。已经腐败变质的肉类食品不能再食用。

(2) 人畜共患传染病　对人有传染性的牲畜疾病，称为人畜共患传染病。如炭疽、布氏杆菌病和口蹄疫等。有些牲畜疾病如猪瘟、猪出血性败血症，虽然不感染人，但牲畜患病以后，可以继发沙门菌感染，同样可以引起人的食物中毒。

(3) 死畜肉　死畜肉可来自病死、中毒或外伤死亡牲畜。如为一般疾病或外伤死亡，又未发生腐败变质，内脏废弃并经高温处理后可食用；如为人畜共患疾病，则不得任意食用。死因不明的畜肉，一律不准食用。

(4) 药物残留　动物用药包括抗生素、抗寄生虫药、激素及生长促进剂。畜禽的治疗一般用药量大、时间短，而饲料中的添加用药量虽少，但持续时间长。两者都可能在畜禽肉类中残留，或致中毒，或使病菌耐药性增强，危害人体健康。

(5) 使用违禁饲料添加剂　有人往老牛身上注射番木瓜酶促进肌纤维软化，冒充小牛肉卖高价；给圈养的鸡饲以砷饲料，宰杀后鸡皮发黄冒充散放鸡卖高价；近年来还有人给畜禽肉注射脏水以加重等。

2. 畜禽肉的卫生管理

(1) 牲畜饲养管理　做好牲畜饲养环境卫生工作，合理使用兽药，遵守休药期的规定，严禁使用非法药物。

（2）屠宰卫生管理　待宰牲畜必须健康良好，来自非疫区，并有产地兽医卫生检验合格证。屠宰加工应注意卫生操作，避免可食用组织被来自体表、鬃毛、消化道、加工用具及烫池水中的微生物污染。

（3）销售管理　加强市场管理，防止死畜禽肉进入市场。畜肉须有兽医卫生检验合格印戳才能允许销售。肉类销售应做好防尘、防蝇和保鲜，刀和砧板要专用，当天未销售完的要冷藏保存。

（二）水产品主要卫生问题及卫生管理

1. 水产品主要卫生问题

（1）腐败变质　水产品因含水分较多，酶活性较强，易被各种微生物污染。活鱼的肉一般是无菌的，但鱼的体表、鳃及肠道中都有一定量的细菌。当鱼死并开始腐败时，体表黏液蛋白被细菌酶分解，呈现浑浊，并有臭味；由于表皮结缔组织被分解，致使鱼鳞易于脱落；眼球周围组织被分解，使眼球下陷，浑浊无光。在细菌作用下鳃会由鲜红变成暗褐色并有臭味。因肠内细菌大量繁殖产气，使腹部膨胀，肛门膨出，放在水中时鱼体会上浮。腐败变质的鱼有大量细菌繁殖，并有大量蛋白质分解产物，对健康有害，不得食用。

（2）寄生虫病　食用被寄生虫感染的水产品会引起寄生虫病。我国主要有华支睾吸虫（肝吸虫）及卫氏并殖吸虫（肺吸虫）两种。预防华支睾吸虫应采取不吃鱼生粥等综合措施。预防卫氏并殖吸虫病最好的方法是加强宣传，不吃生蟹、生泥螺、石蟹或喇蛄，要彻底煮熟方可食用。

（3）食物中毒　水产品的种类很多，有的本身有毒性，进食后会引起中毒，甚至死亡，如河豚鱼、鲐鱼、旗鱼和有毒贝类等。

（4）工业废水污染　工业废水中的有害物质未经处理排入江河、湖泊，污染水体进而污染水产品，食用后可引起中毒。选购时尽量避免来自严重污染地区的产品。

2. 水产品的卫生管理

（1）运输销售的卫生要求　捕捞船和运输水产品的工具应冲洗干净，减少污染；配备有冷藏设施的运输工具装运水产品；运输销售过程中，应避免污水和化学毒性物的污染，凡接触水产品的设备、用具应用无毒无害的材料制成。

（2）贮藏要求　水产品主要通过低温处理、盐腌等方法抑制固有酶的作用和微生物的繁殖，延缓自溶和腐败。

（3）销售管理　加强市场管理，凡因化学物质中毒致死的水产品均不得入市销售。

(三) 蛋类主要卫生问题及卫生管理

1. 蛋类主要卫生问题

(1) 微生物污染　蛋类的微生物污染产前产后都会发生。

① 产前污染：因禽类易患病，病原菌如沙门氏菌通过血液循环侵入卵巢和输卵管，导致蛋黄在卵巢内形成过程中污染。在蛋黄中常见的致病菌是沙门菌，如鸡白痢沙门菌、鸡伤寒沙门菌等。鸡、鸭、鹅都易受到病菌感染，特别是鸭、鹅等水禽的感染率更高，一般不允许用水禽蛋作为糕点原料。水禽蛋必须煮沸10 min以上方可食用。

② 产后污染：微生物的污染可使禽蛋发生变质、腐败。蛋类在生产、收集、贮藏和运输等环节中，易受禽类自身、产蛋场所、人手和储放容器中的微生物污染。附着在蛋壳上的微生物可从蛋壳上的气孔进入蛋体。

(2) 化学性污染　鲜蛋的化学性污染物主要是汞。汞可由空气、水和饲料等摄入禽体内，致使所产的蛋中含汞。此外，农药、激素、抗生素以及其他化学污染物均可通过禽饲料及饮水进入母禽体内，残留于所产的蛋中。

(3) 其他卫生问题　鲜蛋是一种有生命的物质，不停地通过气孔呼吸，因此它具有吸收异味的性质。如果在收购、运输、储存过程中与农药、化肥、煤油等化学物品以及蒜、葱、鱼、香烟等有异味或腐烂变质的动植物放在一起，就会使鲜蛋产生异味而影响食用。此外，不法商家在饲料中加入化工染料苏丹红生产的红心蛋，食用后对人体产生重大伤害。

2. 蛋类的卫生管理

加强禽类饲养条件的卫生管理，保障禽体和产蛋场所的卫生；注意蛋的贮运和销售卫生。鲜蛋应贮存在温度为1～5℃、相对湿度为87%～97%的环境中。若无冷藏条件，鲜蛋可保存在米糠、稻谷或木屑中以延长保存期。质量好的鲜蛋，灯光透视时，整个蛋呈橘黄色至橙红色，打开后蛋黄凸起、完整、有韧性，蛋白澄清、透明，稀稠分明，无异味。

(四) 奶及奶制品主要卫生问题及卫生管理

1. 奶及奶制品主要卫生问题

(1) 微生物污染　奶的微生物主要来源于乳房、空气和水，刚挤出的奶中存在的微生物可能有细球菌、八联球菌、荧光杆菌、酵母菌和霉菌。如果卫生条件不好，还会有枯草杆菌、链球菌、大肠杆菌、产气杆菌等。刚挤的奶中会含有溶菌酶，有助于抑菌，因此，刚挤出的奶中微生物的数量不是逐渐增多，而是逐渐减少。生奶的抑菌作用保持时间与细菌数量和放置温度有关，若奶中细菌数量少，放置环境温度低，抑菌作用时间就长，反之就短。一般生奶的抑菌在0℃可保持48 h，因此，奶挤出以后应及时冷却，否则微生物就会大量繁殖，以致使奶腐败变质。

此外，致病菌会污染奶。按致病菌的来源可分为两大类。一是挤奶前的感染，主要是动物本身的致病菌，通过乳腺进入奶中。二是挤奶后的污染，包括挤奶时和奶挤出后至食用前的各个环节里可能受到的污染。

(2) 化学性污染　主要是奶及奶制品的有毒有害物质残留，如病牛用抗生素、饲料中霉菌的有毒代谢产物、残留农药及重金属和放射。

(3) 掺伪　在牛奶中除掺水以外，还有许多其他掺入物，如掺入米汤、豆浆和防腐剂等，也有少数人掺入青霉素等抗生素。更严重的是加入化学物质三聚氰胺，对人体产生严重伤害。

2. 奶及奶制品的卫生管理

(1) 消毒奶　消毒牛奶的卫生质量应达到《食品安全国家标准：巴氏杀菌乳》的要求。

① 感官指标：色泽为均匀一致的乳白色或微黄色，具有乳固有的滋味和气味，无异味，无沉淀，无凝块，无黏稠的均匀液体。

② 理化指标：脂肪≥3.1%，蛋白质≥2.9%，非脂固体≥8.1%，杂质度≤2 mg/kg，酸度(°T)≤18.0。不得检出致病菌。

(2) 奶制品　奶制品包括炼乳、奶粉、酸奶、复合奶、奶酪和含奶饮料等。各种奶制品均应符合相应的卫生标准。如在乳和乳制品管理办法中规定，在乳汁中不得掺水和加入其他任何物质；乳制品使用的添加剂应符合《食品添加剂使用卫生标准》，用作酸奶的菌种应纯良、无害；乳制品包装必须严密完整，乳品商标必须与内容相符，必须注明显名、厂名、生产日期、批量、保存期限及食用方法。

知识巩固和检测

一、判断题

1. 食品的污染可分成生物性污染、化学性污染和物理性污染三大类。（　）

2. 食品的生物性污染指的是微生物污染。（　）

3. 化学性污染主要包括来自生产、生活和环境中的污染物，食品容器、包装材料、运输工具等接触食品时溶入食品中的有害物质，滥用食品添加剂，在食品

加工、贮存过程中产生的物质及掺假、制假过程中加入的物质。　(　　)

4. 控制食品腐败变质的最佳方法是高温。　(　　)

5. 霉菌产毒的条件主要包括基质、水分、湿度、温度以及空气流通情况。(　　)

6. 黄曲霉毒素的基本结构是都有二呋喃环和香豆素，在紫外线照射下都发出荧光。　(　　)

7. 黄曲霉毒素属于肾脏毒。　(　　)

8. 易于被黄曲霉毒素污染的食品有鲜肉、禽蛋。　(　　)

9. 动物实验表明，黄曲霉毒素中毒的靶器官为肝脏。　(　　)

10. 物理性污染物可分为两类，分别是 T－2 毒素和雪腐镰刀菌烯醇。　(　　)

11. 玉米赤霉烯酮可表现出生殖系统毒性作用。该毒素主要污染玉米，其次是小麦、大麦、大米等粮食作物。　(　　)

12. 在食品腐败变质过程中，起重要作用的是细菌、酵母和霉菌，尤其是细菌更占优势。　(　　)

13. 脂肪分解的早期主要是脂肪的过氧化值上升，其后由于形成各种脂酸而使酸价升高。　(　　)

14. 常见的食品保藏方法有化学保藏、低温保藏、高温保藏和辐照保藏。(　　)

15. 奶的消毒方法有巴氏消毒法、超高温消毒法、煮沸消毒法和蒸气消毒法。　(　　)

16. 食品冷藏过程的原则是急速冷冻和缓慢溶解。　(　　)

17. 食品高温灭菌有巴氏杀菌法、高温杀菌法、超高温杀菌法和微波加热法。　(　　)

18. 在食品中常见细菌包括致病性细菌、相对致病性细菌和非致病性细菌。　(　　)

19. 多环芳烃 PAH 化合物是一类具有较强致癌作用的食品化学污染物，其中苯并(α)芘系多环芳烃的典型代表。　(　　)

20. 一般保存蔬菜、水果的适宜温度是 25℃左右。　(　　)

21. 刚挤出的乳汁中含有的乳素具有滋养细菌生长的作用。　(　　)

22. 食用油脂通常包括以油料作物制取的植物油及经过炼制的动物脂肪。　(　　)

23. 植物油的提取方法通常采用压榨法、溶剂萃取法或浸出法或两者相结合的方法。　(　　)

24. 粮谷含水分的高低与储藏时间的长短和加工密切相关，粮谷的安全水分为 12%～14%。　(　　)

二、单项选择题

1. 引起食品腐败变质的主要原因是(　　)。

A. 水分　　B. 微生物　　C. 氧　　D. 紫外线

2. 防止油脂酸败不可采取的措施是(　　)。

A. 采用密封不透光的容器　　B. 控制油脂水分含量

C. 低温储存　　D. 加入防腐剂

3. 食用油脂中可能存在的有害物质不包括(　　)。

A. 多环芳烃　　B. 高温加热形成的多聚体

C. 杂醇油　　D. 黄曲霉毒素

4. 夏、秋季海产品鱼、虾中检出率较高的致病菌是(　　)。

A. 沙门菌属　　B. 肉毒梭菌　　C. 副溶血性弧菌　　D. 葡萄球菌

5. 传统工艺制作的皮蛋中,易超标的污染物是(　　)。

A. 铅　　B. 沙门菌　　C. 镉　　D. 葡萄球菌

6. 交叉污染是引起细菌性食物中毒的常见原因,通常是指(　　)。

A. 食品从业人员带菌,造成食品的污染

B. 生熟食品及加工用具、容器未严格分开,造成熟食污染

C. 屠宰过程中造成的肉类食品污染

D. 餐具未严格消毒造成的食品污染

7. 食品中可能出现的有害因素主要包括(　　)。

A. 生物性污染、化学性污染、物理性污染

B. 有机物污染、化学性污染、物理性污染

C. 无机物污染、化学性污染、物理性污染

D. 放射性污染、生物性污染、环境污染

8. 水俣病是由于长期摄入被(　　)污染的食品引起的中毒。

A. 金属汞　　B. 砷　　C. 铅　　D. 甲基汞

9. 骨痛病是由于环境(　　)污染通过食物链而引起的人体慢性中毒。

A. Hg　　B. Cd　　C. Pb　　D. As

10. 巴氏消毒法是将奶加热到(　　)。

A. 135℃,保持 60 min　　B. 85℃,保持 60 min

C. 69℃,保持 30 min　　D. 煮沸,15 min

11. 黄曲霉毒素的特性(　　)。

A. 在紫外线照射下产生荧光

B. 黄曲霉毒素不耐热

C. 在低温下发生裂解，其毒性被破坏

D. 在酸性条件下，黄曲霉毒素被破坏

12. 美拉德反应会产生大量杂环物质，这些杂环物质主要是易致癌的(　　)。

A. 杂环胺类　B. 亚硝酸盐　C. 苯环　D. 亚硝胺

13. 黄曲霉毒素中毒的主要靶器官是(　　)。

A. 肾脏　B. 神经系统　C. 卵巢　D. 肝脏

14. 我国规定(　　)中不得检出黄曲霉毒素 B1。

A. 玉米　B. 大米

C. 花生　D. 婴儿代乳食品

15. 黄曲霉毒素毒性属于(　　)。

A. 剧毒　B. 低毒　C. 中等毒　D. 条件有毒

16. 黄曲霉毒素急性毒性最敏感的动物是(　　)。

A. 豚鼠　B. 大白鼠　C. 鸭雏　D. 猫

17. 食物中黄曲霉毒素污染严重的地区居民中(　　)。

A. 乳腺癌高发　B. 食管癌高发　C. 肝癌高发

D. 结肠癌高发　E. 肺癌高发

18. 食品中的砷有无机砷和有机砷两类。一般情况下(　　)。

A. 三价砷的毒性大于五价砷　B. 三价砷的毒性小于五价砷

C. 三价砷的毒性等于五价砷　D. 无机砷没有毒性

19. 黄曲霉毒素可由(　　)产生。

A. 褚曲霉　B. 烟曲霉　C. 寄生曲霉　D. 青霉

20. (　　)黄曲霉毒素污染最为严重。

A. 大米和麦子　B. 玉米和花生

C. 动物食品　D. 果蔬类

21. 预防黄曲霉毒素污染(　　)措施最为重要。

A. 通风　B. 低温　C. 干燥　D. 防霉

22. 200 吨花生油被黄曲霉毒素污染后，去毒的首选措施为(　　)。

A. 消毁　B. 白陶土吸附　C. 加碱去毒　D. 加酸

23. 黄曲霉毒素的特点是(　　)。

A. 在强碱中分解　B. 在中性溶液中稳定　C. 易溶于油中

D. 耐高热　E. 以上都是

24. 体内合成亚硝基化合物的主要部位是(　　)。

A. 肝脏　　B. 小肠　　C. 肾脏　　D. 胃

25. 霉菌毒素与细菌毒素不同，它不是复杂的蛋白质分子，不会产生抗体。在(　　)多数霉菌产毒能力减弱或消失。

A. 30℃以上　　B. 0℃以下

C. 30℃以上　　D. 0℃以下和30℃以上

三、多项选择题

1. 食品腐败变质的鉴定指标有(　　)。

A. 感官指标　　B. 物理指标　　C. 化学指标

D. 微生物指标　　E. 放射性指标

2. 可作为肉类食品腐败变质的化学指标为(　　)。

A. 挥发性碱基总氮　　B. 皂化价

C. K值　　D. 过氧化值

3. 食品污染包括(　　)3类。

A. 生物性污染　　B. 微生物污染　　C. 化学性污染　　D. 物理性污染

4. 食品中苯并(α)芘污染的来源是(　　)。

A. 油墨污染　　B. 熏烤食品污染

C. 石蜡油污染　　D. 沥青污染

5. 食品污染指标中关于大肠菌群的叙述，正确的是(　　)。

A. 肠道致病菌污染食品的指示菌

B. 来自人和温血动物的肠道

C. 以单位重量或容积中最近似数来表示

D. 属于肠杆菌科

E. 食品受到粪便污染的标志

6. 蔬菜水果的主要卫生问题是(　　)。

A. 微生物的污染　　B. 寄生虫的污染　　C. 工业废水的污染

D. 农药残留的污染　　E. 人畜粪便的污染

7. 鲜蛋应在(　　)条件下储藏。

A. 1～5℃　　B. 4～10℃　　C. 相对湿度87%～97%

D. 相对湿度85%～90%　　E. 10～15℃

8. 油脂酸败常用的卫生学指标有(　　)。

A. 酸价　　B. 农药　　C. 过氧化值　　D. 羰基价

9. 属于人畜共患传染病的是(　　)。

A. 囊虫病　B. 炭疽　C. 布氏杆菌病
D. 旋毛虫病　E. 口蹄疫

10. 鱼发生腐败变质的特点为(　　)。
A. 鱼鳞脱落　B. 眼球下陷　C. 工业废水的污染
D. 有臭味　E. 腹部膨胀

11. 粮豆类食品的主要卫生问题是(　　)。
A. 霉菌和霉菌毒素的污染　B. 农药残留的污染
C. 污水灌溉　D. 仓储虫害的污染

12. 粮豆类食品的主要卫生问题是(　　)。
A. 环境温度增大　B. 温度增高　C. 粮豆颗粒不完整
D. 温度低　E. 以上都是

13. 防腐剂乳酸链球菌素的优点是(　　)。
A. 不会出现对抗生素的抗药性　B. 不会引起肠道菌群紊乱
C. 对热敏感　D. 对其他抗生素不产生交叉抗性
E. 能在人的消化道内被蛋白水解酶水解

14. 下列属于食物中毒范畴的是(　　)。
A. 暴饮暴食性胃肠炎　B. 甲型肝炎　C. 肉毒中毒
D. 伤寒　E. 醉谷病

15. 发病主要在夏秋季的食物中毒为(　　)。
A. 沙门菌食物中毒　B. 河豚鱼食物中毒
C. 葡萄球菌肠毒素中毒　D. 肉毒梭菌毒素中毒

16. 食品腐败变质的控制措施主要有(　　)。
A. 高温灭菌　B. 低温冷藏　C. 提高氢离子浓度
D. 巴氏消毒　E. 脱水与干燥

17. 蔬菜水果在正常情况下,硝酸盐和亚硝酸盐的含量都是很低的,如果其含量升高是因为(　　)。
A. 生长时碰到干旱
B. 收获后,在不恰当的环境中储存
C. 蔬菜进行腌制
D. 微生物污染

18. 我国禁止使用有机氯农药的原因是其(　　)。
A. 半衰期长　B. 蓄积性强　C. 稳定性强
D. 脂溶性强　E. 致癌作用

19. 包装材料的主要卫生问题为(　　)。
A. 聚合物单体　B. 降解产物的毒性　C. 添加助剂的使用
D. 有毒重金属　E. 以上都不是

20. 烧烤后肉食品会导致其(　　)。
A. 维生素增加　B. 杀灭所有的微生物　C. 多环芳烃增加
D. 杂环胺增加　E. 亚硝胺增加

第五章

食物中毒及其预防和管理

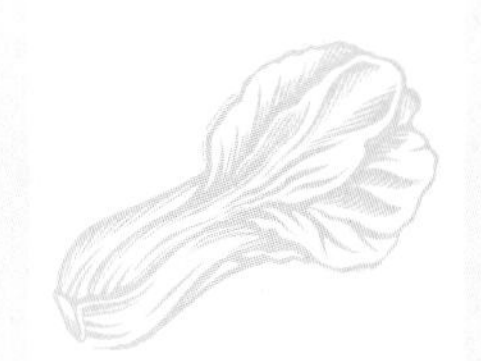

知识内容范围	学习要点		重要程度
食物中毒的表现和预防措施	食物中毒概述	食物中毒的概念及分类	熟悉
		食物中毒的特点	了解
	细菌性食物中毒	沙门菌食物中毒	熟悉
		葡萄球菌食物中毒	掌握
	有毒动植物中毒	河豚鱼中毒	熟悉
		鱼类引起的组胺中毒	掌握
		毒蕈中毒	掌握
		含氰甙类植物中毒	了解
		其他有毒动植物食物中毒	了解
	化学性食物中毒	亚硝酸盐中毒	掌握
		有机磷中毒	了解
		砷化物中毒	熟悉
		甲醇中毒	了解
	真菌毒素和霉变食物中毒	赤霉病麦中毒	熟悉
		霉变甘蔗中毒	熟悉
食物中毒的抢救与调查处理	食物中毒的抢救	排除未被吸收的毒物	熟悉
		阻滞毒物的吸收和保护胃肠黏膜	了解
		促进毒物排泄	熟悉
	食物中毒的调查处理	食物中毒的调查步骤	熟悉
		食物中毒的处理	了解

民以食为天，食以安为先。

了解食品安全知识，才能吃得放心。排除有毒食物对人体的危害，选择安全的食品是把住“病从口入”的第一关。

第一节 食物中毒表现和预防措施

一、食物中毒概述

(一) 食物中毒概念和分类

1. 食物中毒概念

食物中毒指摄入了含有生物性或化学性有毒有害物质的食物，或把有毒有害物质当作食物摄入后出现的非传染性疾病。食物中毒既不包括因暴饮暴食而引起的急性胃肠炎、寄生虫病以及经饮食肠道传染的疾病，也不包括因一次大量或长期少量多次摄入某些有毒、有害物质而引起的以慢性毒害为主要特征的疾病。

2. 食物中毒的分类

根据引起食物中毒的病原物质，可将食物中毒分为4类。

(1) 细菌性食物中毒　细菌性食物中毒是指由于食用了含有大量细菌或细菌毒素的食物而引起的中毒，如沙门菌、金色葡萄球菌污染食物引起的中毒。

(2) 有毒动植物中毒　有毒动植物中毒是指误食有毒动植物或摄入因加工、烹调不当未能除去有毒成分的动植物食物而引起的中毒，如河豚鱼、有毒贝类等引起的中毒；有毒植物中毒，如毒蕈、含氰苷果仁、木薯、四季豆等中毒。

(3) 化学性食物中毒　化学性食物中毒是指误食有毒化学物质或食入被其污染的食物而引起的中毒，如农药中毒、亚硝酸盐中毒等。

(4) 真菌毒素和霉变食品中毒　真菌毒素和霉变食品中毒是指食用被产毒真菌及其毒素污染的食物而引起的急性疾病，如赤霉病麦、霉甘蔗等。

(二) 食物中毒的特点

食物中毒发生的原因各不相同,但发病具有下述共同特点。

(1) 症状相似　由于致病物质的种类、毒性及作用机制不同,因此中毒的临床表现也各不相同,但食入同种食物而中毒的病人,其症状极其相似。多数中毒病人常常表现出恶心、呕吐、腹痛、腹泻等消化道症状。

(2) 有共同的致病食物,发病范围具有局限性　发病与食物有关,患者在近期内都食用过同样的食物,发病范围局限在食用该有毒食物的人群中。没有进食该种有毒食物的人,即使同桌就餐或同室居住也不发病,停止食用该种有毒食物后,发病很快停止。

(3) 潜伏期较短,发病急,病程短,具有暴发性　食用有毒食物后,因其摄食数量较大,很多人在短时间内同时或相继发病症状十分明显,并很快使发病人数达到高峰,继而逐渐消失。潜伏期一般在24或48 h以内,但整个病程一般不超过一周。

(4) 没有人与人之间的直接传染　食物中毒的治疗不需要采取人隔离措施,停止食用有毒食物或污染源被清除后,不再出现新患者。

二、细菌性食物中毒

细菌性食物中毒可分为感染型和毒素型两类。由活菌引起的食物中毒称感染型,由菌体产生的毒素引起的食物中毒称毒素型。有的食物中毒既是感染型,又是毒素型。

细菌性食物中毒是食物中毒中最常见的一类。细菌性食物中毒全年皆可发生,但在夏秋季节发生较多,引起细菌性食物中毒的食物主要为动物性食品,如肉、鱼、奶、蛋类及其制品。

1. 沙门菌食物中毒

沙门菌属种类繁多,引起食物中毒的主要有鼠伤寒沙门菌、猪霍乱沙门菌、肠炎沙门菌等。沙门菌进入肠道后大量繁殖,除使肠黏膜发炎外,大量活菌释放的内毒素引起机体中毒。

(1) 发病特点　中毒全年都可发生,多见于夏秋两季,主要在5～10月,7～9月最多;中毒食品以动物性食品为多见。主要是肉类,如病死牲畜肉、冷荤、熟肉等,也可由鱼、禽、奶、蛋类食品引起;中毒原因主要是由加工食品用具、容器或食品存储场所生熟不分、交叉污染,食前未加热处理或加热不彻底引起。

(2) 中毒表现　沙门菌食物中毒临床上有5种类型,即胃肠炎型、类霍乱型、类伤寒型、类感冒型和败血症型。其共同特点是，潜伏期一般为 12～36 h，短者 6 h，长者 48～72 h，大部集中在 48 h；中毒初期表现为头痛、恶心、食欲不振，以后出现呕吐、腹泻、腹痛、发热，重者可引起痉挛、脱水、休克等；腹泻一日数次至十余次，或数十次不等，主要为水样便，少数带有黏液或血。

（3）预防措施　控制感染沙门菌的病畜肉类流入市场；不食用病死牲畜肉，加工冷荤熟肉一定要生熟分开；高温杀灭细菌，即烹调时肉块不宜过大，肉块深部温度须达到 80℃以上，持续 12 min，禽蛋煮沸 8 min 以上等。

2. 葡萄球菌食物中毒

葡萄球菌在空气、土壤、水、粪便、污水及食物中广泛存在，主要来源是动物及人的鼻腔、咽喉、皮肤、头发及化脓性病灶。引起食物中毒的主要是能产生肠毒素的葡萄球菌，其中以金黄色葡萄球菌致病力最强，此菌耐热性不强，最适生长温度为 37℃，最适 pH 值为 7.4。食物中的肠毒素耐热性强，一般烹调温度不能将其破坏，218～248℃油温下经 30 min 或 100℃下 2 h 才能被破坏。

（1）发病特点　中毒多发生在夏秋季节，其他季节亦可发生；中毒食品主要为乳类及其制品、蛋及蛋制品、各类熟肉制品，其次为含有乳制品的冷冻食品；中毒原因主要是被葡萄球菌污染后的食品在较高温度下保存时间过长，如在 25～30℃环境中放置 5～10 h，就能产生足以引起食物中毒的葡萄球菌肠毒素。

（2）中毒表现　起病急，潜伏期短，一般在 2～3 h，多在 4 h 内，最短 1 h，最长不超过 10 h。

中毒表现为典型的胃肠道症状，恶心，剧烈而频繁地呕吐（严重者可呈喷射状，吐物中常有胆汁、黏液和血）、腹痛、腹泻（水样便）等。病程较短，一般在 1～2 天内痊愈，很少死亡。年龄越小对本菌肠毒素越敏感，因此儿童发病较多，病情较成人严重。

（3）预防措施　防止带菌人群对各种食物的污染，食品加工人员、饮食从业人员、保育员应定期健康检查，患局部化脓性感染、上呼吸道感染者，应暂时调换其工作；在低温、通风良好条件下储存食物不仅是防止葡萄球菌生长繁殖，亦是防止毒素形成的重要条件，如剩饭在常温下存放应置于阴凉通风的地方，其放置时间亦不应超过 2 h，食前还应彻底加热。

三、有毒动植物中毒

1. 河豚鱼中毒

河豚鱼中毒是指食用了含有河豚毒素的鱼类引起的食物中毒。在我国主要发生在沿海地区及长江、珠江等河流入海口处。

(1) 毒性物质 河豚鱼的有毒成分为河豚毒素，是一种神经毒。毒素对热稳定，220℃以上才可被分解。河豚鱼的卵巢和肝脏毒性最强，其次为肾脏、血液、眼睛、鳃和皮肤。鱼死较久后，河豚毒素可渗入肌肉，使本来无毒的肌肉也含毒。河豚的毒素常随季节变化而有差异，每年2～5月为生殖产卵期，毒性最强。6～7月产卵后，卵巢萎缩，毒性减弱，故河豚鱼中毒多发生于春季。

(2) 中毒表现 发病急，潜伏期0.5～3 h，一般10～45 min。先感觉手指、口唇、舌尖麻木或有刺痛感，然后出现恶心、呕吐、腹痛、腹泻等胃肠道症状，并有四肢无力、口唇、舌尖及肢端麻痹，进而四肢肌肉麻痹，以致身体摇摆、行走困难，甚至全身麻痹成瘫痪状。重者眼球运动迟缓，瞳孔散大，对光反射消失，随之言语不清、紫绀，血压和体温下降，呼吸先迟缓、浅表，继而呼吸困难，最后呼吸衰竭导致死亡。

(3) 预防措施 捕捞时必须将河豚鱼剔除。水产部门必须严格执行《水产品卫生管理办法》，严禁出售鲜河豚鱼。加工干制品必须严格按规定操作程序操作。加强宣传教育，宣传河豚鱼的毒性及危害，不擅自加工和进食河豚鱼。

2. 鱼类引起的组胺中毒

引起中毒的鱼大多是含组胺高的鱼类，主要是海产鱼中的青皮红肉鱼类，如金枪鱼、秋刀鱼、沙丁鱼、金线鱼、鲐鱼等。当鱼不新鲜或腐败时，鱼体中游离组氨酸经脱羧酶作用产生组胺。当组胺积蓄至一定量时，食后便可引起中毒。

(1) 中毒表现 潜伏期一般为0.5～1 h，最短可为5 min，最长达4 h。中毒特点是发病快、症状轻、恢复迅速，发病率可达50%左右，偶有死亡病例报道。以局部或全身毛细血管扩张、通透性增强、支气管收缩为主，主要症状有脸红、头晕、头痛、心慌、脉快、胸闷和呼吸促迫等，部分病人出现眼结膜充血、瞳孔散大、视物模糊、脸发胀、唇水肿、口和舌及四肢发麻、恶心、呕吐、腹痛、荨麻疹、全身潮红、血压下降等。

(2) 预防措施 不吃腐败变质的鱼，特别是青皮红肉的鱼类。保持较高的鲜度，如发现鱼眼变红、色泽不新鲜、鱼体无弹力时，则不应选购，亦不得食用。购后应及时烹调或盐腌。

3. 毒蕈中毒

蕈类又称蘑菇，毒蕈就是毒蘑菇。毒蕈的有毒成分十分复杂，一种毒蕈可能含有几种毒素，而一种毒素又可存在于数种毒蕈之中。可致人死亡的至少有10种，主要是褐鳞小伞、白毒伞、残托斑毒伞、毒粉褶蕈、鹿花蕈等。由于生长条件的差异，不同地区发现的毒蕈种类、大小、形态不同，所含毒素亦不一样。

（1）中毒表现　毒蕈中毒因毒蕈种类与有毒成分不同，临床表现也不同。目前，按临床表现分为 5 种类型。

① 胃肠炎型。引起此型中毒的毒蕈多见于红菇属、乳菇属、粉褶蕈属、黑伞蕈属、自菇属和牛肝蕈属中的一些毒蕈，国内多见

有毒物质可能为类树脂、甲醛类的化合物，对胃肠道有刺激作用。潜伏期一般为 0.5～6 h，多在食后 2 h 左右发病，最短仅 10 min。主要症状为剧烈恶心、呕吐，阵发性腹痛或绞痛，以上腹部和脐部为主剧烈腹泻，水样便，每日可多达 10 余次，不发热。病程较短，经适当对症处理可迅速恢复，一般病程 2～3 天，愈后良好，死亡率低。

② 神经精神型。引起该型中毒的毒蕈种约有 30 种，所含毒性成分多种多样，多为混合并存，临床表现复杂多变。潜伏期一般为 0.5～4 h，最短仅 10 min。以精神兴奋、精神抑制、精神错乱、矮小幻觉或以上表现交互出现为特点。病人有幻觉、狂笑、手舞足蹈、行动不稳、共济失调，形似醉汉，可出现小人国幻觉症，闭眼时幻觉更明显，也可有迫害妄想，类似精神分裂症。

③ 溶血型。引起该型中毒的多为鹿花蕈（又为马鞍蕈）、褐鹿花蕈、赭鹿花蕈等。潜伏期 6～12 h，最长可达 2 天，初始表现为恶心、呕吐，腹泻等胃肠道症状，发病 3～4 天后出现溶血性黄疸、肝脾肿大、肝区疼痛，少数病人出现血红蛋白尿。严重者出现心律不齐、谵妄、抽搐或昏迷。也可引起急性肾功能衰竭，导致愈后不良。给予肾上腺皮质激素治疗可很快控制病情。

④ 脏器损害型。此型中毒最为严重，病情凶险，如不及时抢救，死亡率极高。毒素为剧毒，主要有毒成分为毒肽类和毒伞肽类，存在于毒伞属（如毒伞、白毒伞、鳞柄白毒伞）、褐鳞小伞蕈及秋生盔孢伞蕈。病情发展可分为 5 期。但有时分期并不明显。

潜伏期：一般 10～24 min，最短可为 6～7 min。

胃肠炎期：恶心、呕吐、脐周腹痛、水样便腹泻，数次至 10 余次，甚至更多，一般无脓血，无里急后重感，多在持续 1～2 天后逐渐缓解。部分严重病人继胃肠炎后病情迅速恶化，出现休克、昏迷、抽搐、全身广泛出血，呼吸衰竭，在短时间内死亡。

假愈期：病人症状暂时缓解或消失，持续 1～2 天。有的病人入院后自动要求出院或医生劝其出院。正是此期毒素由肠道吸收。通过血液进入脏器与靶细胞结合，逐渐侵害实质脏器，肝损害已开始，轻度中毒病人肝损害不严重，可由此期进入恢复期。

脏器损害期：病人突然出现肝、肾、心、脑等脏器损害。以肝、肾损害为最重。出现肝脏肿大、黄疸、肝功能异常，甚至发生急性肝坏死、肝昏迷。也可出现弥漫性血管内凝血，表现有呕吐、咯血、鼻出血、皮下和黏膜下出血。肾脏受损，尿中出现蛋白质、管型、红细胞。个别病人出现少尿、闭尿或血尿，甚至尿毒症、肾功能衰竭。此期还可出现内出血和血压下降。烦躁不安、淡漠、嗜睡，甚至惊厥、昏迷、死亡。

恢复期：经积极治疗，一般在 2～3 周后进入恢复期，中毒症状消失、肝功能指标好转，也有的病人 6 周以后方可痊愈。

⑤ 日光性皮炎型。引起该型中毒的毒蘑菇是胶陀螺（猪嘴蘑），潜伏期一般为 24 h 左右，开始多为颜面肌肉震颤，继而手指和脚趾疼痛，上肢和面部可出现皮疹。暴露于日光部位的皮肤可出现肿胀，指甲部剧痛、指甲根部出血，病人的嘴唇肫胀外翻。

（2）预防措施　毒蘑菇中毒的原因主要是误采、误食。由于毒蘑菇难以鉴别，应适时通过新闻媒体进行广泛宣传，教育当地群众不要采集野蘑菇食用。以免发生中毒。如果发生中毒事件，应停止食用并销毁毒蘑菇和用毒蘑菇制作的食品，加工盛放毒蘑菇食品的容器炊具也应洗刷干净。

4. 含氰甙类植物中毒　引起食物中毒的往往是杏、桃、李和枇杷等核仁和木薯。杏仁中含有苦杏仁甙，木薯和亚麻子中含有亚麻苦甙。苦杏仁甙在苦杏仁中含量比甜杏仁高 20～30 倍，引起的食物中毒最为常见，后果最为严重。此外，还有苦桃仁、枇杷仁、李子仁、樱桃仁和木薯等。氰甙在酶或酸的作用下释放出氢氰酸。苦杏仁甙属剧毒。

（1）中毒表现　苦杏仁中毒潜伏期为半小时至数小时，一般为 1～2 h。主要症状为口内苦涩、头晕、头痛、恶心、呕吐、心慌、脉速、四肢无力，继而出现不同程度的呼吸困难、胸闷，有时可闻到苦杏仁味，严重者意识不清、呼吸微弱、四肢冰冷、昏迷，常发出尖叫。继而意识丧失，瞳孔散大，对光反射消失，牙关紧闭，全身阵发性痉挛，最后因呼吸麻痹或心跳停止而死亡，也可引起周围神经症状。空腹、年幼及体弱者中毒症状重，病死率高。

（2）预防措施　加强宣传教育，不生吃各种苦味果仁，也不能食用炒过的苦杏仁。若食用果仁。不吃生木薯，食用时必须将木薯去皮，加水浸泡 2 天，再敞锅蒸煮后食用。

5. 其他有毒动植物食物中毒

其他有毒动植物食物中毒的表现和预防措施见表 5－1。

表 5-1　其他有毒动植物食物中毒

中毒名称	有毒成分	中毒表现	预防措施
甲状腺中毒	甲状腺素	潜伏期 10～24 h,头痛、乏力、抽搐、四肢肌内痛,重者狂躁、昏迷	屠宰时去除甲状腺
贝类中毒	石房蛤毒素	潜伏期数分钟至数小时,开始唇,舌、指尖麻,继而腿、臀和颈部麻木,运动失调	在贝类生长的水域采取藻类检查
有毒蜂蜜中毒	雷公藤碱及其他生物碱	潜伏期 1～2 天,口干、舌麻、恶心、呕吐、心慌、腹痛、肝肿大、肾区痛	加强蜂蜜检验
四季豆中毒	皂素、植物血凝素	潜伏期 2～4 h,恶心、呕吐等胃肠症状,四肢麻木	充分煮熟
发芽马铃薯中毒	龙葵素	潜伏期数十分钟至数小时,咽喉瘙痒、烧灼感,胃肠炎,重者有溶血性黄疸	马铃薯应储存于干燥阴凉处,食用前削皮去芽,烹调时加醋
鲜黄花菜中毒	类秋水仙碱	潜伏期 0.5～4 h,以胃肠症状为主	食鲜黄花菜应用水浸泡或用开水烫后弃水炒煮食用

四、化学性食物中毒

化学性食物中毒是指健康人经口摄入了含有某种或几种化学性有害物的食物后,引起的身体中毒现象。化学性食物中毒的发病特点是发病快,潜伏期短,多数在数分钟至几小时内发病,少数有超过一天发病的。中毒情况严重,病程比细菌性食物中毒长;发病率和病死率较高。化学性食物中毒的表现和预防措施见表 5-2。常见的化学性食物中毒有亚硝酸盐中毒、有机磷中毒、砷化物中毒和甲醇中毒等。

表 5-2　化学性食物中毒的表现和预防措施

名称	毒性来源	中毒临床表现	预防措施
亚硝酸盐中毒	天然食物变质; 腌制蔬菜不当; 饮用水含亚硝酸盐; 熟肉加工不当; 误将亚硝酸盐当作食盐	发病急速,如头晕乏力、心跳加速、呼吸困难、呕吐、腹泻;出现紫绀;重者昏迷、惊厥、大小便失禁,甚至呼吸衰竭而死亡	蔬菜应妥善贮藏; 食剩的蔬菜放置时间长不要食用; 少吃腌制食品; 严管肉制品的加工途径

续　表

名称	毒性来源	中毒临床表现	预防措施
有机磷中毒	蔬菜种植者滥用甲胺磷农药； 用盛过含有有机磷类的容器盛装食品； 通过直接皮肤接触、呼吸道吸入； 误食导致人体中毒	中毒者口腔及呼吸道多带蒜臭味的分泌物，严重者出现肺水肿，表现为呼吸困难，不能平卧； 烦躁不安，发绀； 咳嗽、咯白色或血性泡沫痰； 心率增快、心音弱，两肺布满哮鸣音及湿性罗音； 甚至出现呼吸衰竭、脑水肿、急性肾功能衰竭、急性心力衰竭	蔬菜和水果食用前要反复用水漂洗； 菜农在喷洒农药时，戴上口罩，以防药液的气雾从呼吸道进入人体； 在喷洒机磷农药以前，可以用肥皂先清洗一下皮肤（除敌百虫外），穿上防水的雨衣，雨裤，再下地喷药；
砷化物中毒	蔬菜种植者滥用含砷农药； 食品工业原料或添加剂中砷过量； 用盛过砷化物的容器盛装食品； 误食	食管烧灼感，口内有金属异味，恶心、呕吐、腹痛、腹泻、米泔样粪便（有时带血），可致失水、电解质紊乱、肾前性肾功能不全甚至循环衰竭等； 有头痛、头昏、乏力、口周围麻木、全身酸痛，重症患者烦躁不安、谵妄、妄想、四肢肌肉痉挛，意识模糊以至昏迷、呼吸中枢麻痹死亡； 砷化物会严重损害人的肾脏和皮肤黏膜	严格保管农药和盛放过农药的容器； 含砷农药用于蔬菜和水果时，应严格遵守安全间隙期； 食品工业所用含砷原料，含砷量不得超过国家标准； 饮雄黄酒要少量，谨防砷中毒
甲醇中毒	饮用了含有甲醇的工业酒精； 饮用了甲醇勾兑成的“散装白酒”	头痛、头晕、乏力、眩晕、酒醉感； 意识朦胧、谵妄，甚至昏迷； 视神经及视网膜病变，有视物模糊、复视等，重者失明	严格遵守操作规程；加强保管，防止误服或将甲醇用于酒类饮料； 定期进行卫生安全监测

五、真菌毒素和霉变食物中毒

食物中的真菌及其毒素引起的食物中毒，其发病率和死亡率都较高，且有明显的季节性和地区性。

1. 赤霉病麦中毒

赤霉病麦中毒是由于误食被赤霉菌（一种真菌）侵染的麦类（赤霉病麦）等引起的、以呕吐为主要症状的急性中毒。我国多发生于长江中下游地区，也见于东北、华北地区。

（1）中毒原因　引起麦类赤霉病的真菌，主要为镰刀菌属中的禾谷镰刀菌。小麦、大麦、燕麦等在田间抽穗灌浆阶段的条件适合真菌生长繁殖，可以使麦类以及稻谷、玉米发生赤霉病。引起中毒的有毒成分为赤霉病麦毒素，对热稳定，一般烹调加热不会破坏。

（2）中毒表现　潜伏期 10 min～5 h。症状多为头昏，恶心、胃部不适、有烧灼感、呕吐、乏力，少数有腹痛、腹泻，颜面潮红。重者出现呼吸、脉搏、血压不稳，四肢酸软、步态不稳似醉酒。一般停止食用病麦后 1～2 天，即可恢复。

（3）预防措施　防止粮食作物在田间或储存；去除或减少病麦粒。

2. 霉变甘蔗中毒

由于储存环境条件不良，甘蔗上微生物大量繁殖引起霉变。食用此种甘蔗后可引起中毒，发病者多为儿童，且病情常较严重，甚至可危及生命。

（1）中毒原因　引起中毒的有毒成分是霉变甘蔗中的 3 -硝基丙酸，它是由引起甘蔗霉变的节菱孢霉产生的神经毒素，主要损害中枢神经。

（2）中毒表现　潜伏期为 15～30 min，最长可达 48 h。潜伏期越短，症状越严重。中毒初期有头晕、头痛、恶心、呕吐、腹痛、腹泻，部分病人有复视或幻视。重者可很快出现阵发性抽搐、四肢强直或屈曲，手呈鸡爪状，大小便失禁，牙关禁闭，面部发绀。严重者很快进入昏迷，体温升高，而死于呼吸衰竭。幸存者常因中枢神经损害导致终生残疾。

（3）预防措施　甘蔗应成熟后才收割，不成熟的甘蔗易于霉变。甘蔗收割、运输、储存过程应注意防伤、防冻、防霉变。严禁销售和食用不成熟或有病害的甘蔗。

第二节　食物中毒的抢救与调查处理

当食物中毒发生时，需采取紧急措施抢救，食品卫生监督机构应及时到现场调查处理，搞清发生食物中毒的原因，分析发生规律，提出预防再次发生的措施。

一、食物中毒的抢救

发现食物中毒，要根据具体情况分析中毒原因，及时采取紧急抢救措施。

1. 排除未被吸收的毒物

排除未被吸收毒物的方法主要有催吐法、洗胃法、导泻法、灌肠法和解毒法等。最常用急救有如下 3 种方法。

（1）催吐法　如果中毒时间不长，可以用催吐法。一般可喝较浓的盐开水，比例为 25 g 盐对水 200 ml，如果喝一次不吐可多喝几次促使呕吐，尽快排出毒物。也可取鲜生姜 60 g 倒汁加温开水冲服，有护胃解毒作用。若是吃了变质的荤腥类食物，则可以服“十滴水”催吐，有的还可以用筷子或鹅毛探喉催吐。

（2）导泻法　若中毒食物吃下去的时间较长，精神尚好，则可以服用泻药。可用生大黄 30 g 一次煎后服用，或番泻叶 10 g 泡茶饮服。老年人可用元明粉 20 g 开水冲服以缓泻排毒。

（3）解毒法　变质的虾、蟹引起的食物中毒，可取食醋 100 ml，加水 200 ml 稀释后一次服下。也可用金银花 300 g，马齿苋 50 g 煎服。若是误食变质的饮料或防腐剂，最好的急救方法是用鲜牛奶或其他含蛋白质的饮料灌服。

2. 阻滞毒物的吸收和保护胃肠黏膜

局部应用拮抗剂，直接与胃肠道中尚未被吸收的毒物作用，使其毒性降低或变成无毒物质，减少毒物对胃肠黏膜的作用，延缓吸收。常用口服拮抗击有通用解毒剂、中和剂、沉淀剂和氧化剂等。

3. 促进毒物排泄

毒物进入人体后，多数需肝脏解毒，经肾脏随尿排出。大量饮水或静脉输液可稀释体内毒物，保护肝肾。促进毒素排出十分重要。可采用饮用糖盐水、静脉滴注生理盐水或滴注 5%～10%葡萄糖溶液等方法。如尿量少，可静脉滴注 20%的甘露醇或者 25%的山梨醇 100 ml～250 ml 以加速尿液排出。

二、食物中毒的调查处理

食物中毒的调查是主要判断是否食物中毒事件，是哪种食物中毒（确定病原），可疑餐饮是什么。根据初步调查情况，必须在调查现场及时、正确地抢救和处置病人。

1. 食物中毒的调查步骤

（1）前往现场　接到发生食物中毒的报告后，迅速地组织有关人员携带采样器材和协助抢救的物品前往现场。

（2）收集吐泻物　到现场后应尽快地收集病人吐泻物。收集患者的粪便应该首先从还未进行抗生素静脉点滴的患者处开始。收集剩余食物时，应同时收集食物所涉及的餐具、炊具的细菌涂抹样。

（3）逐个询问调查进餐者

① 调查对象不限于已明确的中毒患者，应询问每一个进餐者，在大批患者发病前 48 h 内进餐食谱，每个人进餐的主食副食名称、数量。除集中怀疑的一餐之外，特别注意那些进餐与众不同的人。如凡是没吃某种食品的无发病的，或者凡

吃某一食品的多数都发病的。通过询问明确出现最早的中毒症状、主要症状与潜伏期。

② 应尽快明确有无可能涉及公安机关追查的问题或是否涉及犯罪，如涉及应会同公安机关调查。

③ 调查中对现场的情况，必要时可拍照，留下视听证据。调查中尽量继续补充采集样品。对每个被询问的人都应该有询问笔录并签字。

④ 对可能导致食物中毒的食品，对其原料来源、加工过程、储存条件进行调查，必要时还应该追踪到食品的供应点及生产经营场所。

(4) 应重点查清的问题

① 疑似食物中毒的事件应查明是否能够确认为一起食物中毒；更应查明引发食物中毒的主要致病责任。

② 查明剩余食物中的致病因子，掌握剩余食物引起食物中毒的实验室诊断根据，在判定食物中毒上至为重要。在得不到实验室诊断根据的条件下，要特别重视流行病学调查，在无剩余食物实验室诊断根据时的流行病学调查资料可以作为判定食物中毒的根据，必要时对此种流行病学调查报告组织专家鉴定。

③ 剩余食物中只查到大肠杆菌、变形杆菌等一类肠道寄生菌或腐败菌，而在无绝对的致病菌的条件下，要特别重视病人吐泻物中同一菌株大量检出的结果，特别是患者双份血清(一份为发病初期，另一份为发病后 2 周左右)。做血清凝集反应时凝集价的明显升高是判定这类菌引起食物中毒的有力证据。

④ 对怀疑是厌氧菌引起的食物中毒，应该尽量克服条件上的困难，进行厌氧培养，以免遗漏厌氧菌食物中毒。

2. 食物中毒的处理

(1) 撰写食物中毒调查报告　食物中毒的调查资料，必须及时地整理出调查报告，避免资料散在参加者手中。书写食物中毒调查报告时既要注意调查报告的科学性，又要重视书写行政执法法律文书的程序要求。

(2) 追究中毒责任　追究食物中毒的责任时，现场调查笔录内容、发病单位人员的口述情况(尽量争取发病单位人的签名)，都是行政处罚重要的法律根据，更应该注意收集。

(3) 宣传工作　卫生部门在追究引起中毒的当事人的法律责任之外，应该重视卫生宣传与指导工作，即向病人的家属及所属集体单位证明发生食物中毒的原因，指出仍然存在的隐患，提出具体改进意见和措施。

(4) 整理调查资料　对食物中毒的调查资料整理、分析和总结，进行必要的报告和登记。

知识巩固和检测

一、判断题

1. 食品中毒潜伏期较短，发病急，病程短，具有暴发性。 （ ）
2. 细菌性食物中毒全年皆可发生，但在夏秋季节发生较多。 （ ）
3. 食品中毒，人与人之间会直接传染，需要采取人隔离措施。 （ ）
4. 镉中毒主要损害人体的骨骼和消化系统。 （ ）
5. 有机砷的毒性大于无机砷，三价砷的毒性大于五价砷。 （ ）
6. 引起细菌性食物中毒的食物主要为动物性食品，如肉、鱼、奶、蛋类及其制品。 （ ）
7. 杂环胺类化合物主要产生于高温加工过程，蛋白质含量高的食品更易产生。 （ ）
8. 3-硝基丙酸中毒的防治措施是，甘蔗必须成熟后收割，收割后需防霉菌污染，储存期不可过长，不吃霉变的甘蔗。 （ ）
9. 苦杏仁甙在苦杏仁中含量比甜杏仁高20～30倍，食物中毒最为常见。 （ ）
10. 化学性食物中毒病程比细菌性食物中毒长，发病率和病死率较高。 （ ）
11. 细菌性食物中毒多发生在7～9月。 （ ）
12. 鲜黄花菜的毒性物质为类秋水仙碱。 （ ）
13. 霉变甘蔗毒性成分为3-硝基丙酸。 （ ）
14. 暴腌菜可以常吃。 （ ）
15. 铅的毒性作用主要是损害神经系统、造血系统和肾脏。 （ ）
16. 塑料根据受热后的性能变化，分为热塑性和热固性两类。前者受热软化，可反复塑制；后者成型后受热不能软化，不能反复塑制。 （ ）
17. 河豚鱼中毒的毒素为河豚毒素，是一种血液毒。 （ ）
18. 食用油脂通常包括以油料作物制取的植物油及经过炼制的动物脂肪。 （ ）
19. 植物油的提取方法通常采用压榨法、溶剂萃取法或浸出法。 （ ）
20. 粮谷储存的安全水分为12％～14％。 （ ）
21. 食物中毒包括因暴饮暴食而引起的急性胃肠炎疾病。 （ ）
22. 脂肪分解酸败时，先是过氧化值上升。其后由于生成各种脂酸，以致油脂酸度(酸价)增高。过氧化值和酸价是脂肪酸败的常用指标。 （ ）

23. 含铅工业三废的排放和汽车尾气是铅污染食品的主要来源。 （ ）
24. 食剩的蔬菜放置时间长不要食用，易引起亚硝酸盐中毒。 （ ）

二、单项选择题

1. 下列不是细菌性食物中毒的特点是（ ）。
A. 多发于每年5～10月 B. 发病急、发病与进食有关
C. 病死率低 D. 可相互传染

2. 有机磷农药的主要急性毒性为（ ）。
A. 抑制胆碱酯酶活性 B. 致癌性
C. 血液系统障碍 D. 肝脏损害

3. 对有毒金属铅最敏感的人群是（ ）。
A. 老人 B. 儿童 C. 男性 D. 女性

4. 我国已禁止使用的农药是（ ）。
A. 内吸磷 B. 敌百虫 C. 有机氯农药 D. 乐果

5. 能阻断N-亚硝基化合物合成的维生素是（ ）。
A. 维生素B_1 B. 维生素C C. 维生素D
D. 维生素A E. 维生素B_2

6. 酒中甲醇是一种剧烈的（ ）作用。
A. 肝脏毒 B. 肾脏毒 C. 神经毒 D. 致癌物

7. 河豚鱼体内，河豚毒素含量最高的是（ ）。
A. 鱼肉和鱼皮 B. 脾和肾
C. 肝脏和卵巢 D. 鳃和眼睛

8. 街头烤羊肉串，是将小块羊肉串在铁钎上，直接要炭火上烤制，这种羊肉串中含量较高的有（ ）。
A. 黄曲霉毒素 B. 苯并(α)芘
C. 氯丙烷 D. 丙烯酰胺

9. （ ）是目前使用量最大的一种杀虫剂，常用产品是敌百虫、敌敌畏、乐果、马拉硫磷等。大多数有机磷农药的性质不稳定，易迅速分解，残留时间短，在生物体内也较易分解，故在一般情况下少有慢性中毒。
A. 无机磷农药 B. 有机磷农药 C. 甲氨磷 D. 滴滴涕

10. 环境中的金属元素大约有80余种，有些金属是构成人体组织必需的元素，而有些金属元素对人体却有毒害作用，如（ ）等，都称为有毒金属。
A. 铅、硫、镉、汞 B. 铅、汞、锌、砷
C. 铅、汞、镉、钠 D. 铅、汞、镉、砷

11. 味精曾引起“中国餐馆综合征”，其化学名是（　　）。

A. 丙氨酸钾　　B. 鸟苷酸二钠

C. 谷氨酸钠　　D. 谷氨酸钙

12. 农药污染食品的主要途径有（　　）。

A. 农药喷洒对农作物的直接污染

B. 农作物从污染的环境中吸收农药

C. 生物富集作用

D. 运输和贮存中混放

E. 以上都是

13. （　　）在微生物酶的作用下，分解为氨基酸，再通过脱羧基、脱氨基、脱硫作用，形成多种腐败产物。

A. 脂肪　　B. 碳水化合物　　C. 矿物质　　D. 蛋白质

14. 食物链是指在动物生态系统中，由（　　）顺次由食物而连接起来的一个生态链条。

A. 低级到高级　　B. 高级到低级

C. 低级本身　　D. 高级本身

15. 黄曲霉毒素耐热，在一般的烹调加工温度下不被破坏。在（　　）发生裂解，其毒性被破坏。在加氢氧化钠的碱性条件下，黄曲霉毒素的内酯环被破坏，形成香豆素钠盐，该钠盐溶于水，故可通过水洗予以去除。

A. 100℃左右　　B. 180℃左右　　C. 280℃时　　D. 200℃时

三、多项选择题

1. 食物中毒的特点是（　　）。

A. 发病呈爆发性

B. 发病与进食有关

C. 腹部膨胀

D. 中毒病人一般具有相似的临床表现

2. 防止油脂酸败，宜采用的措施是（　　）。

A. 加防腐剂　　B. 加抗氧化剂　　C. 避免金属污染

D. 严格精炼提高纯度　　E. 避光、隔氧、低温存放

3. 不是由食品污染引起的食物中毒是（　　）。

A. 河豚鱼中毒　　B. 木薯中毒　　C. 毒蕈中毒

D. 肉毒中毒　　E. 发芽马铃薯中毒

4. 引起亚硝酸盐食物中毒的物质有（　　）。

A. 不新鲜的蔬菜 B. 腌菜 C. 苦井水
D. 卤肉 E. 腌肉

5. 食醋具有腐蚀性，故不应存储于(　　)中。
A. 玻璃容器 B. 金属容器 C. 不耐酸的塑料容器
D. 搪瓷容器 E. 陶瓷容器

6. 含氰甙类植物中毒，主要是(　　)等。
A. 杏仁中含有苦杏仁甙
B. 木薯和亚麻子中含有亚麻苦甙
C. 苹果中含有氰甙类
D. 柠檬中含有柠檬酸

7. 属于有毒植物性中毒的有(　　)等。
A. 发芽马铃薯中毒 B. 毒蕈中毒 C. 苦杏仁
D. 四季豆中毒 E. 鲜黄花菜中毒

8. 下列物质属于有机磷农药的是(　　)。
A. 敌敌畏 B. 乐果 C. 马拉硫磷
D. 西维因 E. 溴氰菊酯

9. 亚硝酸盐中毒(　　)。
A. 属化学性食物中毒 B. 由于食入腌制过久的蔬菜
C. 皮肤可出现青紫症状 D. 可出现全身组织缺氧表现

10. 属于神经毒素的有(　　)。
A. 黄曲霉毒素 B. 河豚毒素
C. 致呕毒素 D. 3-硝基丙酸

11. 下述细菌性食物中毒的流行病特点正确的是(　　)。
A. 发病率高，病死率低
B. 一年四季均可发生，夏秋季发病率高
C. 动物性食品是引起中毒的主要食品
D. 沙门氏菌是常见的引起食物中毒细菌

12. 不得用于蔬菜和水果的有机磷农药是(　　)。
A. 甲胺磷 B. 异丙磷 C. 对硫磷 D. 倍硫磷

13. 关于N-亚硝胺的叙述正确的是(　　)。
A. 可在人体内合成 B. 有强致癌性 C. 是终末致癌物
D. 中性、碱性环境中较稳定
E. 具还原酶的微生物能够促进合成

14. 毒蕈中毒因毒蕈种类与有毒成分不同，临床表现也不同。以下(　　)属于毒蕈中毒临床表现。

A. 溶血型　　B. 胃肠炎型　　C. 神经精神型

D. 脏器损害型　　E. 日光性皮炎型

15. 常见的化学性食物中毒有(　　)等。

A. 砷化物中毒　　B. 亚硝酸盐中毒　　C. 甲醇中毒

D. 有机磷中毒

第六章

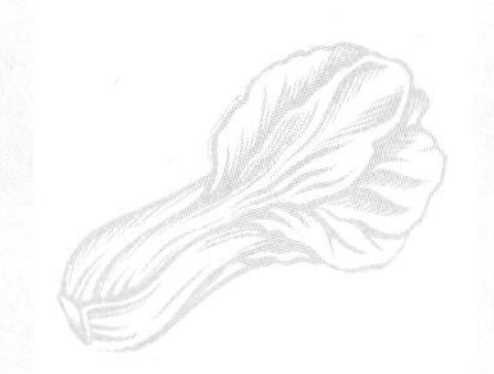

合理营养与疾病预防

<table>
<tr><th>知识内容范围</th><th colspan="2">学习要点</th><th>重要程度</th></tr>
<tr><td rowspan="4">合理营养</td><td colspan="2">膳食结构的类型和特点</td><td>了解</td></tr>
<tr><td rowspan="2">膳食指南</td><td>膳食指南的发展</td><td>了解</td></tr>
<tr><td>中国居民膳食指南基本内容</td><td>熟悉</td></tr>
<tr><td colspan="2">中国居民平衡膳食宝塔</td><td>掌握</td></tr>
<tr><td rowspan="9">常见营养缺乏病</td><td colspan="2">蛋白质-能量营养不良</td><td>掌握</td></tr>
<tr><td>脂溶性维生素缺乏病</td><td>维生素 A 缺乏、维生素 D 缺乏</td><td>熟悉</td></tr>
<tr><td rowspan="2">水溶性维生素缺乏病</td><td>维生素 B_1 缺乏、维生素 B_2 缺乏</td><td>掌握</td></tr>
<tr><td>维生素 C 缺乏、叶酸缺乏、烟酸缺乏</td><td>熟悉</td></tr>
<tr><td rowspan="5">矿物质缺乏病</td><td>钙缺乏</td><td>熟悉</td></tr>
<tr><td>铁缺乏</td><td>掌握</td></tr>
<tr><td>锌缺乏</td><td>熟悉</td></tr>
<tr><td>碘缺乏</td><td>熟悉</td></tr>
<tr><td>硒缺乏</td><td>掌握</td></tr>
<tr><td rowspan="8">膳食营养指导与慢性疾病预防</td><td rowspan="2">膳食营养指导和管理</td><td>膳食营养指导和管理的作用</td><td>了解</td></tr>
<tr><td>膳食营养指导和管理的主要内容</td><td>了解</td></tr>
<tr><td rowspan="6">慢性疾病预防</td><td>肥胖病的膳食营养防治</td><td>掌握</td></tr>
<tr><td>心血管疾病的膳食营养防治</td><td>熟悉</td></tr>
<tr><td>糖尿病的膳食营养防治</td><td>掌握</td></tr>
<tr><td>痛风的膳食营养防治</td><td>了解</td></tr>
<tr><td>骨质疏松的膳食营养防治</td><td>了解</td></tr>
<tr><td>肿瘤的膳食营养防治</td><td>了解</td></tr>
</table>

膳食平衡,有利于健康并能预防多种慢性疾病。

我国既有与高能量、高糖、高脂等不良饮食习惯密切相关的肥胖、糖尿病、冠心病等慢性非传染性疾病,又存在与贫困、资源缺乏有关的营养缺乏疾病。合理膳食有利于预防和应对慢性疾病。

第一节　合 理 营 养

营养的核心是合理营养。合理营养是一个综合性的概念,如果膳食不适应人体的营养和卫生要求,就会对人体健康产生各种不利的影响。根据膳食结构,合理的营养更有利于健康。膳食指南和膳食平衡宝塔能够指导合理的膳食。

一、膳食结构的类型和特点

膳食结构是指膳食中各类食物的数量及其在膳食中所占的比重。膳食结构类型的划分主要是依据动物性和植物性食物在膳食构成中的比例,以及能量、蛋白质、脂肪和碳水化合物的供给量,可将世界不同地区的膳食结构分为以下 4 种类型。

1. 动植物食物平衡的膳食结构

膳食中动物性食物与植物性食物比例比较适当。日本人的膳食可以作为该类型的代表。该类型膳食的特点是:能量能够满足人体需要,又不至过剩。蛋白质、脂肪和碳水化合物的供能比例合理。来自于植物性食物的膳食纤维和来自于动物性食物的营养素(如铁、钙等)均比较充足,同时动物脂肪又不高,有利于避免营养缺乏病和营养过剩性疾病。此类膳食结构已经成为世界各国调整膳食结构的参考。

2. 以植物性食物为主的膳食结构

膳食构成以植物性食物为主,动物性食物为辅。大多数发展中国家的膳食属此类型。其特点是:谷物食品消费量大,动物性食品消费量小。动物性蛋白质一般占蛋白质总量的 10%～20%,植物性食物提供的能量占总能量近 90%。该类型的膳食能量基本可满足人体需要,但蛋白质、脂肪摄入量均低,主要来自动物性食物的营养素(如铁、钙、维生素 A 等)摄入不足。营养缺乏病是这些国家人群的主要营养问题。但从另一方面看,以植物性食物为主的膳食结构,膳食纤维充足,动物性脂肪较低,有利于冠心病和高脂血症的预防。

3. 以动物性食物为主的膳食结构

膳食构成以动物性食物为主,属于营养过剩型,是多数欧美发达国家的典型膳食结构。主要特点是:提供高能量、高脂肪、高蛋白质而膳食纤维含量较低。与植物性为主的膳食结构相比,主要健康问题是易出现营养过剩型疾病。

4. 地中海膳食结构

该种膳食结构是居住在地中海地区的居民所特有的,意大利、希腊可作为该种膳食结构的代表。膳食结构的主要特点是:

① 膳食富含植物性食物,包括水果、蔬菜、薯类、谷类、豆类、果仁等。

② 食物的加工程度低,新鲜度较高,以食用当季、当地产的食物为主。

③ 橄榄油是主要的食用油,所占比例较高。

④ 每天食用少量、适量奶酪和酸奶。

⑤ 每周食用少量、适量鱼、禽、蛋。

⑥ 以新鲜水果作为典型的每日餐后食品,甜食每周只食用几次。

⑦ 每月食用几次红肉(猪、牛和羊肉及其产品)。

⑧ 大部分成年人有饮用葡萄酒的习惯。

地中海地区居民心脑血管疾病发生率很低,早已引起各国营养专家的注意,并纷纷参照这种膳食模式改进自己国家的膳食结构。

二、膳食指南

膳食指南是根据营养学原则,由营养健康权威机构为某地区或国家的普通民众发布的指导性意见,以促进合理营养、改善健康状况为目的,教育国民如何明智而可行地选择食物、调整膳食,以减少与膳食有关的疾病,促进健康的宣传材料。

1. 膳食指南的发展

(1) 发展中国家与发达国家的区别　膳食指南是由发达国家开始制定的。发达国家以慢性病的预防为主,强调限制高能量、高饱和脂肪,增加水果蔬菜、谷类等植物性食物的摄入。发展中国家既有慢性病预防的一面,也有营养素不足需要改善的一面。因此,膳食指南包括食品营养、食品卫生以及保持一定能量摄入等内容。

(2) 定量与定性的结合　有些国家膳食指南只有食物定性的描述,有些国家则在膳食指南中对食物做出量的要求。例如，新加坡膳食指南就规定了脂肪供能占总能量的20%～30%，脂肪种类为1/3饱和脂肪，胆固醇减少至每日300 mg以下，复合碳水化合物约占总能量的50%，精制糖应低于总能量的10%，食盐每天不超过5 g等。

(3) 不同人群的膳食指南　大多数国家的膳食指南是对健康成人和2岁以上儿童适用的，在我国也是如此。1990年日本对不同生活方式的人群提出了几种膳食指南，如婴孩、小儿、学龄期、青年期、妇女、老年。

(4) 我国膳食指南的发展　许多国家的膳食指南都是以政府名义颁布的。我国1989年公布的膳食指南是中国营养学会发布的。我国政府曾在1992年世界大会上承诺制订改善国民营养行动计划，并将膳食指南列入行动计划之内。

2. 中国居民膳食指南的基本内容

中国居民膳食指南的核心是提倡平衡膳食与合理营养以达到促进健康的目的，也就是在现代生活中提倡均衡营养的概念。

膳食调查结果表明，我国居民因食物单调或不足所造成的营养缺乏病如儿童生长迟缓、缺铁性贫血、维生素D缺乏病等虽在逐渐减少，但与膳食结构不合理有关的慢性病，如心血管疾病、脑血管疾病、恶性肿瘤等的患病率明显上升。国家卫生部委托中国营养学会制定了新的《中国居民膳食指南》，具体内容有十个方面。

(1) 食物多样，谷类为主，粗细搭配　人类的食物多种多样，各种食物所含的营养成分不完全相同，除母乳外，任何一种天然食物都不能提供人体所需的全部营养素。平衡膳食必须由多种食物组成，包括以下五大类。

① 谷类及薯类。谷类包括米、面、杂粮；薯类包括马铃薯、甘薯、木薯等。主要提供碳水化合物、蛋白质、膳食纤维和B族维生素。

② 动物性食物。包括肉、禽、鱼、奶、蛋等，主要提供蛋白质、脂肪、矿物质、维生素A和B族维生素。

③ 豆类及制品。包括大豆及其他豆类，主要提供蛋白质、脂肪、膳食纤维、矿物质和B族维生素。

④ 蔬菜水果类。包括鲜豆、根茎、叶菜、茄果等，主要提供膳食纤维、矿物质、维生素C和胡萝卜素。

⑤ 纯能量食物。包括动植物油、淀粉、食用糖和酒类，主要提供能量，植物油还可提供维生素E和必需脂肪酸。

(2) 多吃蔬菜、水果和薯类　蔬菜和水果含有丰富的维生素、矿物质和膳食纤维。蔬菜的种类繁多，包括植物的叶、茎、花苔、茄果、鲜豆、食用蕈藻等，不同品种所含营养成分不尽相同。红、黄、绿等深色蔬菜和水果，是胡萝卜素、维生素 B_2、叶酸、矿物质(钙、磷、钾、镁、铁)、膳食纤维和天然抗氧化物的主要或重要来源。有些水果中维生素及一些微量元素的含量不如新鲜蔬菜，但水果含有的葡萄糖、果酸、枸橼酸、苹果酸、果胶等物质又比蔬菜丰富。红黄色水果(如鲜枣、柑橘、柿子和杏等)是维生素 C 和胡萝卜素的丰富来源。薯类含有丰富的淀粉、膳食纤维以及多种维生素和矿物质。我国居民近十年来吃薯类较少，应当鼓励多吃些薯类。

(3) 常吃奶类、豆类或其制品　奶类除含丰富的优质蛋白质和维生素外，含钙量较高，是天然钙质的极好来源。豆类含大量的优质蛋白质、不饱和脂肪酸、钙及维生素 B_1、维生素 B_2、烟酸等。为提高农村人口的蛋白质摄入量及防止城市中过多消费肉类带来的不利影响，大力提倡常吃大豆及其制品。

(4) 常吃适量的鱼、禽、蛋和瘦肉　鱼、禽、蛋、瘦肉等动物性食物是优质蛋白质、脂溶性维生素和矿物质的良好来源。来自动物蛋白质的氨基酸组成更适合人体需要，且赖氨酸含量较高，有利于补充植物蛋白质中赖氨酸的不足。肉类中铁的利用较好，鱼类特别是海产鱼所含的不饱和脂肪酸有降低血脂和防止血栓形成的作用。动物肝脏含维生素 A 极为丰富，还富含维生素 B_{12}、叶酸等。推荐成人每日摄入量：鱼虾类 50～100 g，畜禽肉类 50～100 g，蛋类 25～50 g。

(5) 减少烹调用油，吃清淡少盐膳食　脂肪是人体能量的重要来源之一，并可提供必需脂肪酸，有利于脂溶性维生素的消化吸收，但是脂肪摄入过多是引起肥胖、高脂血症、动脉粥样硬化等多种慢性疾病的危险因素之一。膳食盐的摄入量过高与高血压病的患病率密切相关。膳食不宜太油腻，不宜太咸，建议每人每日烹调油用量不超过 25 g 或 30 g，食盐摄入量不超过 6 g，包括酱油、酱菜、酱中的食盐量。

(6) 食不过量，天天运动，保持健康体重　成人的健康体重是指体质指数(BMI)为 18.5～23.9 kg/m^2 之间，保持进食量和运动量的平衡，不仅有助于保持健康体重，还能够降低患高血压、中风、冠心病、Ⅱ型糖尿病、结肠癌、乳腺癌和骨质疏松等慢性疾病的风险。建议成年人每天进行累计相当于步行 6 000 步以上的身体活动，如果身体条件允许，最好进行 30 min 中等强度的运动。

(7) 三餐分配要合理，零食要适当　合理安排一日三餐。全天进餐次数一般不宜少于三餐，任何一餐的摄入能量不宜大于全天摄入能量的 45%。早餐提供的能量应占全天总能量的 25%～30%，午餐应占 30%～40%，晚餐应占 30%～40%，也可根据职业、劳动强度和生活习惯适当调整。早餐的食物应种类多样、搭配合理，应包括谷类、动物性食物(肉类、蛋)、奶及奶制品、蔬菜和水果等 4 类食物。午餐在一日三餐中起着承上启下的作用，应尽量吃饱吃好。如果晚上活动量较少，晚餐要适量以避免肥胖。零食作为一日三餐之外的营养补充，应根据个人的身体情况及正餐的摄入状况合理选用。

（8）每天足量饮水，合理选择饮料　水是膳食的重要组成部分，是一切生命必需的物质。水的需要量主要受年龄、环境温度、身体活动等因素的影响。一般健康成人每天需要水 2 500 mL 左右。在温和气候条件下生活的轻体力活动的成年人每日最少饮水 1 200 mL（约 6 杯）。在高温或强体力劳动的条件下，应适当增加，每日的水需要量可从 2～16 L 不等，同时需要考虑补充淡盐水。饮水要主动并少量多次，最好选择白开水。饮料多种多样，需要合理选择，如乳饮料和纯果汁饮料含有一定量的营养素和有益膳食成分，适量饮用可以作为膳食的补充。有些饮料添加了一定的矿物质和维生素，适合热天户外活动和运动后饮用。多数饮料都含有一定量的糖，不宜大量饮用。

（9）饮酒应限量　饮酒宜适量，特别是白酒。白酒除供给能量外，不含其他营养素。无节制地饮酒，会使食欲下降，食物摄入减少，以致发生多种营养素缺乏，严重时还会造成酒精性肝硬化。过量饮酒也会增加患高血压、脑卒中等疾病的危险。建议成年男性饮用酒的酒精量不超过 25 g，成年女性饮用酒的酒精量不超过 15 g。

（10）吃新鲜卫生的食物　吃新鲜卫生的食物是防止食源性疾病、实现食品安全的根本措施。食物需要合理储藏保持新鲜，烹调加工过程也是保证食物卫生安全的重要环节。注意保持良好的个人卫生以及食物加工环境和用具的洁净，避免食物烹调时的交叉污染。有些动物或植物性食物含有天然毒素，例如河豚鱼、毒蕈、含氰苷类的苦味果仁和木薯、发芽的马铃薯、鲜黄花菜和四季豆等。需要学会鉴别并了解不同食物行浸泡、清洗、加热等去除毒素的具体方法。

三、中国居民平衡膳食宝塔

中国营养学会提出了中国居民的“平衡膳食宝塔”，如图 6－1 所示。平衡膳食宝塔提出了营养素比较理想的膳食模式，其中建议的食物量，特别是奶类和豆类食物的量可能与大多数人当前的实际膳食还有一定距离，对某些贫困地区来讲可能距离还很远，应把它看作是一个奋斗目标，努力争取，逐步达到。

1. 平衡膳食宝塔说明

（1）平衡膳食宝塔共分 5 层，包含人们每天应吃的主要食物种类。

宝塔各层位置和面积不同，在一定程度上反映出各类食物在膳食中的地位

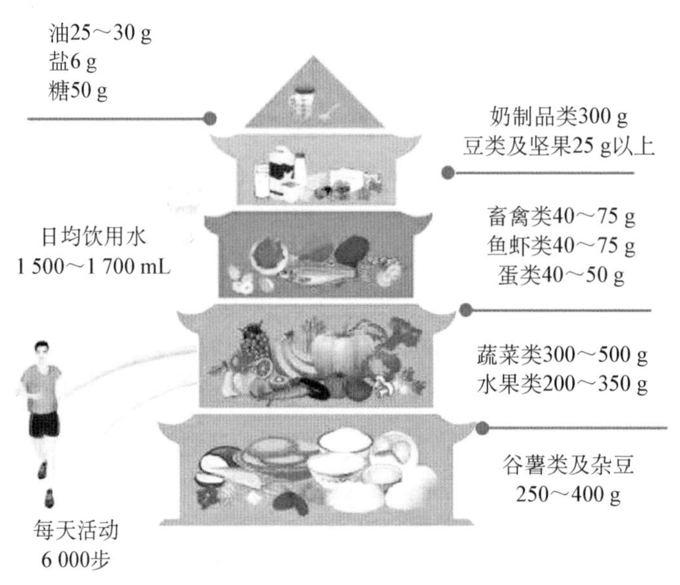

图6－1 中国居民平衡膳食宝塔

和应占的比重。谷薯类及杂豆食物位于底层，每人每天应吃250～400 g；蔬菜和水果类占居第二层，每天分别应吃300～500 g和200～350 g；鱼、禽、肉、蛋等动物性食物位于第三层，每天应吃120～200 g；奶类和豆类及坚果食物合占第四层，每天应吃奶类及奶制品300 g和豆类、豆制品及坚果类25 g以上；第五层塔尖是油脂类和盐及糖，油脂类每天25～50 g，每天食盐不超过6 g、糖不超过50 g。此外，养成每天喝水和运动的好习惯。

(2) 宝塔建议的各类食物的摄入量一般是指食物的生重。

各类食物的组成是根据全国营养调查中居民膳食的实际情况计算的，所以每一类食物的重量不是指某一种具体食物的重量。

① 谷类。谷类是面粉、大米、玉米粉、小麦、高粱等的总和。它们是膳食中能量的主要来源，在农村中也往往是膳食中蛋白质的主要来源。多种谷类掺着吃比单吃一种好，特别是以玉米或高粱为主要食物时，应当更重视搭配一些其他的谷类或豆类食物。加工的谷类食品(如面包、烙饼、切面等)应折合成相当的面粉量来计算。

② 蔬菜和水果。蔬菜和水果经常放在一起，因为它们有许多共性。但蔬菜和水果终究是两类食物，各有优势不能完全相互替代。尤其是儿童，不可只吃水果不吃蔬菜。蔬菜、水果的重量按市售鲜重计算。一般说来，红、绿、黄色较深的

蔬菜和深色水果含营养素比较丰富，所以应多选用深色蔬菜和水果。

③ 鱼、肉、蛋。主要提供动物性蛋白质和一些重要的矿物质和维生素。但它们彼此间也有明显区别。鱼、虾及其他水产品含脂肪很低，有条件可以多吃。这类食物的重量是按购买时的鲜重计算。肉类包括畜肉、禽肉及其内脏，重量是按屠宰、清洗后来计算的。蛋类含胆固醇相当高，一般每天一个为好。

④ 奶类和豆类及坚果食物。奶类及奶制品当前主要包含鲜牛奶和奶粉。中国居民膳食中普遍缺钙，奶类应是首选补钙食物，很难用其他类食物代替。有些人饮奶后有不同程度的肠胃道不适，可以试用酸奶或其他奶制品代替。豆类及坚果包括许多品种，有条件的每天按宝塔建议适当摄入。

2. 应用平衡膳食宝塔需注意的问题

（1）确定自己的食物需要　宝塔建议的每人每日各类食物适宜摄入量适用于一般健康成人，应用时要根据个人年龄、性别、身高、体重、劳动强度、季节等进行适当调整。例如年轻人、劳动强度大的人需要能量高，应适当多吃些主食；年老、活动少的人需要能量少，可少吃些主食。表 6－1 列出了 3 个能量水平各类食物的参考摄入量。

表 6－1　各类食物的参考摄入量(单位:g/d)

食物	低能量	中等能量	高能量	食物	低能量	中等能量	高能量
谷类	300	400	500	蛋类	25	40	50
蔬菜	400	450	500	鱼虾	50	50	50
水果	100	150	200	肉、禽	50	75	100
豆类及制品	50	50	50	奶类及奶制品	100	100	100
油脂	25	25	25				

从事轻体力劳动的成年男子如办公室职员等，可参照中等能量膳食来安排自己的进食量；从事中等强度体力劳动者（如钳工、卡车司机和农田劳动者）可参照高能量膳食安排；不参加劳动的老年人可参照低能量膳食来安排；女性需要的能量往往比从事同等劳动的男性低。

平衡膳食宝塔建议的各类食物摄入量是一个平均值和比例。日常生活无需每天都样样照着宝塔推荐量吃。例如，烧鱼比较麻烦，就不一定每天都吃 50 g 鱼，可以改成每周吃 2～3 次鱼，每次 150～200 g。平日爱吃鱼的多吃些鱼，愿吃鸡的多吃些鸡，都无妨碍，重要的是要经常遵循宝塔各层各类食物的大体比例。

（2）同类互换，调配丰富的膳食　应用平衡膳食宝塔应当把营养与美味结合起来，按照同类互换、多种多样的原则调配一日三餐。同类互换就是以粮换粮、以豆换豆、以肉换肉。例如，大米可与面粉或杂粮互换；大豆可与相当量的豆制品或杂豆类互换；瘦猪肉可与等量的鸡、鸭、牛、羊、兔肉互换；鱼可与虾、蟹等水产品互换；牛奶可与羊奶、酸奶等互换。多种多样就是选用品种、形态、颜色、口感多样的食物，变换烹调方法。

(3) 合理分配三餐食量　我国多数地区居民习惯于一天吃三餐。三餐食物量的分配及间隔时间应与作息时间和劳动状况相匹配。一般早、晚餐各占30%，午餐占40%为宜，特殊情况可适当调整。

(4) 因地制宜充分利用当地资源　我国幅员辽阔，各地的饮食习惯及物产不尽相同，只有因地制宜充分利用当地资源才能有效地应用平衡膳食宝塔。例如，牧区奶类资源丰富，可适当提高奶类摄取量；渔区可适当提高鱼及其他水产品摄取量；农村山区则可多利用山羊奶以及花生、瓜子、核桃等资源。在某些情况下，由于地域、经济或物产所限无法采用同类互换时，也可以暂用豆类替代乳类、肉类，或用蛋类替代鱼、肉。

(5) 要养成习惯，长期坚持　膳食对健康的影响是长期的结果。应用平衡膳食宝塔需要自幼养成习惯，并坚持不懈，才能充分体现其对健康的促进作用。

第二节　营养缺乏病预防

当人有病症出现时，往往已欠下了一笔营养债。营养缺乏病是指长期严重缺乏一种或多种营养素而造成机体出现各种相应的临床表现或病症。营养缺乏病的病因有原发性和继发性两类：原发性病因指单纯营养素摄入不足；继发性病因指由于其他疾病引起的营养素不足。

一、蛋白质-能量营养不良

蛋白质-能量营养不良是由于能量和蛋白质摄入不足引起的营养缺乏病。是许多发展中国家严重的公共营养卫生问题，我国当前在个别地区或特殊情况下亦有发病。

1. 缺乏原因和发病表现

(1) 缺乏原因　由于社会的、自然的、生理的、病理的原因使能量和蛋白质摄入不足时，都可能发生蛋白质-能量营养不良。常见的原因有：食物摄入不足，如食物缺乏、长期低蛋白质、低能量膳食；需要量增多，如妊娠、生长发育；消耗增加，如肿瘤、肺结核；其他疾病，如胃肠道疾病等。

(2) 临床表现　蛋白质-能量营养不良主要危害婴幼儿的生长发育，按其临床表现可分为以下3种类型。

① 水肿型营养不良。主要由于摄入蛋白质的质量差且数量严重不足，多见于4个月～5岁的小儿。病儿生长迟缓，虚弱无力，体重在其标准体重的60%～80%。可先后出现下肢、上肢、腹部、脸部等处凹陷性水肿，并伴腹泻、突发性感染。病儿表情冷漠或情绪烦躁。

② 干瘦型营养不良。由于能量严重摄入不足所致，体重低于其标准体重的60%。病儿重度消瘦，皮下脂肪消失，肌肉萎缩无力，皮肤黏膜干燥萎缩，两颧突出，额部有皱纹、头发干枯，貌似"小老头"；患儿体温低于正常、心率缓慢、心音低钝、呼吸浅表、贫血、腹泻(多为水泻或稀便)、腹壁薄甚至可见到肠蠕动或摸到大便包块；患儿精神发育落后，对外界反应淡漠或易激惹、记忆力减退、注意力不集中、有饥饿感或食欲不振。

③ 混合型营养不良。临床表现介于上述二型之间。病人生长迟滞、体重低于标准体重的60%，且有水肿。临床表现主要是皮下脂肪消失、肌肉萎缩、急躁不安或表情淡漠、食欲不振，常伴有腹泻、腹壁变薄、腹部凹陷呈舟状、肝脾肿大，易合并感染和维生素缺乏等。

2. 主要预防措施

(1) 合理膳食　膳食提供充足的能量和蛋白质是基本的预防措施。应充分利用各种食物资源，通过合理搭配，补足每天的能量和蛋白质需要，并注意充分发挥食物蛋白质的互补作用，全面改善营养。比如，婴儿尽可能给予母乳喂养，断奶时间不要过早；采用含蛋白质丰富的断奶食品，及时添加辅食；改进饮食卫生、个人卫生和家庭卫生，控制儿童的腹泻和感染；进行有计划的营养调查和监测，及时采取卫生保健措施。

(2) 推广生长发育监测图的应用　定期测量婴幼儿体重并将体重值在生长发育监测图上标出，二次结果连接成线；如果发现体重增长缓慢、不增或下跌应寻找原因，及时纠正。

(3) 合理安排生活制度　适当安排户外活动，坚持锻炼身体以增进食欲，提高消化能力。

(4) 减少感染，早期诊断和治疗　营养不良和感染互为因果，营养不良幼儿很容易感染疾病，而感染的儿童又很容易患营养不良。有营养不良的人，要注意防止呼吸道和消化道感染，并尽早诊断和治疗；患腹泻的儿童应及时喂食适合腹泻的儿童食品。

二、常见脂溶性维生素缺乏

(一) 维生素 A 缺乏病

维生素 A 缺乏病是世界卫生组织确认的世界四大营养缺乏病之一，是一种因体内维生素 A 缺乏引起的以眼、皮肤改变为主的全身性疾病。

1. 缺乏原因

(1) 摄入不足　长期以糕、面糊等谷物、脱脂乳或炼乳喂哺小儿而未及时添加辅食；动物性食物为主；贫困、战争和灾荒等导致食品短缺等原因造成维生素 A 摄入不足，不能满足生理需要。

(2) 吸收利用障碍　慢性消化道疾病，如慢性腹泻、慢性痢疾、结肠炎、肝胆系统疾病等均可影响维生素 A 的消化、吸收和储存。

(3) 需要量增加　生长发育迅速的早产儿、重体力劳动者、急慢性消耗性疾病及各种传染病等均可使机体对维生素 A 的需要增多，易造成维生素 A 的相对缺乏。

(4) 代谢障碍　甲状腺功能低下和患糖尿病时，β-胡萝卜素转变成维生素 A 障碍等。

(5) 其他营养素的影响　缺乏蛋白质和锌可影响维生素 A 的转运和利用。

(6) 其他因素　酗酒和长期使用一些药物(如消胆胺、新霉素、秋水仙碱等)均可导致维生素 A 的缺乏。

2. 临床表现

维生素 A 缺乏病以儿童及青年较多见，男性多于女性，其病变可累及视网膜、上皮、骨骼等组织以及免疫、生殖功能。

(1) 眼部症状　眼部症状出现最早，包括：

① 眼干燥症。患者常感眼部不适、发干、有烧灼感并伴畏光、流泪；球结膜干燥时，失去正常光泽和弹性，透亮度减低，并可见毕脱斑，当眼球向左右转动时可出现球结膜的皱褶。

② 夜盲症。由于维生素 A 缺乏，视网膜上维持暗视觉的视紫红质生成障碍，影响视网膜对暗光的敏感度，导致暗适应能力降低以致夜盲。病人多在黎明及黄昏时看物不清，病情较重者则为夜盲。

③ 角膜软化。维生素 A 缺乏严重时，可引起角膜出现软化、溃疡、穿孔，导致失明。

（2）皮肤症状　轻者仅较正常干燥，严重时出现毛囊上皮角化、毛囊性丘疹，因其外表与蟾蜍的皮肤相似，又称蟾皮症。

（3）骨骼系统　维生素 A 缺乏时，儿童可表现为骨组织停止生长，发育迟缓，出现齿龈增生角化，牙齿生长延缓，其表面可出现裂纹并容易发生龋齿。

（4）生殖功能　维生素 A 缺乏可影响女性受孕和怀胎，或导致胎儿畸形和死亡；男性精子减少，性激素合成障碍，从而影响生殖功能。

（5）免疫功能　维生素 A 缺乏可使机体细胞免疫功能低下，患儿易发生反复呼吸道感染及腹泻等。

3. 主要预防措施　预防措施包括：

（1）摄入含维生素 A 及胡萝卜素丰富的食物　如动物性食品（肝脏、鱼类、蛋类、肉类、禽类、奶类及其制品等），深绿色蔬菜、胡萝卜、番茄、红薯等食物，养成不偏食、不挑食的习惯。

（2）监测易感人群的维生素 A 营养状况　包括对婴幼儿、儿童、孕妇、乳母等易感人群进行暗适应能力、眼部症状、血清视黄醇含量等方面的监测，及时发现亚临床的缺乏者，及时纠正。

（3）对易患人群进行干预　在维生素 A 缺乏地区，每年或半年 1 次口服 30 万单位视黄醇油滴，可以起到预防作用。有条件的地方可选用维生素 A 强化食品，必要时适当选用膳食补充剂以提高维生素 A 的摄入量。

（二）维生素 D 缺乏病

维生素 D 是人类生命所必需的营养素，是钙平衡的最重要生物调节因子之一。维生素 D 缺乏病根据年龄不同有不同的临床表现。婴幼儿时期维生素 D 缺乏可导致佝偻病的发生；成人阶段的维生素 D 缺乏则会形成骨软化症。

1. 缺乏原因

维生素 D 及钙、磷的原发性缺乏和代谢异常可导致维生素 D 缺乏。引起维生素 D 缺乏的常见原因是：阳光照射不足；维生素 D 及钙、磷摄入不足；维生素 D 及钙、磷的肠道吸收障碍；其他原因，如肝、肾疾病时可直接影响维生素 D 的正常合成代谢。

2. 临床表现

维生素 D 缺乏的危害主要是造成钙、磷吸收和利用障碍，引发佝偻病或骨软化症。

（1）佝偻病　多发生于婴幼儿，主要表现为神经精神症状和骨骼的变化。

① 神经精神症状表现：多汗、夜惊、易激惹等，特别是入睡后头部多汗，由于

汗液刺激，患儿经常摇头擦枕，形成枕秃或环形脱发。

② 骨骼表现：骨骼的变化与年龄、生长速率及维生素D缺乏的程度等因素有关。可出现颅骨软化，肋骨串珠、胸廓畸形（1岁以内的患儿形成赫氏沟，2岁以上患儿可见有鸡胸、漏斗胸）、四肢及脊柱上下肢因承重而弯曲变形等病症。

③ 其他表现：发育不良、神情呆滞、呼吸运动受限制、容易继发肺部感染和消化系统功能障碍。

（2）骨软化症　发生于成年人，多见于妊娠多产的妇女及体弱多病的老人。最常见的症状是骨痛、肌无力和骨压痛。患者步态特殊，被称为“鸭步”（或“企鹅”步态）。

3. 预防

对佝偻病的预防从围产期开始，以1岁内小儿为重点对象，并应系统管理到3岁。从孕妇妊娠后期（7～9个月）开始，胎儿对维生素D和钙、磷需要量不断增加。鼓励孕妇晒太阳，食用富含维生素D和钙、磷及蛋白质的食品，有低钙血症和骨软化症的孕妇应积极治疗。对冬春妊娠或体弱多病的孕妇，可于妊娠7～9个月给予维生素D制剂，同时服用钙剂。

新生儿应提倡母乳喂养，尽早开始晒太阳。尤其对早产儿、双胎、人工喂养儿及冬季出生小儿，可于生后1～2周开始给予维生素D制剂强化。有钙抽搐史或以淀粉为主食者，补给适量钙。除提倡母乳外，有条件地区，人工喂养者可用维生素AD强化牛奶喂哺。

三、常见水溶性维生素缺乏

（一）维生素B_1缺乏病

维生素B_1缺乏病临床上以消化系统、神经系统及心血管系统的症状为主。在我国南方此病的发病率较高，主要由于这些地区以精米为主食，且气候炎热潮湿，汗液中丢失的维生素B_1较多。另外，由于过量饮酒造成维生素B_1的亚临床缺乏者亦为数不少。

1. 缺乏原因

（1）摄入不足　米麦类加工过精，米淘洗过多，蔬菜浸泡过久，食物加碱烧煮等，均可使维生素B_1大量损失。

（2）吸收利用障碍　胃肠道及肝胆疾病可使维生素B_1吸收和利用障碍。

（3）需要量增加或消耗过多　长期发热、消耗性疾病、甲状腺功能亢进以及高温作业、重体力劳动、妊娠、哺乳等均可使维生素 B_1 需要量增多；糖尿病、尿崩症以及使用利尿剂，可使维生素 B_1 从尿中排出量增多。

(4) 抗硫胺素因子　有些食物含有抗硫胺素因子(ATF)，可使硫胺素变构而降低其生物活性，影响维生素 B_1 的利用。

(5) 慢性乙醇中毒　乙醇可使维生素 B_1 摄入减少并妨碍小肠对其吸收，并使肝脏中硫胺素向焦磷酸硫胺素的转化减少，使维生素 B_1 的利用降低。

2. 临床表现

维生素 B_1 缺乏病的危害可因发病年龄及受累系统不同而异。

(1) 亚临床型　可见于维生素 B_1 摄入量持续 3 个月以上不能满足机体的需要的患者，可出现感觉疲乏无力、烦躁不安、易激动、头痛、恶心、呕吐、食欲减退、胃肠功能紊乱、下肢倦怠、酸痛。随病情发展出现神经或心血管或二者兼有的症状。

(2) 神经型　周围神经系统主要累及肢体远端，下肢发病较上肢早，上升性、对称性感觉异常先于运动障碍。病情加重患者烦躁不安、声音嘶哑，继而神情淡漠、反应迟钝、嗜睡，严重时发生昏迷惊厥。如韦尼克脑病为维生素 B_1 缺乏累及中枢神经系统的表现，较为罕见，多见于酗酒的病人，一般按以下顺序发展：呕吐，水平性或垂直性眼球震颤，跨越步态，共济失调，进行性精神衰退以致精神异常，最后可发展至昏迷及死亡。

(3) 心血管型　维生素 B_1 缺乏病引起的心功能不全，以右心为主的左右心室衰竭，常见症状为水肿，有时即使心功能正常亦可有水肿出现。亦可见以心肌病变为主要表现的急性暴发，称脚气冲心，表现为起病急骤，病人感呼吸困难、烦躁不安、心率增快、心脏扩大、静脉压增高、肝肿大、肢端发绀呈袜套或手套样，可因心功能衰竭而死亡，多见于婴幼儿。

(4) 婴儿脚气病　多发生于出生数月的婴儿。病情急、发病突然，患儿初期有食欲不振、呕吐、兴奋、腹痛、便秘、水肿、心跳快、呼吸急促及困难；继而喉头水肿，形成独特的喉鸣；晚期可发生发绀、心力衰竭、肺充血及肝瘀血，严重时出现脑充血、脑高压、强直痉挛、昏迷直至死亡。症状开始至死亡 1～2 天，治疗及时者可迅速好转。

3. 主要预防措施

(1) 改良谷类加工方法，调整饮食结构　防止谷物碾磨过细导致硫胺素的耗损是预防维生素 B_1 缺乏病的重要措施。纠正不合理的烹调方法以减少维生素 B_1 的损失，如淘米次数少、煮饭不丢弃米汤、烹调不加碱等。改变饮食习惯，如食物多样化、经常食用一些干豆类和杂粮、用新鲜食物代替腌制食物等以增加维生

素 B_1 摄入，不生吃有抗硫胺素因子的鱼贝类。

(2) 开展易感人群维生素 B_1 营养状况的监测和干预　开展对婴幼儿、儿童、孕妇、乳母等易感人群的监测，及时发现亚临床的缺乏者并给予纠正。生长期青少年、妊娠期妇女、哺乳期妇女、重体力劳动者、高温环境下生活及工作者，或是患慢性腹泻、消耗性疾病时，应注意增加维生素 B_1 的摄入量。酗酒者需戒酒并适时补充维生素 B_1。

(3) 广泛开展健康教育活动　预防维生素 B_1 缺乏，关键在于加强营养知识的普及和教育，使居民能注意到食物的选择与调配。瘦肉及内脏维生素 B_1 含量较为丰富，豆类、种子或坚果类等食物也是硫胺素的良好来源，应多选择食用。

(4) 维生素 B_1 强化食品　采用维生素强化措施，把维生素 B_1 强化到米、面制品、啤酒等食物中，提高食品维生素 B_1 的含量，满足人体每日的需要。

(二) 维生素 B_2 缺乏病

由于长期摄入维生素 B_2 不足而引起的缺乏病，称维生素 B_2 缺乏病。该缺乏病在我国是一种常见的营养缺乏病。冬季的发病率比其他季节高。

1. 缺乏原因

人体内维生素 B_2 储存很少，食物摄取过多时，即随粪便、尿排出体外。单纯的维生素 B_2 缺乏很少见，通常是多种营养素联合缺乏。维生素 B_2 缺乏也可影响其他营养素的摄取和利用。

(1) 摄入不足　摄入不足仍是目前维生素 B_2 缺乏的主要原因，包括食物摄取不足，烹调不合理(如淘米过度、蔬菜切碎后浸泡等)，食物在加工过程中维生素 B_2 被破坏。

(2) 吸收障碍　消化道吸收功能障碍、嗜酒、药物影响可导致维生素 B_2 不足。

(3) 需要量增加或消耗过多　在妊娠、哺乳、寒冷、体力劳动、精神紧张、疾病等情况下，机体维生素 B_2 需要量增加时摄入不足。

2. 临床表现

维生素 B_2 在体内耗竭的时间为 60～180 天，膳食中供应不足 2～3 个月后即可发病。维生素 B_2 缺乏的症状不像其他一些维生素缺乏的症状那样特异。早期症状可包括虚弱、疲倦、口痛和触痛、眼部发烧、眼痒，可能还有性格方面的变化。进一步发展可出现唇炎、口角炎、舌炎、鼻及睑部的脂溢性皮炎，男性有阴囊炎，女性偶见阴唇炎，故有口腔生殖综合征的说法。另外，还可出现角膜血管增生、贫血和脑功能失调。

3. 主要预防措施

（1）多食富含维生素 B_2 的食物　这是预防维生素 B_2 缺乏的根本途径。良好的食物来源主要是动物肝、肾、心、蛋黄、乳类。在发展中国家，植物性食物是膳食维生素 B_2 的主要来源。豆类的维生素 B_2 含量也很丰富；绿叶蔬菜中维生素 B_2 含量比根茎类和瓜茄类高；天然谷类食品的维生素 B_2 含量比较低，但强化维生素 B_2 后可使其含量增加。

（2）开展营养宣传教育活动　应加强集体食堂工作人员的营养知识教育，使其合理调配膳食，改进烹调方法，减少烹调过程中维生素的损失，以预防维生素 B_2 及其他营养素的缺乏。

（3）营养干预　对于经济不发达的农村应以多种途径进行营养干预，孕妇、乳母及学龄前儿童应及时给予重点关注，适当增加动物性食品或给予维生素 B_2 强化食品，以提高维生素 B_2 及其他营养素的摄入量，降低维生素 B_2 缺乏的发生率。

（三）维生素C缺乏病

长期维生素 C 缺乏引起的营养缺乏病称为坏血病，临床上典型的表现为牙龈肿胀、出血，皮肤瘀点、瘀斑，以及全身广泛出血。目前，大规模的维生素 C 缺乏病已少见，但在婴幼儿和老年人中仍有发生。成年人中坏血病较少见，但限制饮食或长期不吃果蔬者，易患维生素 C 缺乏病。

1. 缺乏原因

（1）摄入不足　食物中缺乏新鲜蔬菜、水果，或在食物加工过程中处理不当使维生素 C 破坏；乳母膳食长期缺乏维生素 C，及以牛乳或单纯谷类食物长期人工喂养而未添加含维生素 C 辅食的婴儿，也容易发生维生素 C 缺乏。

（2）需要量增加　新陈代谢率增高者，生长发育较快的婴儿和早产儿，感染及慢性消耗性疾病、严重创伤等病患，维生素 C 需要量增加。

（3）吸收障碍　慢性消化功能紊乱等可致吸收减少。

（4）药物影响　某些药物对维生素 C 的代谢有一定的影响，如雌激素、肾上腺皮质激素、四环素、降钙素、阿司匹林等可影响机体维生素 C 的代谢，导致维生素 C 缺乏。

2. 临床表现

维生素 C 缺乏造成的典型表现如下：

（1）一般症状　起病缓慢，维生素 C 缺乏需 3～4 个月方出现症状。早期无特异性症状，病人常有面色苍白、倦怠无力、食欲减退、抑郁等表现。儿童表现易激惹、体重不增，可伴低热，呕吐、腹泻等症状。

(2) 出血症状　皮肤瘀点为其较突出的表现，随着病情进展，病人可有毛囊周围角化和出血，齿龈常肿胀出血，亦可有鼻衄并可见眼眶骨膜下出血引起眼球突出。偶见消化道出血、血尿、关节腔内出血，甚至颅内出血。病人可因颅内出血突然发生抽搐、休克，以致死亡。

(3) 贫血　由于长期出血，且维生素 C 不足影响铁的吸收，引起缺铁性贫血。

(4) 骨骼症状　长骨骨膜下出血或骨干骺端脱位可引起患肢疼痛，导致假性瘫痪。婴儿的早期症状之一是四肢疼痛呈蛙状体位，对其四肢的任何移动都会使其疼痛以致哭闹。少数患儿在肋骨、软骨交界处因骨干骺半脱位隆起，排列如串珠，称为坏血病串珠。与佝偻病肋骨串珠不同，坏血病串珠部位可出现尖锐突起，内侧可扪及凹陷。

(5) 其他症状　病人可因水潴留而出现水肿，亦可有黄疸、发热等表现。有些病人泪腺、唾液腺、汗腺等分泌功能减退甚至丧失，而出现与干燥综合征相似的症状。由于胶原合成障碍，伤口愈合不良。免疫功能受损，容易发生感染。

3. 主要预防措施

预防维生素 C 缺乏病，应注意摄入富含维生素 C 的新鲜水果和蔬菜，如辣椒、韭菜、油菜、柑橘、橙、猕猴桃等。食物中的维生素 C 在烹调加热、遇碱或金属时易被破坏而失去活性；蔬菜切碎、浸泡、挤压、腌制，也致维生素 C 损失，所以应注意合理烹调加工。

偏食、对食物禁忌、嗜酒引起的慢性酒精中毒以及人工喂养的婴儿都易发生维生素 C 缺乏，应定期监测其维生素 C 营养状况，必要时营养干预。提倡母乳喂养，孕妇及乳母应多食富含维生素 C 的食物；人工喂养婴儿需及早添加含维生素 C 丰富的食物。

(四) 叶酸缺乏症

叶酸缺乏最常见的危害是引发巨幼红细胞性贫血，孕妇叶酸缺乏还能造成严重的胎儿发育不良，甚至畸形。

1. 缺乏原因

叶酸缺乏的原因很多，大致可分为：摄入不足，消化、吸收、利用障碍，需要量增高及排出过多。因摄入不足引起的叶酸缺乏是人类最常见的维生素缺乏征，大多发生在较贫困的人群。需要量增高如妊娠、哺乳、婴儿和青春期等都是容易发生叶酸缺乏的高危人群。各种原因的贫血、恶性肿瘤、寄生虫感染、传染病等也可增加叶酸的需要量。

2. 临床表现

成人膳食缺乏叶酸5个月，可出现巨幼红细胞性贫血，这种贫血用铁剂不能治愈。此外，叶酸缺乏人群还常有衰弱、苍白、精神萎靡、健忘、失眠，舌炎、胃肠不适及口炎性腹泻等症状。中老年人长期缺乏叶酸可因厌食和营养不良而引起智力退化性综合征。婴幼儿缺乏叶酸8周就可出现一系列症状，如巨幼红细胞性贫血、发育缓慢、精神萎靡、舌炎、胃肠不适、生长不良等。怀孕期间叶酸缺乏，不但引起孕妇巨幼红细胞性贫血，还会导致妊娠中毒、早产、新生儿出血，低出生体重等；胚胎会发育缓慢、智力低下和胎儿畸形等。

3. 主要预防措施

在动物内脏（肝、肾）中叶酸的含量丰富，其他如蛋、鱼、坚果、橙、橘、绿叶蔬菜等也含叶酸较高。因此，一般人只要做到食物多样，注重平衡膳食即能预防叶酸缺乏。

妊娠妇女应作为叶酸缺乏的重点人群，从孕期开始注意补充叶酸。中国妇幼营养专家建议孕期妇女应多摄入富含叶酸的食物，如肝、肾、蛋、花生等食物，或每日补充叶酸400 μg。

（五）烟酸缺乏症

烟酸缺乏病称为癞皮病，也叫糙皮病。色氨酸可以转化为烟酸，因此认为烟酸和色氨酸都缺乏会导致癞皮病，因为皮肤粗糙而得名。

1. 缺乏原因

烟酸广泛存在于自然界，瘦肉、豆类、鱼类、花生中的含量较丰富。玉米等谷物中含有的烟酸是结合型，不能被消化酶水解利用，容易发生烟酸缺乏。色氨酸是一种必需氨基酸，色氨酸在生物体内可转化为烟酸。动物蛋白食品多富含色氨酸，如果每天能从食物中获得60 g优质蛋白质，一般可得到10 mg烟酸。

2. 临床表现

常在春季、夏初急性发作。本病主要累及皮肤（皮炎）、胃肠道（腹泻）、中枢神经系统（痴呆）。前驱症状为疲倦、食欲不佳、体重下降、乏力、腹泻或便秘、口腔有烧灼感以及精神和情绪的改变。

（1）皮肤损害　体表暴露部位，如面部、颈部、胸上部、腕部、手背及外伤瘀血部位，表现为鲜红色或紫红色，酷似晒斑，与周围皮肤界限清楚。自觉灼热、肿胀、轻度瘙痒。重症者，红斑上可发生浆液性大疱、糜烂、结痂，继发感染。病情好转后，大块脱皮，留有棕黑色色素沉着。可反复发作，因而皮肤增厚、粗糙，称为癞皮病。

(2) 消化道症状　首先出现舌炎和口腔炎，舌头肿胀、疼痛，呈牛肉红色。对热、咸或酸性的食物特别敏感。味蕾上皮细胞脱落，舌头外观如杨梅样，并有刺痛。发病早期可出现胃炎、腹痛、食欲缺乏、恶心、呕吐、心前区烧灼感等症状。非感染性炎症引起胃肠黏膜萎缩，有腹泻，量多而有恶臭，也可有出血。

(3) 精神神经症状　早期有头晕、头痛、失眠、紧张、惶恐不安，以后出现下肢无力、四肢麻木、舌及四肢震颤，腱反射最初增强，最后低下或消失。周围神经炎症状呈现手套或袜套样感觉减退，腓肠肌压痛，甚至可有小腿肌肉萎缩。重症可导致智力发育障碍，甚至痴呆。

(4) 其他严重烟酸缺乏者伴有巨幼细胞贫血

3. 主要预防措施

预防癞皮病首先应合理调配膳食，改善营养状况。含烟酸较多的世物有肉类、肝脏、豆类、小麦、大米、花生等，且绝大部分为游离型烟酸，可直接力人体利用。在玉米中加入10%的黄豆，可改善食物中氨基酸的比例，有预防效果。玉米加碱处理后，从结合型烟酸中释放出游离烟酸。

四、矿物质缺乏病

(一) 钙缺乏

钙缺乏主要影响骨骼的发育和结构，临床表现为婴儿手足抽搐症和成年人骨质疏松症。

1. 缺乏原因

婴儿缺钙主要是因为其母亲在怀孕期间钙摄入不足，母乳中的钙含量过少；幼儿、学龄儿童、青少年缺钙主要是因为饮食搭配不合理，含钙食品摄入过少；维生素D合成障碍导致的肠道钙吸收障碍；受疾病的影响，如腹泻、肝炎、胃炎、频繁呕吐等，致使钙吸收不良或大量流失。

成人骨质疏松症常见于中年以后，女性比男性多见，主要原因是中老年以后雌性激素分泌减少，随着年龄的增长，钙调节激素的分泌失调致使骨代谢紊乱。老年人由于牙齿脱落及消化功能降低，致使蛋白质、钙、磷、维生素及微量元素摄入不足。运动减少也是老年人易患骨质疏松症的重要原因。

2. 临床表现

(1) 婴儿手足抽搐症　多见于1岁以内的婴儿，抽搐常突然发生，轻时仅有惊跳或面部肌肉抽动意识存在；重时有四肢抽动，两眼上翻，口唇发青，知觉暂时丧失。每次发作持续数秒、数分钟或更长。每天可发作数次至数十次，严重时可引起喉头肌肉痉挛，出现喉鸣音，以致呼吸困难、窒息等。如抢救不及时就会有生命危险。

(2) 成人骨质疏松症 成人骨质疏松常表现为骨脆性增大，脊柱易受压、变形，压迫性骨折及疼痛，轻微外伤即可引起骨折，常见于股骨颈部、腕部及肱骨上端。

3. 主要预防措施

合理安排膳食，适当摄入含钙和维生素D丰富的食物，如奶和奶制品、麸皮、豆类、绿色蔬菜等，并进行适当户外活动，以接受日晒（每天至少2 h）。影响钙吸收的因素很多，维生素D、适量的蛋白质、低磷膳食及体育锻炼均有利于钙的吸收；而食物中的植酸，如菠菜、竹笋、蕨菜等中的草酸、膳食纤维、咖啡等，则不利于钙的吸收。

（二）铁缺乏

铁缺乏可导致缺铁性贫血，被WHO、UNICEF确定为世界性营养缺乏病之一，亦是我国主要公共营养问题。

1. 缺乏原因

膳食铁摄入不足；机体对铁的需要量增加；铁吸收减少，如萎缩性胃炎、胃酸缺乏或服用过多抗酸药等可影响铁吸收；铁的消耗增加，如腹泻、钩虫感染、慢性隐性出血等。

2. 临床表现

铁缺乏易导致缺铁性贫血及一些其他相关症状。常见症状和贫血的严重程度相关，常有疲乏无力、心慌、气短、头晕，严重者出现面色苍白、口唇黏膜和睑结膜苍白、肝脾轻度肿大等。严重缺铁性贫血可引起贫血性心脏病，易发生左心心力衰竭。

铁缺乏易影响生长发育与智力发育、活动和劳动耐力降低。免疫功能和抗感染能力下降。严重缺铁性贫血可致黏膜组织变化，如口腔炎、舌炎、舌乳头萎缩，皮肤干燥，毛发枯黄，神经精神系统异常，如有异食癖。

3. 主要预防措施

(1) 健康教育 通过健康教育，指导人们科学、合理的膳食是最有效、最经济的预防措施。

(2) 铁强化食品 近年来有不少国家在高危人群中采用铁强化食品（主要是谷类食品）来预防缺铁。我国试行的铁强化酱油、铁强化面粉等都获得了一定的效果。

(3) 铁补充　高危人群,如婴幼儿、早产儿、孪生儿、妊娠妇女、胃切除者及反复献血者,可使用口服铁剂预防铁缺乏。

(4) 提高食物铁的利用率　足量摄入参与红细胞生成的营养素,如维生素A、维生素 B_2、叶酸、维生素 B_{12} 等以增加铁的生物利用率。

(5) 合理搭配食物　摄入富含铁的食物,主要有动物血、肝脏、鸡胗、牛肾、大豆、黑木耳、芝麻酱、瘦肉、红糖、蛋黄、猪肾、羊肾、干果等。注意避免同时摄入能干扰铁吸收的食物(如菠菜、苋菜)。

(三) 锌缺乏病

锌缺乏在人群中普遍存在,特别是在发展中国家更为严重,其中尤以经济状况较差的人群发生率高。婴儿、儿童、孕妇和育龄妇女是锌缺乏的高发病人群。

1. 缺乏原因

锌的膳食摄入量低和摄入锌的生物利用率低;锌的生理需要量增加;肠吸收障碍;锌丢失量增加;因疾病造成。

2. 临床表现

由于锌在机体内发挥着极为广泛的生理作用,锌缺乏时可导致许多的病理生理变化。

(1) 生长发育障碍　锌缺乏影响生长发育,包括骨骼、内脏器官和脑的生长发育。孕期严重锌缺乏可使胚胎发育畸形,胎儿出生后锌缺乏可导致侏儒症。

(2) 性发育障碍与性功能低下　性发育障碍与性功能低下是青年锌缺乏的另一个主要表现。

(3) 味觉及嗅觉障碍　异食癖和食欲缺乏是目前公认的缺锌症状。

(4) 皮肤表现　锌缺乏的病人往往伴随着铁的缺乏。因此,锌缺乏病患者一般面色苍白,具有明显贫血面貌。常见匙状甲、口角溃烂、口角炎、萎缩性舌炎,眼、口、肛门等周围,肢端、肘膝、前臂等处有对称性糜烂、水疱或者脓疱,过度角化的瘢块。

(5) 其他危害　如伤口愈合不良、神经精神障碍、免疫功能减退、胎儿生长障碍。

3. 主要预防措施

对于原发性锌缺乏的预防,主要是从调整膳食入手,选择适宜的食物,就可以完全预防原发性锌缺乏的发生,主要措施包括增加动物性食物的摄入量,特别是红肉、动物内脏类食物，贝类食物等；对高危人群采取干预措施，给予锌补充或者锌强化食物；计划怀孕的妇女，应注意自己膳食锌的充裕情况，在怀孕的早期或怀孕前就开始保证每日有推荐量水平的锌摄入；对于继发于其他疾病的锌缺乏病，应结合原发疾病的治疗，及时补充锌。

（四）碘缺乏病

碘参与甲状腺素的合成。甲状腺素的主要功能是促进物质代谢和生长发育。

1. 缺乏原因

常为地区性流行。主要原因是环境、土壤和食物缺碘造成的，如高钙、高氟、缺硒、长期服用锂剂等。

2. 临床表现

（1）地方性甲状腺肿　一般无全身症状，基础代谢率正常。甲状腺肿大，能随吞咽上下移动。较大的单纯性甲状腺肿可压迫邻近器官而产生症状。结节性甲状腺肿可继发甲状腺功能亢进，也可发生恶变。

（2）地方性克汀病　地方性克汀病多出现在严重的地方性甲状腺肿流行区，是胚胎时期和出生后早期碘缺乏与甲状腺功能低下所造成的中枢神经系统发育分化障碍结果。智力障碍、生长发育迟滞严重（侏儒）、性发育落后为主要特点。其他表现可见聋哑（听力和言语障碍十分突出）、斜视、运动功能障碍等。

3. 主要预防措施

该病以预防为主。应由政府大力推行碘化食盐消灭地方性甲状腺肿，多吃含碘食物，如海藻、海带等海产品。我国已普遍进行了单纯性甲状腺肿的普查和防治工作，特别是推广碘盐以后，地方性克汀病亦随之消灭，单纯性甲状腺肿发病率已大大降低。

（五）硒缺乏

克山病是一种地方性心肌病。1935 年首先流行于黑龙江省克山县，当时对该病的本质认识不清，遂以此地名来命名，一直沿用至今。目前认为，硒缺乏是克山病发病的基本因素，但不是唯一因素，还有与低硒有关的复合因素参与发病。

1. 缺乏原因

居民的硒摄入主要靠当地水源及食物的富集，当生活居住地环境中硒元素的本底值很低时会引起地方性硒缺乏，造成人体硒摄入量不足。因而饮食中低硒水平是硒缺乏的主要原因。

2. 临床表现

硒缺乏的主要危害是引起克山病，根据患者发病缓急、病程长短及心肌代偿情况分为：

(1) 急性型　发病急骤，由于心肌病变比较广泛、严重，心肌收缩力明显减弱，心排血量在短时间内大幅度减少，重者出现心源性休克。由于供血不足，患者常有头昏、恶心、呕吐等症状。

(2) 亚急性型　病情进展稍缓，心肌受损不如急性型那样严重，但心肌收缩力明显减弱。临床上出现明显的心力衰竭，特别是急性左心衰竭，有咳嗽、呼吸困难、满肺水泡音等征象。经 1～4 周后，可发生全心衰竭，出现颈静脉怒张、肝肿大及全身水肿等。

(3) 慢性型　亦称痨型，病情发展缓慢，多由潜在型逐渐发展而成，少数由急性型或亚急性型转化而来。心脏代偿肥大，心腔扩张明显，临床上主要表现为慢性心功能不全。

(4) 潜在型　心脏受损较轻或因代偿功能较好，临床上多无明显的自觉症状。

3. 预防

由于克山病的发病因素尚未完全弄清，因此比较妥当的预防办法是：在开展综合措施的前提下，重点进行补硒的预防。

(1) 食物预防　海产品和动物食品含硒量较高，如猪肾、蛋类、禽肉，水产品如小虾、鳝鱼、鳅鱼等。宣传病区居民多吃当地相对富硒食物，有助于改善营养状态。

(2) 补硒预防　低硒是克山病流行的必要因素。因此，补充硒后，即使病区仍有其他致病因素存在，也不致引起克山病的流行。补充硒的方式如下：口服亚硒酸钠片或其他硒制剂，补硒量为每日 50～100 μg；硒盐（含亚硒酸钠 10～15 mg/kg）。

第三节　膳食营养指导与慢性疾病预防

人体慢性疾病的发生与发展与膳食选择行为存在密切联系。合理的膳食结构对于预防疾病，乃至促进某些疾病的康复都起着不可忽略的重要作用。

一、膳食营养指导

养成良好的饮食习惯，达到合理营养、促进健康、预防疾病的目的，包括正确的选择食物、合理的计划膳食、评价膳食的营养价值和提出改进膳食质量的措施等。

1. 膳食营养指导和管理的作用

（1）传递“平衡膳食”的理念　“平衡膳食，合理营养，促进健康”是《中国居民膳食指南》的核心思想。膳食营养指导和管理的重要手段就是宣传《中国居民膳食指南》，向消费者灌输“平衡膳食”的理念，使他们了解和应用这一科学理念，获取合理营养，促进身体健康。在对集体供餐单位的膳食营养管理工作中，不仅要用“平衡膳食”的原则来指导工作，同时要向管理者、服务人员和进餐人员宣传这一理念，使其成为人们自觉实践的准则。

（2）帮助养成良好的饮食习惯　人们选择食物有一定的生物学规律，大多数人都会根据口味爱好选择更多的动物性食物、多油脂和多糖的食物。所以，良好的饮食习惯不是自然形成的，需要有科学知识的指导，经过很长时间的实践才能形成。良好的饮食习惯一旦养成就会成为生活的组成部分，伴随人的一生，不仅是自身收益，还会惠及家人以及后代。膳食营养指导和管理工作的一项重要作用就是要帮助消费者养成良好的饮食习惯。特别是在幼儿园和中、小学里，这种作用的意义十分深远。

（3）降低患相关疾病的风险　平衡膳食、合理营养既可以预防营养缺乏病，又可以降低一些慢性病的风险。针对不同人群的问题或特点进行适当的膳食营养指导和管理能够有效地改善个体或群体的营养状况，减少患相关病的危险，有助于某些缺乏病或慢性病患者的康复。

2. 膳食营养指导和管理的主要内容

（1）食物选择　要安排饮食首先是选择食物。食物种类繁多，不同的食物具有不同的口味和营养特点，所以选择食物时要包含中国居民平衡膳食宝塔所列举的五大类食物，以便制作出营养全面而又美味可口的膳食。另外，食物在生产、加工、运输和保藏的过程中会发生许多变化，包括食物的污染、变质和营养素的损失等，所以要尽可能选择新鲜、优质的食物。

（2）计划膳食　计划膳食是为个人或团体设计一个食谱，使其能够满足消费者的营养需要，同时要能被进餐者愉快地接受。因此，编制食谱要尽量采用多种多样的食物，尽量采用当地生产和供应的食物；同时还要考虑到进餐者的社会经济状况、宗教信仰及饮食文化传统等因素。

(3) 膳食评价　用适宜的方法收集消费者的膳食资料,与中国居民平衡膳食宝塔建议的各类食物摄入量进行比较,发现其膳食结构的主要偏差。再进一步,可以计算出平均每人每日各类营养素的摄入量,根据进餐者的生理特征和体力活动强度选择适宜的膳食营养素参考摄入量指标,比较二者的差异,发现摄入不足或摄入过多的营养素。这种评价的结果既可作为膳食改善的基础,又可以作为计划膳食的依据。

(4) 膳食改善　膳食改善的目的是要纠正当前膳食中存在的缺点,使其更加均衡合理,能够提供充足的而又不过多的能量和各种营养素,以满足营养需要。简单的方法就是以中国居民平衡膳食宝塔为标准,发现摄入不足或摄入过多的营养素,都要采取适当干预措施加以改进。

二、慢性疾病预防

(一) 肥胖病的膳食营养防治

燕瘦环肥,美的标准从来没有统一标准,但是,从营养学的角度,身高体重是有标准的。世界卫生组织统计提供的数据表明:全球每年约有 100 万人因饮食不当而加入肥胖者的行列。我国 20 岁以上人口中超重者有 2.4 亿人,我国 20 岁以上人口中肥胖达 3 千万人。

1. 肥胖的定义

肥胖是由于长期能量摄入过多,超过机体能量消耗,体内多余能量转化为脂肪,并过度积聚而引起的营养代谢失衡性疾病。肥胖病不仅是一种独立的疾病,也是高血压、心脑血管疾病、糖尿病等多种慢性疾病的重要病因。

2. 判断肥胖病的常用指标

(1) 体质指数(BMI)　世界卫生组织推荐的国际统一使用的肥胖判断方法,计算公式为:

$$\text{体质指数(BMI)} = \text{体重(kg)} \div \text{身高的平方}(m^2)(kg/m^2),$$

其标准是:18.5～24.9 为正常,25～29.9 为超重,大于 30 为肥胖。我国近年提出了适合中国居民的体质指数判断标准:BMI＜18.5 为消瘦,BMI＝18.5～23.9 为正常;BMI≥24 为超重;BMI≥28 为肥胖,见表 6-2。

(2) 腰围(WC)　用来测定脂肪分布异常的指标。腹部脂肪过度积聚危害性最强,称作中心性肥胖,判断标准为:男性 WC≥85 cm,女性 WC≥80 cm。

表6-2 中国居民的体质指数与肥胖程度关系参照表

体重分类	BMI/(kg/m²)	体重分类	BMI/(kg/m²)
肥胖	BMI≥28.0	体重正常	18.5≤BMI<24.0
超重	24.0≤BMI<28.0	消瘦	BMI<18.5

(3) 腰臀比(WHR) 评价标准为:男性 WHR>0.9,女性 WHR>0.8,可诊断为中心性肥胖。

(4) 理想体重和肥胖度

① 计算公式:

理想体重(kg) = 身高(cm) − 105,

肥胖度 =[(实测体重—理想体重)÷理想体重]×100%。

② 肥胖的判定标准:体重超过理想体重10%为超重;超过20%即认为是肥胖;其中超过20%~30%为轻度肥胖;超过30%~50%为中度肥胖;超过50%为重度肥胖;超过100%为病态肥胖。

3. 肥胖与膳食营养的关系

体重主要由能量的摄取和消耗两种因素维持,即维持着能量的摄入和消耗的动态平衡是体重稳定的基本条件。如果长期摄取的能量多于消耗的能量,就会发生肥胖。在膳食方面,肥胖与下列因素有着密切的关系。

(1) 食物总能量和脂肪摄入过多 摄食过多又称过食。由于摄取的食物过多,即摄入的能量过剩,体内多余的能量则以脂肪的形式储存于脂肪组织,导致体内脂肪的增加,其中包括长期摄入高脂肪(包括烹调油)、高碳水化合物食物(如蔗糖、含糖饮料和甜点)。

(2) 不良的进食习惯 长期进食高能量、高脂肪食物和进食速度过快。

(3) 其他因素 生活安定、生活水平提高、劳动强度低、运动减少、生活工作压力大等环境因素也是发生肥胖不可忽视的因素。

4. 肥胖病的饮食管理

肥胖的预防重于治疗,预防效果也大于治疗。一旦患了肥胖应当通过饮食管理来减肥,争取早日康复。

(1) 控制总能量的摄入 一般来说,合适的能量摄入量,即:

每天应摄入的总能量(kcal) = 理想体重(kg)×(20 ~ 25)(kcal/kg)。

全天能量的分配:早餐30%、午餐40%、晚餐30%。开始减肥阶段,为解决饥饿问题，可在午餐或早餐中留相当于5%能量的食物，约折合主食25 g，在下午加餐。

（2）适当的营养素分配比例

① 供能营养素的能量分配比例。三大供能营养素的分配原则是蛋白质占总热能的20%，脂肪占20%，碳水化合物占60%。在蛋白质的选择中，动物性蛋白质可占总蛋白质的50%左右。动物性食品以鱼、虾等水产品、禽类和瘦肉为好。要减少烹调油，一天不超过25 g，适当增加粗杂粮限制甜食、含糖饮料。

② 保证维生素和无机盐的供给。注意合理的食物选择和搭配。新鲜蔬菜、水果、豆类、牛奶等是维生素和无机盐的主要来源。必要时，在医生的指导下，适当服用多种维生素和无机盐制剂。

③ 增加膳食纤维。食用富含膳食纤维的食物，最好能保证每天的膳食纤维摄入量为30 g左右，相当于500～750 g绿叶蔬菜和100 g粗杂粮中所含的膳食纤维。

④ 戒烟酒和改变不良饮食习惯和行为。

⑤ 烹调方法的选择。应选拌、炖、蒸、焖方法，忌煎、炸、烧、烤、熏等方法。

（二）心脑血管疾病的膳食营养防治

与膳食营养密切相关的心脑血管疾病主要有高血压、冠心病、脑卒中。这些威胁当代人健康和生命的慢性病，大多以肥胖、高血脂为共同的病因、病理基础。所以，这些疾病可以在很大程度上通过调整膳食营养得到防治。

1. 原发性高血压

（1）高血压的诊断和社区管理

① 诊断。当收缩压大于等于140 mmHg和（或）舒张压大于等于90 mmHg，即可诊断为高血压。

② 高血压社区管理。按初次血压测量为依据的社区随访建议，见表6-3。

表6-3 血压测量及相应随访建议

收缩压/mmHg	舒张压/mmHg	随访建议
<140	<90	每年接受复查
140～159	90～99	1～2月内复查、接受指导
160～179	100～109	1月内多次复查、指导，治疗
≥180	≥110	立即修正治疗方案，密切观察

（2）高血压与膳食营养因素的关系

① 钠。人群调查发现，随着食盐摄入量的增加可引起血压升高；钠摄入量每降低 100 mmol/d，高血压者的收缩压下降 5.8 mmHg，舒张压下降 2.5 mmHg；血压正常者，收缩压和舒张压各下降 2.3 mmHg 和 1.4 mmlHg。50 岁以上的人及家族性高血压者对盐敏感性较正常人高。过多摄入食盐还可改变血压昼高夜低的规律，是老年高血压发生脑卒中的危险因素。

② 肥胖。成年人体重增加是导致高血压的一个重要危险因素，随着体重的增加，出现高血压的趋势也增加，尤以 20～40 岁开始增加体重者危险性最大。

此外，过度饮酒与血压升高有密切关系。低钾饮食是血压升高的因素之一，如同时习惯高盐饮食对血压的影响更大。钙摄入量低可以增强高盐膳食对血压的升高作用。膳食镁与血压呈负相关，素食者通常摄入的镁和膳食纤维含量高，其血压比非素食者倾向低。脂肪摄入过多可引起肥胖，过多脂肪可引起血脂异常和动脉粥样硬化，相继引起高血压。膳食纤维能减少脂肪吸收，减轻体重，可间接辅助降压。

（3）高血压的膳食营养防治　高血压的防治包括合理饮食、改善生活方式，消除不利于心理和身体健康的行为习惯，以及药物控制，以减少高血压和其他心血管病的发病危险。

体重减轻 10％为大多数治疗方案的目标。纠正不良饮食习惯，吃饭要细嚼慢咽、少吃或不吃零食，如巧克力、炸薯片、甜点等。减少食盐摄入量，每人每日食盐摄入量不超过 6 g，包括食盐、酱油、味精、咸菜类等。减少脂肪摄入量，减少食用烹调油。适量增加富含钾和钙的食物，最好每天至少食用 250 mL 奶。多吃蔬菜和水果，每天食用近 500 g 蔬菜和 200 g 水果。限制饮酒，饮酒会增加患高血压卒中的危险，而且会降低降压药物的疗效。加强锻炼增加体能消耗。

2．高脂血症

（1）高脂血症的诊断　主要根据血浆（清）总胆固醇（TC）、三酰甘油（TG）水平和高密度脂蛋白胆固醇（HDL—C）浓度诊断。

（2）膳食营养因素对血脂代谢的影响

① 膳食脂肪和脂肪酸。高脂肪膳食可升高血脂，不同脂肪酸对血脂的影响也不同。

饱和脂肪酸可以显著升高血浆胆固醇和低密度脂蛋白胆固醇的水平。单不饱和脂肪酸有降低血清胆固醇和低密度脂蛋白胆固醇水平的作用，同时可升高血清高密度脂蛋白胆固醇。多不饱和脂肪酸可使血浆中胆固醇和低密度脂蛋白胆固醇水平显著降低，并且不会升高 TG。反式脂肪酸，如人造黄油，可使低密度脂蛋白胆固醇水平升高，HDL—C 降低。

② 碳水化合物。进食大量糖类，缺乏纤维素的双糖或单糖类，可使血清极低密度脂蛋白胆固醇、甘油三酯、胆固醇、低密度脂蛋白胆固醇水平升高。高碳水化合物还可使血清高密度脂蛋白胆固醇下降。

③ 膳食纤维。可降低血清胆固醇、低密度脂蛋白胆固醇水平。可溶性膳食纤维比不溶性膳食纤维的作用更强，前者主要存在于大麦、燕麦、豆类、水果中。

④ 微量元素。镁对心血管系统有保护作用，具有降低胆固醇、降低冠状动脉张力、增加冠状动脉血流量等作用。缺钙可引起血胆固醇和甘油三酯升高。缺锌可升高胆固醇、低密度脂蛋白胆固醇水平，补充锌后可升高高密度脂蛋白胆固醇。缺铬可使血清胆固醇增高，并使高密度脂蛋白胆固醇下降。

⑤ 维生素。维生素 C 促进胆固醇降解，降低血清 TC 水平；增加脂蛋白脂酶活性，加速血清极低密度脂蛋白胆固醇、甘油三酯降解。维生素 E 缺乏可升高低密度脂蛋白胆固醇。

(3) 高脂血症的膳食营养防治

① 我国高血脂的饮食防治方案分为一级方案和二级方案：

一级控制方案：总脂肪小于总能量 30% 的饱和脂肪酸占总能量的 8%～10%，多不饱和脂肪酸占总能量的 7%～10%，单不饱和脂肪酸占总能量的 10%～15%。碳水化合物占总能量的 50%～60%。蛋白质占总能量的 10%～20%。胆固醇每日小于 300 mg。总能量达到和保持理想体重。

二级控制方案：总脂肪小于总能量 30% 的饱和脂肪酸小于总能量的 7%，多不饱和脂肪酸占总能量的 7%～10%，单不饱和脂肪酸占总能量的 10%～15%。碳水化合物占总能量的 50%～60%。蛋白质占总能量的 10%～20%。胆固醇每日小于 200 mg。总能量达到和保持理想体重。

② 高血脂症的饮食管理：

防治肥胖：控制饮食和加强体育锻炼相结合，使能量摄入与能量消耗维持平衡，是最有效、最经济、最安全的肥胖防治方法。一般健康人平均按 30 kcal/kg · d，根据劳动强度、体重以及其他因素调整能量供给标准。

减少钠盐：每人每日食盐用量不超过 6 g，应从幼年起就养成吃少盐膳食的习惯。

减少膳食脂肪：血脂正常者脂肪摄入量控制在总能量的 25%，有肥胖、血脂异常及高血脂家族史者，应控制在 20%，限制食用油煎炸食物，摄入脂肪酸的比例最好控制在 1(饱和脂肪酸)∶1(多不饱和脂肪酸)∶1(单不饱和脂肪酸)；胆固醇每天摄入量应小于 300 mg。

控制单双糖摄入量：碳水化合物占总能量的55%～60%，以复杂碳水化合物为主，限制甜食、糕点、含糖饮料的摄入。

增加膳食纤维摄入量：全天膳食纤维摄入量不少于30 g，戒酒。

3. 冠心病

（1）冠心病的危险因素　高血压对心脏结构和功能的损伤作用是持续性的，冠心病随血压的升高而加重。高脂血症即高胆固醇、高低密度脂蛋白胆固醇血症，是动脉粥样硬化的强危险因素，随着血胆固醇水平的增加，冠心病的危险性也增加，死亡率升高。血清高密度脂蛋白胆固醇降低，也是冠心病的危险因素。此外，超重和肥胖是引起冠心病的独立危险因素。

（2）膳食营养因素与冠心病的关系

① 脂肪：脂肪和心血管疾病的关系包括摄入的总脂肪量和脂肪的脂肪酸结构。膳食脂肪比例过大不仅是肥胖的原因，也与动脉粥样硬化、血栓形成、血管内皮功能以及血浆和组织中脂质过氧化有关。饱和脂肪酸、多不饱和脂肪酸及反式脂肪酸都可以影响脂肪代谢，可引起动脉粥样硬化，在血管内壁形成脂肪斑块和血栓。摄入高胆固醇膳食是引起血清胆固醇升高的主要决定因素，并使心脑血管疾病发病的危险性增加。

② 碳水化合物：高碳水化合物的膳食。特别是过多摄入单双糖，可引起高甘油三酯血症。

③ 膳食纤维：膳食纤维有调节血脂的作用，可降低血清胆固醇、低密度脂蛋白胆固醇水平。

④ 低聚糖：低聚糖对人体健康具有多方面的作用，包括促进益生菌生长、调节血脂和脂蛋白、促进微量元素吸收利用等。

⑤ 蛋白质：适量动物性和植物性蛋白质，尤其是大豆蛋白，对许多心血管疾病的危险因素有预防作用。

⑥ 抗氧化营养成分：维生素E、硒、维生素B_6、维生素C和叶酸，有利于维护心血管的正常功能和结构。

（3）冠心病的膳食营养防治

① 我国预防冠心病指南分为一级预防和二级预防：

一级预防：防止动脉粥样硬化，预防冠心病，应尽量做到：合理膳食；防治超重和肥胖；控制和治疗高血压、高脂蛋白血症及糖尿病；生活规律化，避免精神紧张、进行适当的体育锻炼。

二级预防：确诊冠心病后，应尽量做到：保持心态平和，避免情绪激动；戒烟酒；适当的体力活动；合理饮食，防治超重和肥胖；合理用药；做好监测。

② 冠心病的膳食营养防治：

禁烟酒。控制能量，防止超重和肥胖。减少脂肪的摄入，脂肪占总能量的25%以下。限制饱和脂肪酸，适当增加单不饱和脂肪酸，每日胆固醇摄入量限制在300 mg以下，控制水化合物占总能量的50%～60%，主食除米面外，鼓励多吃各类杂粮，限制蔗糖和果糖的摄入。摄入适量的蛋白质，约占总能量的15%，适当增加食用大豆及制品的频率。增加蔬菜水果摄入量，供给充足的维生素和矿物质，膳食纤维每日摄入25～30 g为宜。少吃多餐，细嚼慢咽，防止加重心脏负担。防止情绪波动。

③ 心肌梗死的膳食营养护理：

急性期应完全卧床休息，开始给予流食，少量多餐，每日摄入的总能量控制在800 kcal左右，尽量避免胀气或食用刺激性食物。病情好转后可选用半流食，仍应少量多餐，每日能量约1 200 kcal，注意保持大便通畅，逐渐过渡到软食。恢复期后应防止复发，其膳食原则同冠心病。

4. 脑卒中

(1) 危险因素　主要是高血压，冠心病，糖尿病，血脂异常以及吸烟饮酒等。

(2) 营养防治　大力宣传心脑血管疾病的两级预防，尤其重视一级预防；合理膳食，防治超重和肥胖；积极治疗高血压、糖尿病、冠心病和高脂血症；对高危人群和家庭重点宣传和指导，建立膳食营养监测档案，帮助制订饮食营养防治计划，定期随访。

(三) 糖尿病的膳食营养防治

糖尿病是一种多病因代谢疾病，是慢性高血糖，伴随因胰岛素分泌或作用缺陷引起的糖、脂肪和蛋白质代谢紊乱。

1. 糖尿病的病因

(1) 遗传因素　Ⅰ型和Ⅱ型糖尿病均有遗传性，Ⅱ型更强，中国人属于Ⅱ型糖尿病的易患人群。

(2) 肥胖　80%的糖尿病患者有肥胖的病史，我国调查资料显示，超重者糖尿病患病率是非肥胖者的5倍。超重和肥胖者均有高胰岛素血症和胰岛素抵抗。

(3) 年龄因素　老年人糖尿病患病率升高快。

(4) 不合理的饮食结构　高能量、高脂肪、低膳食纤维饮食不仅是肥胖和高脂血症的饮食营养原因，这样的饮食习惯还会引起胰岛素抵抗。

(5) 吸烟　长期大量吸烟易发生血红蛋白糖化，同样的体重指数。吸烟者内脏脂肪量、空腹血糖和胰岛素水平均高于不吸烟者。

(6) 运动减少：体力活动减少是肥胖发病的原因，也是发生胰岛素抵抗和糖尿病的重要因素。

2. 糖尿病的饮食营养防治原则

(1) 适宜的能量摄入量，防治肥胖　全天适宜能量计算公式为

$$总能量 = 标准能量供给 \times 理想体重,$$

能量供给参考标准见表 6-4。

表 6-4　不同劳动强度能量供给参考表(单位：kcal/kg·d)

劳动强度	举　例	消瘦	正常	肥胖
卧床		20～25	15～20	15
轻体力劳动	职员、教师、售货员	35	30	20～25
中体力劳动	学生、司机、外科医生、电工	40	35	30
重体力劳动	农民、建筑工、搬运工、舞蹈演员	45～50	40	35

(2) 膳食三大营养素比例合理　碳水化合物占总能量的 55%～60%，脂肪占总能量的 20%～25%，蛋白质占总能量的 15%，其中优质蛋白质(包括大豆蛋白)不少于 30%；经常选用血糖生成指数较低的食物。

此外，膳食纤维每天摄入量不少于 30 g。增加富含维生素 C、维生素 E、维生素 B_1、维生素 A 和钙的食物，必要时服用制剂。进食要定时定量，要和药物相配合，预防低血糖。禁烟酒，忌食含单双糖的点心和饮料。合理选择食物烹调方法，忌煎炸和熏烤食物。糖尿病患者应坚持饮食治疗，树立抗病信心，要学会应用食物交换份法和熟悉常用食物血糖生成指数。

(3) 选择低 GI 值的食物　GI 大于 70 的为高 GI 食物，在 50～70 的为中 GI 食物，小于 50 的为低 GI 食物，常见食物的 GI 见表 6-5。

表 6-5　常见食物的 GI

食物名称	GI	食物名称	GI	食物名称	GI
馒头	88.1	玉米粉	68.0	葡萄	43.0
熟甘薯	76.7	玉米片	78.5	柚子	25.0
熟土豆	66.4	大麦粉	66.0	梨	36.0
面条	81.6	菠萝	66.0	苹果	36.0
大米饭	83.2	闲趣饼干	47.1	藕粉	32.6
烙饼	79.6	荞麦	54.0	鲜桃	28.0

续 表

食物名称	GI	食物名称	GI	食物名称	GI
苕粉	34.5	甘薯(生)	54.0	扁豆	38.0
南瓜	75.0	香蕉	52.0	绿豆	27.2
油条	74.9	猕猴桃	52.0	四季豆	27.0
荞麦面条	59.3	山药	51.0	面包	87.9
西瓜	72.0	酸奶	48.0	可乐	40.3
小米	71.0	牛奶	27.6	大豆	18.0
胡萝卜	71.0	柑	43.0	花生	14.0

(四) 痛风的膳食营养防治

痛风是长期高尿酸血症引起的痛风性关节炎和肾脏病变。

1. 与痛风关系密切的膳食营养因素

与痛风关系密切的膳食营养因素主要是肥胖。高脂肪膳食可减少尿酸排泄,升高血尿酸。高嘌呤饮食增加外源性嘌呤,升高血尿酸。饮酒抑制肾脏排泄尿酸。饮水不足。药物如利尿剂、小剂量水杨酸、滥用泻药等。

2. 常见的诱发加重因素

这些因素包括激烈运动、酗酒、缺氧、受凉、体重减轻过快、间断性饥饿减体重等。

3. 痛风的膳食营养防治

(1) 限制总能量,防治超重或肥胖　总能量一般按 20～25 kcal/kg · d,肥胖者减少能量摄入应循序渐进,防痛风急性发作。可按阶段减少,每阶段减少 500 kcal,并与实际活动消耗保持平衡,使体重逐步达到适宜体重。切忌减得过快,否则易导致机体产生大量酮体,酮体与尿酸相互竞争排出,使血尿酸水平升高,促使痛风急性发作。较安全的减体重速度是每周减轻 0.5～1 kg。

(2) 多食用蔬菜、水果　如鲜果汁、马铃薯、甘薯、海藻、紫菜、海带等。

(3) 合理的膳食结构　在总能量限制的前提下,蛋白质占总能量的 10%～15%,不宜过多。脂肪占总能量小于 25%,其中饱和、单不饱和、多不饱和脂肪酸比例约为 1∶1∶1,全日脂肪包括食物中的脂肪及烹调油在 50 g 以内,碳水化合物占总能量 55%～65%。注意补充维生素与微量元素。

(4) 液体摄入量充足　液体摄入量充足增加尿酸溶解,有利于尿酸排出,每日应饮水 2 000 mL 以上,8～10 杯,伴肾结石者最好能达到 3 000 mL,为了防止夜尿浓缩,夜间亦应补充水分。饮料以普通开水,淡茶水,矿泉水、鲜果汁、菜汁、豆浆等为宜。

(5) 禁酒并建立良好的饮食习惯 酒精容易使体内乳酸堆积,对尿酸排出有抑制作用,易诱发痛风。暴饮暴食或一餐中进食大量肉类常是痛风性关节炎急性发作的诱因,要定时定量,也可少食多餐,注意烹调方法,少用刺激调味品,肉类煮后弃汤可减少嘌呤量。

(6) 选择低嘌呤食物 一般人膳食摄入嘌呤为600~1 000 mg/d,在痛风急性期,嘌呤摄入量应控制在150 mg/d以内,一般将食物按嘌呤含量分为3群:

① 第一群:含嘌呤较少的食物,每100 g含量小于50 mg。

谷类、薯类:大米、米粉、小米、糯米、大麦、小麦、荞麦、富强粉、面粉、通心粉、挂面、面条、面包、馒头、麦片、白薯、马铃薯、芋头。

蔬菜类:白菜、卷心菜、芥菜、芹菜、青菜叶、空心菜、芥蓝菜、茼蒿菜、韭菜、黄瓜、苦瓜、冬瓜、南瓜、丝瓜、西葫芦、菜花、茄子、豆芽菜、青椒、萝卜、胡萝卜、洋葱、番茄、莴苣、泡菜、咸菜、葱、姜、蒜头、荸荠。

水果类:橙、橘、苹果、梨、桃、西瓜、哈密瓜、香蕉、菜果汁、果冻、果干、果酱。

乳类:鸡蛋、鸭蛋、皮蛋、牛奶、奶粉、乳酪、酸奶、炼乳。

硬果及其他:猪血、猪皮、海参、海蜇皮、海藻、红枣、葡萄干、木耳、蜂蜜、瓜子、杏仁、栗子、莲子、花生、核桃仁、花生酱、枸杞、茶、咖啡、巧克力、可可、油脂(在限量中使用)。

② 第二群:含嘌呤较高的食物,每100 g含50~150 mg。

米糠、麦麸、麦胚、粗粮、绿豆、红豆、豌豆、豆腐干、豆腐、青豆、黑豆;

猪肉、牛肉、小牛肉、羊肉、鸡肉、兔肉、鸭、鹅、鸽、火鸡、火腿、牛舌;

鳝鱼、鳗鱼、鲤鱼、草鱼、鳕鱼、鲑鱼、黑鲳鱼、大比目鱼、鱼丸、虾、龙虾、乌贼、螃蟹;

鲜蘑、芦笋、四季豆、鲜豌豆、昆布、菠菜。

③ 第三群:含嘌呤高的食物,每100 g含150~1 000 mg。

猪肝、牛肝、牛肾、猪小肠、脑、胰脏、白带鱼、白鲇鱼、沙丁鱼、凤尾鱼、鲢鱼、鲱鱼、鲭鱼、小鱼干、牡蛎、蛤蜊、浓肉汁、浓鸡汤及肉汤、火锅汤、酵母粉。

在痛风急性发作期,宜选用含嘌呤少的食物,以牛奶及其制品,蛋类、蔬菜、水果、细粮为主。在缓解期,可适量选含嘌呤中等量的食物,如肉类食用量每日不超过120 g,尤其不要在一餐中进食过多。不论在急性或缓解期,均应避免食用含嘌呤高的食物。

(五) 骨质疏松的膳食营养治疗

骨质疏松是一种以骨量减少,骨组织微细结构破坏为特征,导致骨脆性增加，易发生骨折的全身性疾病。妇女绝经后及老年人发病率高。

1. 膳食营养在骨质疏松的发生中的作用

（1）蛋白质　长期蛋白质缺乏，合成骨基质蛋白质不足；蛋白质摄入过多，使钙排泄增加，均可以引起骨质疏松。

（2）钙　人身体内的钙 90%分布在骨骼内，钙的摄入量直接影响着骨骼内储存的钙量。

（3）磷　人体内的磷 80%在骨骼内，钙磷比例适宜是维持骨骼坚固的必备条件。

（4）镁　体内的镁 60%在骨骼内，与钙共同维持骨骼的结构。

（5）锌　参与骨形成和骨重建。

（6）钠　高盐膳食增加尿钙排出，影响骨骼正常代谢。

（7）维生素 D　促进钙吸收，直接参与骨代谢和成骨作用。

（8）维生素 K　参与合成骨基质蛋白质，减少尿钙排出。

（9）维生素 A　参与合成骨基质蛋白质，保证骨正常生成和重建。

（10）维生素 C　促进钙吸收和增加骨钙储存。

2. 骨质疏松的膳食营养防治

从儿童期开始骨质疏松的预防措施，增加骨峰值。加强体育锻炼，保持适宜体重。膳食蛋白质要适量，一般应占总能量的 15%，避免过高或不足。按年龄阶段摄入充足的钙，多选择富含钙的食物，每天至少饮用 250 mL 牛奶。适宜摄入量按中国营养学会推荐量。注意其他矿物质与钙的平衡，其中磷、镁、锌尤其重要。经常摄入富含维生素 D、维生素 A、维生素 C、维生素 K 的食物，必要时，补充维生素制剂。经常晒太阳，多参加户外活动。绝经后妇女和老年人要选择适宜运动项目，防摔跤。

（六）肿瘤的膳食营养防治

肿瘤的发病原因中膳食营养因素约占 1/3，并且在肿瘤的发生、发展恶化、治疗等的全过程均发挥作用，所以通过膳食营养的干预来防治肿瘤是可行的措施。

1. 膳食营养成分与肿瘤的关系

（1）脂肪　高脂肪膳食与结肠癌、直肠癌、睾丸癌、卵巢癌及乳腺癌的发生有关。高胆固醇饮食与肺癌、胰腺癌有关。脂肪酸中应限制的是饱和脂肪酸、多不饱和脂肪酸和反式脂肪酸。

（2）蛋白质　蛋白质不足或过高均是不利因素，高动物蛋白饮食常常伴高脂肪存在。

（3）膳食纤维　膳食纤维有较强的吸水性，可吸收有害、有毒及致癌物质，促进肠蠕动，缩短有害物质在肠道停留时间，降低肿瘤的发病危险。肿瘤发生常常同时存在低膳食纤维饮食的因素。

（4）维生素 A　食道癌、肺癌、乳腺癌病人血液中的维生素 A 水平均降低。

（5）维生素 E　缺乏时，与肺癌、结肠癌、直肠癌的发病有关。

（6）维生素 C　缺乏时，与食道癌、喉癌、宫颈癌的发生有关。

（7）硒　硒缺乏与结肠、直肠、胰腺、乳腺、卵巢、前列腺、胆囊、肺等部位的癌和白血病的发生有关。

（8）其他营养素　缺乏叶酸、维生素 B_1、维生素 B_{12}、维生素 B_2、铁等与肿瘤的发生也有一定联系。

2. 食物中有抗肿瘤作用的非营养成分

（1）类黄酮　存在于蔬菜、水果、硬果、大豆中。

（2）多酚类　主要分布在蔬菜、水果中。

（3）皂苷类　大豆中含量丰富。

（4）有机硫化合物　主要存在于葱蒜类食物中。

3. 食物加工过程中产生的有致癌作用的物质

（1）糖精　食用糖精过量可能引起膀胱癌。

（2）聚氯乙烯　聚氯乙烯存在于包装材料内，可引起胃、中枢神经系统和腺体癌。

（3）黄曲霉毒素　黄曲霉毒素存在于霉变的谷类、花生、玉米和牛奶中，可引起食道、肝脏癌症。

（4）亚硝胺　亚硝胺存在于储存过久和腐烂的蔬菜、腌制食品中，可引起消化道癌症。

（5）丁烃茴香醚　丁烃茴香醚是油脂和饼干加工使用的保护剂，可致消化道癌症。

（6）多环芳烃　多环芳烃存在于熏烤食品中，可引起多部位的癌症。

4. 膳食预防肿瘤的基本方法

能量摄入要和体力活动平衡，防止超重和肥胖。选择食物要多样化，应以植物性食物为主。多吃蔬菜水果，每天摄入量不少于 500 g。减少摄入精制谷类和糖类食物，增加粗加工米、面及杂粮的摄入量。碳水化合物占摄入总能量适宜比例为 45%～60%。经常适量食用大豆及其制品。经常适量食用鱼虾和禽类，蛋白质摄入量占膳食总能量的 15%。减少畜肉类食用量，每天摄入量不超过 80 g。控制脂肪摄入量，不超过总能量的 25%，合理选择植物油。

知识巩固和检测

一、判断题

1. “平衡膳食，合理营养，促进健康”是《中国居民膳食指南》的核心。（ ）
2. 根据膳食中植物性食物所占的比重，以及能量、蛋白质、脂肪和碳水化合物的供给量作为划分膳食结构的标准。（ ）
3. 急性肾功能衰竭入水量一般估计量是前一天尿量加 50 mL 水。（ ）
4. 定期进行血液透析的病人每日至少摄入 30 g 蛋白质。（ ）
5. 患病婴儿只要无特殊禁忌，应以牛乳作为首选食物。（ ）
6. 酸奶适用于腹泻或消化不良的婴儿。（ ）
7. 婴儿辅助食品 2 个月可增添鱼肝油。（ ）
8. 婴儿辅助食品 4 个月可增添米糊、面糊。（ ）
9. 小儿贫血应多选用含血红素铁和维生素丰富的瘦肉、动物血及维生素 C 丰富的新鲜蔬菜和水果。（ ）
10. 成人每天摄入蔬菜 300～500 g 是适宜的。（ ）
11. 糖耐量试验应前 1 天晚餐后禁食。（ ）
12. BMI<18.5 为营养不良。（ ）
13. 维生素 C 缺乏，皮肤会出现毛囊角化性丘疹。（ ）
14. 舌苔牛肉样鲜红色表明烟酸缺乏。（ ）
15. 维生素 B_2 缺乏引起婴儿惊厥。（ ）
16. 维生素 B_1 缺乏伴有周围神经无力和感觉异常。（ ）
17. 干瘦型营养不良的病人体重低于其标准体重的 8%。（ ）
18. 营养不良浮肿型多补充蛋白质，消瘦型多补充能量。（ ）
19. 维生素 A 缺乏病是以眼、皮肤改变的全身性疾病。（ ）
20. 毕脱斑对维生素 A 缺乏的诊断有参考意义。（ ）
21. 膳食指南是从发达国家开始制定的。在发展中国家，既有营养不合理慢性病预防的一面，也有营养素不足需要改善的一面。（ ）
22. 枕秃或环形脱发为佝偻病早期诊断的参考依据。（ ）
23. 维生素 B_2 缺乏可出现地图舌。（ ）
24. 长期以玉米为主食的地区，加入 10%黄豆，对预防痢皮病有重要意义。（ ）
25. 韦尼克脑病为 VB_1 缺乏累及中枢神经系统的表现，较为罕见，多见于酗酒病

人。（　　）

26. 维生素 C 缺乏需 5～6 个月方可出现症状。（　　）

27. 维生素 A 中毒几乎皆因误食入维生素 A 过多引起。（　　）

28. 儿童防治佝偻病应该使用维生素 A、维生素 D 合剂。（　　）

29. 食物中抗肿瘤作用的非营养成分不包括植物凝血素。（　　）

30. 预防中老年人骨质疏松的措施，应从儿童期开始。（　　）

31. 治疗营养不良患儿时，调整饮食及补充营养物质的原则为：根据患儿营养不良的程度和消化功能调整饮食；尽早给予优质蛋白的食物；热量和营养物质的供给应逐渐增加；不可操之过急；少量多次喂养。（　　）

32. 防止肥胖，保持理想体重，不吸烟，少饮酒；多运动；少吃高脂肪，高胆固醇及高盐食品；适当多吃粗杂粮和蔬菜等有利于预防糖尿病。（　　）

二、单项选择题

1. （　　）的人群的主要营养问题是营养缺乏病。

A. 以动植物食物为主的平衡膳食结构
B. 以植物性食物为主的膳食结构
C. 以动物性食物为主的膳食结构
D. 地中海膳食结构
E. 日本的膳食结构

2. （　　）是属于营养过剩型的膳食结构。

A. 以动植物食物为主的平衡膳食结构
B. 以植物性食物为主的膳食结构
C. 以动物性食物为主的膳食结构
D. 地中海膳食结构
E. 日本的膳食结构

3. （　　）是世界各国调整膳食结构的参考。

A. 以动植物食物为主的平衡膳食结构
B. 以植物性食物为主的膳食结构
C. 以动物性食物为主的膳食结构
D. 地中海膳食结构
E. 爱斯基摩人的膳食结构

4. （　　）是中国传统膳食的主体，也是人体能量的主要来源。

A. 蔬菜　　B. 水果　　C. 谷类　　D. 肉类

5. 下列哪类食物是量经济的能量来源（　　）。

A. 蔬菜水果类　B. 油脂类　C. 畜禽类
D. 蛋奶类　E. 粮谷类

6. 下列(　　)是天然抗氧化物质的主要来源。

A. 粮谷类　B. 深海鱼类　C. 蔬菜和水果
D. 山珍海味　E. 鲍参鱼翅

7. 与牛奶相比,瘦肉的(　　)含量高且吸收较好。

A. 铁　B. 钙　C. 维生素 B_2
D. 维生素 C　E. 维生素 A

8. 中国居民膳食指南建议每人每日食盐的摄入量以不超过(　　)g 为宜。

A. 3　B. 4　C. 5　D. 6

9. 减少烹调油用量是指每天烹调油摄入量不宜超过(　　)。

A. 60 g 或 85 g　B. 45 g 或 60 g　C. 30 g 或 45 g
D. 25 g 或 30 g　E. 15 g 或 25 g

10. 成年人的健康体重是指体重指数(BMI)为(　　)kg/m^2。

A. 16～19.5　B. 18.5～23.9　C. 18～25
D. 19～26　E. 20～30

11. 衡量食不过量的最好指标是(　　)。

A. 能量的推荐摄入量　B. 体重　C. 糖尿病的发病率
D. 高血脂的发生率　E. 运动的能量消耗

12. 如饮酒应限量,“限量”是指(　　)。

A. 成年男性一天饮用酒的酒精量不超过 20 g,女性不超过 10 g
B. 成年男性一天饮用酒的酒精量不超过 22 g,女性不超过 17 g
C. 成年男性一天饮用酒的酒精量不超过 25 g,女性不超过 15 g
D. 成年男性一天饮用酒的酒精量不超过 28 g,女性不超过 18 g
E. 成年男性一天饮用酒的酒精量不超过 30 g,女性不超过 20 g

13. 平衡膳食宝塔共分(　　)层。

A. 3　B. 4　C. 5　D. 6

14. 按 WHO 建议标准,体质指数 BMI≥30 应判断为(　　)。

A. 正常　B. 超重　C. 肥胖　D. 重度肥胖

15. 维生素 A 缺乏最常见的人群是(　　)。

A. 儿童　B. 老年人　C. 孕妇　D. 乳母

16. 孕妇出现巨幼红细胞性贫血,主要是由于缺乏(　　)。

A. 铁　B. 叶酸　C. 蛋白质
D. 维生素 B_2　C. 维生素 B_6

17. 以玉米为主食的地区容易发生(　　)。
A. 佝偻病　B. 脚气病　C. 脂溢性皮炎
D. 干眼病　E. 癞皮病

18. 维生素 B_2 缺乏的典型症状为(　　)。
A. 神经管畸形　B. 皮肤和牙龈出血　C. 皮肤干燥
D. 唇炎和口角炎　E. 腹泻

19. 某人疲倦、乏力、易感冒,检查发现牙龈肿胀出血,牙齿松动、关节肌肉疼痛、伤口难愈合,皮肤受碰撞出现淤斑。此患者可能是缺乏(　　)。
A. 维生素 C　B. 维生素 B_2　C. 铁　D. 叶酸

20. 最好的食物补铁来源是(　　)。
A. 奶类　B. 动物血和肝脏　C. 菠菜
D. 蛋类　E. 谷类

21. 癞皮病典型三 D 特征是指(　　)。
A. 腹泻、皮炎、出血　B. 皮炎、痴呆、腹泻
C. 痴呆、脱发、腹泻　D. 皮炎、腹泻、疲倦

22. 下列有关佝偻病防治措施,错误的是(　　)。
A. 增加户外活动,多晒太阳　B. 提倡母乳喂养
C. 多吃富含钙食物　D. 长期大量服用维生素 D 制剂

23. 有关纠正蛋白质-能量营养不良治疗原则,错误的是(　　)。
A. 浮肿型应多补充能量　B. 白质和能量补充应逐步增加
C. 蛋白质和能量同时补充　D. 保证母乳喂养

24. 某 60 岁妇女,近年经常出现腰背痛,走路感觉腿无力,特别是上楼梯时吃力,骨盆有明显压痛,考虑是(　　)缺乏。
A. 维生素 C　B. 维生素 D　C. 碘　D. 维生素 A

25. 维生素 A 缺乏时,可能出现的症状有(　　)。
A. 脂溢性皮炎　B. 皮下出血点　C. 银屑病
D. 毛囊上皮过度角化　E. 毛发红康疹

26. 一名儿童临床症状表现为牙龈出血,皮下出现散在的出血点,鼻子出血等症状。临床诊断病人可能患有的哪一种营养缺乏病(　　)。
A. 佝偻病　B. 锌缺乏病　C. 缺铁性贫血
D. 维生素 C 缺乏病　E. 碘缺乏病

27. 维生素A缺乏可引起(　　)。
A. 脚气病　B. 地方性甲状腺肿　C. 夜盲症
D. 佝偻病　E. 骨质疏松症

28. 孕期叶酸缺乏可使孕妇出现(　　)。
A. 巨幼红细胞贫血　B. 骨质软化症　C. 糖尿病
D. 营养不良性水肿　E. 高血压

29. 婴幼儿铁缺乏可引起(　　)。
A. 克汀病　B. 夜盲症　C. 坏血病　D. 贫血

30. 某患者患有严重的甲状腺功能减退性疾病，临床表现为身材矮小，甲状腺肿大，智力低下。该疾病可能是(　　)缺乏引起的。
A. 硒　B. 碘　C. 锰　D. 钙

三、多项选择题

1. 膳食营养指导和管理的工作内容包括(　　)。
A. 正确地选择食物　B. 合理地计划膳食
C. 评价膳食的营养价值　D. 提出改进膳食质量的措施

2.《中国居民膳食指南》的核心思想是(　　)。
A. 平衡膳食　B. 降低相关疾病的风险
C. 合理营养　D. 促进健康

3. 下列(　　)是地中海膳食结构的特点。
A. 富含植物性食物，食物新鲜程度高　B. 橄榄油占食用油的比例高
C. 每天食用适量的奶酪和酸奶　D. 饮用葡萄酒

4.《中国居民膳食指南》中提倡食物粗细搭配，其包含的意思是(　　)。
A. 多吃一些传统上的粗粮　B. 多吃一些较老的蔬菜
C. 适当增加一些加工精度低的米　D. 多吃一些含粗纤维高的食物

5. 富含蔬菜水果和薯类的膳食在(　　)等方面起着十分重要的作用。
A. 保持心血管健康　B. 预防缺铁性贫血
C. 减少儿童干眼症的危险　D. 预防某些癌症

6.《中国居民膳食指南》中建议每日食用乳类，是因为乳类(　　)。
A. 营养成分齐全，组成比例适宜　B. 含钙较高且利用率也很高
C. 富含铁可以预防缺铁性贫血　D. 必需氨基酸比例符合人体需要
E. 其中的乳糖具有调节胃酸、促进胃肠蠕动和促进消化液分泌的作用。

7. 在膳食控制的同时，适当增加体力活动的益处有(　　)。
A. 可改善糖耐量，降低胰岛素分泌　B. 有利于机体正氮平衡的维持

C. 可使人精神振奋，具有健康感　　D. 能促进体脂分解

E. 可改善患者心理状态，增强治疗信心

8. 动脉粥样硬化的独立危险因素主要有(　　)。

A. 高血压　　B. 高脂血症　　C. 肥胖

D. 糖尿病　　E. 吸烟

9. 具有降低血压作用的矿物质有(　　)。

A. 膳食钾　　B. 膳食钙　　C. 镁　　D. 钠

10. 对乳糖不耐受者，可选择(　　)。

A. 喝酸奶　　B. 吃奶酪

C. 饮奶时与固体食物搭配食用　　D. 餐后 1～2 h 内饮奶

11. 动物性食物中蛋白质不仅含量高，而且富含(　　)，与谷类食物搭配食用，可明显发挥蛋白质的互补作用。

A. 苯丙氨酸　　B. 酪氨酸　　C. 组氨酸

D. 赖氨酸　　E. 蛋氨酸

12. 清淡少盐的膳食是指(　　)。

A. 膳食不要太油腻　　B. 少吃油炸、烟熏和腌制的食物

C. 不摄入过多的动物性食物　　D. 不要太咸

13. 三餐分配要合理，指的是(　　)。

A. 早餐提供的能量应占全天总能量的 25%～30%

B. 午餐提供的能量应占全天总能量的 30%～40%

C. 晚餐提供的能量应占全天总能量的 30%～40%

D. 根据职业、劳动强度和生活习惯可进行适当调整

14. 每天喝足量水，饮水应(　　)。

A. 少量多次喝　　B. 主动喝水　　C. 感到口渴时才喝水

D. 最好选择茶水

15. 平衡膳食宝塔的每人每日各类食物适宜摄入量适用于一般健康人，应用时要根据(　　)进行适当调整。

A. 年龄　　B. 性别　　C. 身高和体重

D. 季节　　E. 劳动强度

16. 有关微量元素碘的正确说法是(　　)。

A. 碘是合成甲状腺素的主要原料　　B. 缺碘可造成甲状腺肿

C. 海产品含碘丰富　　D. 碘摄入过量也可导致甲状腺肿

E. 胎儿、初生儿期缺碘，可导致克汀病

17. 造成营养素摄入不足的主要原因是(　　)。

A. 食物供给不足　　B. 吸收利用障碍
C. 不良饮食习惯　　D. 消耗量增加

18. 有关预防维生素 A 缺乏病措施，正确的是(　　)。

A. 对易感人群进行检测
B. 多摄入富含维生素 A 的食物
C. 长期多量摄入维生素 A 制剂
D. 多摄入胡萝卜素丰富的食物

19. 营养缺乏病治疗的一般原则是(　　)。

A. 积极治疗原发病　　B. 充分利用食物纠正营养素缺乏
C. 从营养素相互关系考虑治疗方案　　D. 适当给予营养补充剂
E. 改善不良的饮食习惯和行为

20. 下列哪些是婴幼儿人群的膳食指南(　　)。

A. 尽早开奶，初乳营养最好
B. 鼓励母乳喂养
C. 母乳喂养至 4～6 个月后及时合理添加辅食
D. 适当补充维生素 D

21. 引起维生素 D 缺乏病(如佝偻病和骨软化症)的常见原因有(　　)。

A. 阳光照射不足　　B. 维生素 D 摄入不足
C. 钙、磷摄入不足　　D. 肠道吸收钙、磷障碍

22. 维生素 B_1 缺乏的主要原因有(　　)。

A. 米麦类加工过精　　B. 深绿色蔬菜摄入不足
C. 慢性酒精中毒　　D. 动物性食物摄入量过多

23. (　　)缺乏可引起伤口愈合不良。

A. 维生素 C　　B. 锌　　C. 维生素 B_1　　D. 铁

24. (　　)缺乏可引起营养性贫血

A. 铁　　B. 蛋白质　　C. 叶酸　　D. 铜

25. (　　)缺乏可引起异食癖。

A. 碘　　B. 硒　　C. 钙
D. 锌　　E. 铁

26. 哪些食物血糖指数较低，糖尿病人可以适量多食用(　　)。

A. 大米、精粉面条　　B. 土豆(马铃薯)、芋头
C. 黄豆、莲子、绿豆　　D. 燕麦片、燕麦、美国大杏仁

27. 下列与孕妇缺乏维生素 D 有关的病症包括（　　）。

A. 孕妇骨质软化症　　B. 低出生体重

C. 新生儿低钙血症　　D. 新生儿手足抽搐

28. 与先天畸形有关的营养因素有（　　）。

A. 孕妇缺乏锌、叶酸　　B. 孕妇摄入维生素 A 过多

C. 孕早期血糖升高　　D. 孕妇酗酒

E. 孕妇缺乏铁

29. 发生贫血时可能缺乏的营养素包括（　　）。

A. 蛋白质　　B. 钙　　C. 铁

D. 叶酸　　E. 维生素 B_{12}、维生素 B_6

30. 膳食纤维的生理作用有（　　）。

A. 预防便秘　　B. 降低血清胆固醇　　C. 预防癌症

D. 调节血糖　　E. 促进微量元素的吸收

31. 具有抗氧化作用的营养素有（　　）。

A. 果糖　　B. V_E　　C. V_C　　D. 硒

32. 蛋白质-能量营养不良的分类有（　　）。

A. 水肿型　　B. 消瘦型　　C. 肌肉萎缩型

D. 腹突型　　E. 混合型

33. 肥胖者进行膳食治疗时，以下食物中必须严加限制的有（　　）。

A. 可可油　　B. 牛油　　C. 乙醇　　D. 蜜饯

34. 食物血糖生成指数影响最大的 3 个因素包括（　　）。

A. 碳水化合物含量　　B. 蛋白质含量　　C. 脂肪含量

D. 膳食纤维　　E. 食物重量

35. 我国居民传统的膳食结构特点包括（　　）。

A. 高碳水化合物　　B. 高膳食纤维　　C. 低动物脂肪

D. 低盐　　E. 奶摄入量较高

36. 中国居民膳食指南提倡多吃蔬菜、水果和薯类，目的是供给（　　）。

A. 优质蛋白质　　B. 维生素 C　　C. 维生素 D

D. 膳食纤维　　E. 脂肪

37. 膳食预防肿瘤的基本方法是（　　）。

A. 能量摄入和体力活动平衡，防止超重和肥胖

B. 选择食物要多样化，多吃蔬菜水果

C. 减少精制谷类和糖类食物摄入，增加粗加工米、面及杂粮的摄入量

D. 经常适量食用大豆及其制品,减少畜肉类食用量

38. 判断肥胖的常用指标有(　　)。

A. 体质指数　　B. 腰围　　C. 腰臀比

D. 上臂围　　E. 胸围

39. 高血压的营养防治原则包括(　　)。

A. 减体重　　B. 减少钠盐的摄入量

C. 增加富含钾和钙的食物　　D. 限制饮酒

40. 与痛风关系密切的膳食因素包括(　　)。

A. 肥胖　　B. 低嘌呤膳食

C. 高脂肪膳食　　D. 摄入较多的蔬菜和水果

第七章

人群营养

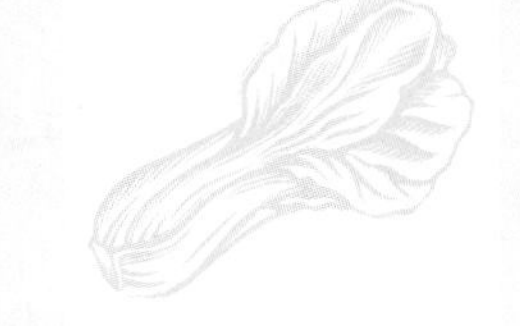

<table>
<tr><th>知识内容范围</th><th colspan="2">学 习 要 点</th><th>重要程度</th></tr>
<tr><td rowspan="12">人群营养</td><td rowspan="2">婴儿营养</td><td rowspan="10">营养需要
膳食营养素参考摄入量
膳食指南和膳食要点</td><td>熟悉</td></tr>
<tr><td>了解</td></tr>
<tr><td rowspan="2">幼儿营养</td><td>熟悉</td></tr>
<tr><td>了解</td></tr>
<tr><td rowspan="2">学龄前儿童营养</td><td>熟悉</td></tr>
<tr><td>了解</td></tr>
<tr><td rowspan="2">学龄儿童营养</td><td>熟悉</td></tr>
<tr><td>了解</td></tr>
<tr><td rowspan="2">少年营养</td><td>熟悉</td></tr>
<tr><td>了解</td></tr>
<tr><td rowspan="2">老年人营养</td><td>营养需要及膳食营养素参考摄入量</td><td>熟悉</td></tr>
<tr><td>膳食指南和常见疾病的营养防治</td><td>了解</td></tr>
<tr><td rowspan="8">特殊人群营养</td><td rowspan="2">孕妇营养</td><td rowspan="4">营养需要
膳食营养素参考摄入量
膳食指南和膳食要点</td><td>熟悉</td></tr>
<tr><td>了解</td></tr>
<tr><td rowspan="2">产妇营养</td><td>熟悉</td></tr>
<tr><td>了解</td></tr>
<tr><td rowspan="4">运动员营养</td><td>营养需要和膳食营养素参考摄入量</td><td>了解</td></tr>
<tr><td>膳食指南和膳食要点</td><td>熟悉</td></tr>
<tr><td rowspan="2">营养与膳食</td><td>熟悉</td></tr>
<tr><td>了解</td></tr>
</table>

吃你该吃的,不是吃你想吃的。

处于不同生理状况的人群,对膳食中营养素的需求也不一致。了解不同人群的膳食营养素参考摄入量,合理膳食,有利于健康。

第一节 人群营养

人的一生按年龄分为主要的几个阶段:婴儿期、幼儿期、学龄前期、学龄期、少年期、成年期、老年期等。人的生理状况随着性别和年龄的差异而有所不同,对营养素的需要也有所不同。

一、婴儿营养

婴儿期(1～12个月)良好的营养,是一生体格和智力发育的基础。婴儿期的生长极为迅速,对营养素的要求很高。了解婴儿期对营养素的需求,科学喂养,确保婴儿的生长发育极为重要。

(一) 婴儿期的营养需要和膳食营养素参考摄入量

婴儿期是小儿出生后生长最快的时期,各器官、系统继续发育完善,需要摄入能量和营养素,尤其是对蛋白质的"量"和"质"的要求特别高,如营养不良,无法满足生长发育的需要。

1. 婴儿期三大产能营养素的需要

婴儿的能量需要包括基础代谢、体力活动、食物的特殊动力作用、能量储备及排泄耗能、生长发育等五大方面。其总能量的需要还与年龄、体重及发育速度有关。《中国居民膳食营养素参考摄入量》建议0～12个月的婴儿的能量RNI为95 kcal/(kg·d)。

(1) 蛋白质 婴儿生长迅速,所需要的蛋白质多而优。婴儿必需氨基酸的比例较成人大,如6月龄的婴儿就比成人多5～10倍。除成人的8种必需氨基酸外,还需要由食物提供组氨酸、半胱氨酸、酪氨酸以及牛磺酸。《中国居民膳食营养素参考摄入量》建议婴儿蛋白质AI因喂养方式而异,母乳喂哺的婴儿的蛋白质 AI 为 2.0 g/(kg·d)。牛乳喂养者为 3.5 g/(kg·d),大豆或谷类蛋白喂养时为 4.0 g/(kg·d)。

(2) 脂肪　母乳含有丰富的必需脂肪酸,可满足婴儿脑部及视网膜发育的需要。每 100 g 母乳脂肪含量约 4 g,以不饱和脂肪酸为主,并含有脂肪酶,将母乳中脂肪乳化为细小颗粒,极易消化吸收。6 个月后虽然添加一些辅助食品,但还是以奶类食品为主,脂肪提供的能量比仍然较高,《中国居民膳食营养素参考摄入量》建议婴儿脂肪摄入量占总能量适宜比值 0～5 个月为 45%～50%,6～12 个月为 35%～40%。

(3) 碳水化合物　母乳喂养的婴儿碳水化合物主要成分是乳糖,碳水化合物供能比约 37%,人工喂养儿略高为 40%～50%。4 个月以下的婴儿消化淀粉的能力尚未成熟,但乳糖酶的活性比成人高。4 个月以后的婴儿,能较好地消化淀粉食品。婴儿食物中含碳水化合物不宜过多,因为碳水化合物在肠内经细菌发酵,产酸、产气并刺激肠蠕动易引起腹泻。

2. 婴儿期矿物质的主要需要

婴儿必需而又易缺乏的矿物质主要有钙、铁、锌和碘。体内其他所需矿物质可以从母乳及牛奶喂养中补充,不易缺乏。

(1) 钙　母乳中钙含量低于牛乳但钙吸收率高,前 6 个月婴儿全母乳喂养一般无明显的缺钙。母乳中含钙量约为 350 mg/L。一天 800 mL 母乳计,能提供 300 mg 左右的钙。尽管牛乳中钙量是母乳的 2～3 倍,钙磷比例不适合婴儿需要,且吸收率较低。《中国居民膳食营养素参考摄入量》建议婴儿钙的 AI:6 个月以下时为 300 mg/d,6 个月以上时为 400 mg/d。

(2) 铁　足月婴儿铁储备可以满足约 4 个月需要,早产儿及低体重婴儿的铁储备相对不足。母乳 1～3 个月时的铁含量为 0.6～0.8 mg/L,4～6 个月时为 0.5～0.7 mg/L。牛乳中铁含量约 0.45 mg/L,低于母乳,且吸收率亦明显偏低。婴儿在 4～5 个月后急需从膳食中补充铁,可通过强化铁的配方奶、米粉、肝泥及蛋黄等予以补充。《中国居民膳食营养素参考摄入量》建议婴儿铁 AI:6 个月以下为 0.3 mg/d,6 个月以上为 10 mg/d。

(3) 锌　足月新生儿体内也有较好的储备,婴儿期每日需锌约为 3 mg。母乳中锌含量相对不足,成熟乳约为 1.18 mg/L。母乳喂养的婴儿在前几个月内因可以利用体内储存的锌而不易缺乏,但在 4～5 个月后也需要从膳食中补充。肝泥、蛋黄、婴儿配方食品是较好的锌的来源。《中国居民膳食营养素参考摄入量》建议婴儿锌的 AI:6 个月以下为 1.5 mg/d,6 个月以上为 8 mg/d。

(4) 碘　婴儿期碘缺乏易引起以智力低下、体格发育迟缓为主要特征的不可逆智力损害。我国大部分地区天然食品及水中含碘较低，建议孕妇和产妇注意碘的补充。

3. 婴儿期维生素的主要需要

母乳中的维生素尤其是水溶性维生素含量受产妇的膳食和营养状态的影响。膳食均衡的产妇乳汁中的维生素一般能满足婴儿的需要。

(1) 维生素 A 母乳含有较丰富的维生素 A，用母乳喂养的婴儿一般不需额外补充。牛乳中的维生素 A 仅为母乳含量的一半，用牛乳喂养的婴儿需要额外补充 150～200 μg/d 维生素 A。用浓缩鱼肝油补充维生素 A 时应适量，过量补充会导致维生素 A 中毒，出现呕吐、昏睡、头痛、骨痛、皮疹等症状。《中国居民膳食营养素参考摄入量》建议婴儿维生素 A 的 AI 为 400 μg/d。

(2) 维生素 D 维生素 D 缺乏易致佝偻病，母乳及牛乳中的维生素 D 含量均较低，需要补充。《中国居民膳食营养素参考摄入量》建议婴儿维生素 D 的 AI 为 10 μg(400 IU)/d。富含维生素 D 的食物较少，需给婴儿适量补充维生素 D 制剂，并适当户外晒太阳，由紫外线照射皮肤，使 7-脱氢胆固醇转变成维生素 D。

(3) 维生素 K 新生儿肠道内正常菌群尚未建立，肠道细菌合成维生素 K 较少，容易发生维生素 K 缺乏症(出血)。母乳约含维生素 K 为 15 μg/L，牛乳约为母乳的 4 倍，母乳喂养的新生儿较牛乳喂养者更易出现维生素 K 缺乏性出血。因此，对新生儿尤其是早产儿出生初期要注射补充维生素 K。

(4) 维生素 C 母乳喂养的婴儿可从乳汁获得足量的维生素 C。牛乳中维生素 C 的含量仅为母乳的 1/4，且牛乳在煮沸过程中有所损失，因此，纯牛乳喂养儿应及时补充富含维生素 C 的果汁如橙子、深绿色叶菜汁或维生素 C 制剂等。《中国居民膳食营养素参考摄入量》建议婴儿维生素 C 的 RNI：6 月以下为 40 mg/d，6 月以上为 50 mg/d。

(二) 婴儿的膳食指南和膳食要点

1. 母乳喂养

母乳是世界上唯一的营养最全面的食物。充足的母乳喂养能满足 4～6 月龄以内婴儿生长发育的需要。母乳中的营养素与婴儿消化功能相适应，亦不增加婴儿肾脏负担。

(1) 母乳含优质蛋白质 母乳虽然蛋白质总量低于牛乳，但其中白蛋白比例高，酪蛋白比例低，在胃内形成较稀软的凝乳，易于消化吸收。另外，母乳含有较多的牛磺酸，有利于婴生长发育。

(2) 母乳含丰富的必需脂肪酸 所含脂肪高于牛乳、且含有脂肪酶而易于婴儿消化吸收。母乳含有大量的亚油酸及 a-亚麻酸，还含有花生四烯酸和 DHA，利于婴儿脑部及视网膜发育需要。

(3) 母乳含丰富的乳糖　乳糖有利于进入婴儿体内矿物质的吸收，还有利于肠道“益生菌”的生长，从而有利于婴儿肠道的健康。

(4) 母乳中还含有适量无机盐　其中钙含量虽低于牛乳，但易于婴儿吸收、并足以满足婴儿对钙的需要。母乳及牛乳铁含量均较低，但母乳中铁的吸收率高达 75%。母乳中钠、钾、磷、氯均低于牛乳，但足够婴儿的需要。

(5) 母乳中还含有适量维生素　乳母膳食营养充足时，婴儿头 6 个月内所需的维生素基本上可从母乳中得到满足。维生素 D 在母乳中含量较少，但若能经常晒太阳亦很少发生佝偻病。母乳中的维生素 C 含量高于牛乳，而且牛乳中的维生素 C 常因加热被破坏。

2. 喂养要点

在母乳喂哺 4～6 个月至 1 岁断奶之间，是一个长达 6～8 个月的断奶过渡时期。应在坚持母乳喂哺的条件下，有步骤地补充婴儿易接受的辅助食品，以满足其发育需求。

(1) 添加辅助食品的作用　随着婴儿的生长发育对营养素需要量的增加，仅靠母乳或牛奶不能供给这么多的营养素。添加辅食可增加婴儿唾液及其消化液的分泌量，增强消化酶的活性，促进牙齿的发育和增强消化功能。添加辅食可以刺激婴儿的味觉、嗅觉、触觉和视觉并有助于其神经系统的发育。

(2) 添加辅助食品的原则　添加辅食从谷类(米汤或面糊)开始：从稀逐渐到稠，从流质逐渐过渡到半流质，再到软固体的食物，最后喂固体食物。添加辅食遵循从一种到多种：开始时一种一种地添加，以后逐步添加菜泥、果泥、奶及奶制品、蛋黄、肝泥及肉泥等。婴儿有可能对一些食物产生过敏反应或不耐受反应，如皮疹、腹泻等，观察 3 天以上，然后再添加。添加辅食遵循逐量添加：开始添加的食品可先每天一次，以后逐渐增加次数。如有呕吐、腹泻等消化不良反应时、可以暂缓添加，待症状消失后再从小量开始添加。辅食应单独制作：婴儿辅食可以加入少许的食用油，但少用盐和避免用调味品。

二、幼儿营养

幼儿期(1～3 岁)是由婴儿食品逐步过渡到摄取普通食物的时期，这一时期各器官系统发育尚不完全，对食物的消化、吸收能力有限，而同时又是饮食习惯形成的重要时期，需要特别重视。

(一) 幼儿的营养需要和膳食营养素参考摄入量

1～3 岁的幼儿，器官系统发育尚不完全，对食物的消化、吸收能力有限，由于幼儿仍处于生长发育的旺盛时期，对蛋白质、脂肪、碳水化合物及其他各营养素的需要量相对高于成人。

1. 幼儿期三大产能营养素的需要

幼儿对能量的需要通常包括基础代谢、生长发育、体力活动以及食物的特殊动力作用的需要。由于幼儿的体表面积相对较大，基础代谢率高于成年人，但男女孩之间的差别不大。生长发育所需能量每增加 1 g 的体内新组织，需要 4.4～5.7 kcal 的能量。好动多哭的幼儿比年龄相仿、安静孩子需要的能量高 3～4 倍。

(1) 蛋白质　幼儿对蛋白质的需要不仅量相对需要比成人多，而且质量要求也比成人高，其中一半应是优质蛋白质。《中国居民膳食营养素参考摄入量》建议 1 岁、2 岁和 3～4 岁幼儿蛋白质 RNI 为 35 g/d、40 g/d 和 45 g/d，一般要求蛋白质所供能量应占膳食总能量的 12%～15%。

(2) 脂肪　必需脂肪酸中，亚油酸富含于所有植物油，较少出现缺乏，而含 α-亚麻酸的油仅限于大豆油、低芥酸菜子油等少数油，应注意补充。《中国居民膳食营养素参考摄入量》建议幼儿脂肪提供的能量的 AI 为 30%～40%，膳食脂肪中必需脂肪酸应占总能量的 3%～5%，其中 α-亚麻酸(n-3)应占 0.5%～1%，才能保证正常生长发育需要。

(3) 碳水化合物　尽管幼儿已能产生消化各种碳水化合物的消化酶，但对于 2 岁以下的幼儿，过多的能量来自于淀粉和糖是不合适的，因为富含碳水化合物的食物占体积较大，可能不适当地降低了食物的营养密度及总能量的摄入。在逐渐增多来自淀粉类食物的同时，相应地减少来自脂肪的能量。并且，2 岁以下的幼儿应该尽量避免选择含有太多膳食纤维和植酸盐的食物。

2. 幼儿期矿物质的主要需求

(1) 钙　幼儿期用于骨骼生长需要补充大量的钙，奶及其制品是膳食钙的最好来源。建议 1～3 岁幼儿的钙 AI 为 300～500 mg/d。

(2) 铁　幼儿期每天平均需要约 1.0 mg 的铁。因我国儿童(尤其是农村)膳食铁主要以植物性铁为主，吸收率低，幼儿期缺铁性贫血成为常见和多发病。建议 1～3 岁幼儿铁的 AI 为 12 mg/d。

(3) 锌　婴幼儿缺锌时会出现生长发育缓慢、味觉减退、食欲不振、贫血、创伤愈合不良、免疫功能低下等表现。1～3 岁幼儿锌的 RNI 为 9.0 mg/d。

（4）碘　碘对婴幼儿的生长发育影响很大，幼儿期缺碘会影响生长发育。1～3 岁幼儿碘的 RNI 为 50 μg/d。

3. 幼儿期维生素的主要需求

（1）维生素 A　维生素 A 与机体的生长、骨骼发育、生殖、视觉及抗感染有关。1～3 岁幼儿每日维生素 A 的 RNI 为 500 μg/d 视黄醇当量。由于维生素 A 可在肝内蓄积，过量时可出现中毒，不可盲目给小儿服用。

（2）维生素 D　幼儿也是特别容易发生维生素 D 缺乏的易感人群，维生素 D 缺乏可引起佝偻病。维生素 D 的膳食来源较少，主要来源是户外活动多晒太阳。我国的 RNI 为 10 μg/d，幼儿也可适量补充含维生素 D 的鱼肝油。

（3）其他维生素　维生素 B_1 为水溶性维生素，在体内储存极少，需每日从膳食中补充。幼儿每日维生素 B_2 的 RNI 为 0.6 mg/d。幼儿维生素 B_2 的 RNI 为 0.6 mg/d。幼儿维生素 C 的 RNI 为 60 mg/d。

（二）幼儿期的膳食指南和膳食要点

1. 幼儿膳食选择

（1）粮谷类及薯类食品　进入幼儿期后，粮谷类应逐渐成为小儿的主食。谷类食物是碳水化合物和某些 B 族维生素的主要来源，同时因食用量大，也是蛋白质及其他营养素的重要来源。在选择这类食品时应以大米、面制品为主，同时加入适量的杂粮和薯类。食物的加工应粗细合理，以避免 B 族维生素、蛋白质和无机盐损失。一般以标准米、面为宜。

（2）乳类食品　乳类食物是幼儿优质蛋白质、钙、维生素 B_2、维生素 A 等营养素的重要来源。奶类钙含量高、吸收好，可促进幼儿骨骼的健康生长。同时奶类富含赖氨酸，是粮谷类蛋白的极好补充，每日适量饮用有益营养合理。

（3）鱼、肉、禽、蛋及豆类食品　这类食物能为幼儿提供丰富的优质蛋白，也是维生素 A、维生素 D 及 B 族维生素和大多数微量元素的主要来源。豆类蛋白质含量高，质量也接近肉类，可作动物蛋白的较好替代品。但豆类微量元素（如铁、锌、铜、硒等）低于动物类食物，幼儿还是尽可能多食动物性食品。

（4）蔬菜、水果类　这类食物是维生素 C、β-胡萝卜素的重要来源，也是维生素 B_2、无机盐（钙、钾、钠、镁等）和膳食纤维的重要来源。一般深绿色叶菜及深红、黄色果蔬、柑橘类等含维生素 C 和 β-胡萝卜素最高。蔬菜水果还具有良好的感官性状，可促进幼儿食欲，防治便秘。

2. 幼儿膳食的要点

（1）营养齐全、搭配合理　膳食蛋白质、脂肪、碳水化合物的重量比接近 1∶

1∶(4～5);占总能量比分别为12%～15%,25%～35%、50%～60%。动物蛋白(或和豆类)应占总蛋白质的1/2。平均每人每天各类食物的参考量为粮谷类100～150 g,鲜牛奶不低于350 mL或全脂奶粉40～50 g,鱼、肉、禽、蛋类或豆制品(以干豆计)100～125 g,蔬菜、水果类150～250 g,植物油20 g,糖0～20 g。各类食物轮流使用,使膳食多样化,从而达到均衡营养。

(2) 合理加工与烹调　幼儿的食物应单独制作,质地应细、软、碎、烂,避免刺激性强和油腻的食物。食物烹调时还应具有较好的色、香、味、形,并经常更换烹调方法,以刺激小儿胃酸的分泌并促进食欲。加工烹调也应尽量减少营养素的损失。

(3) 合理安排进餐　幼儿的胃容量相对较小,且肝储备的糖原不多,幼儿活泼好动,故幼儿每天进餐的次数要相应增加。在1～2岁每天可进餐5～6次,2～3岁时可进餐4～5次,每餐间相隔3～3.5 h。一般可安排早、中、晚三餐,午点和晚点两次点心。

(4) 养成良好的饮食习惯　营造幽静、舒适的进餐环境,可使幼儿专心进食。进餐时,最好有固定的场所,并有适于幼儿身体特点的桌椅和餐具。幼儿抵抗力差,容易感染,对幼儿的饮食卫生应特别注意。

三、学龄前儿童营养

学龄前期(3～6岁)也称幼儿园年龄期。这个阶段的性格表现为活泼好动、好奇心强、自制力差等特点,给予正确指导,帮助学龄前儿童养良好的生活习惯。

(一) 学龄前期儿童的营养需要和膳食营养素参考摄入量

学龄前期儿童和其幼儿期相比较体格发育速度已经减慢,大脑和神经系统的发育逐渐成熟。但是和成年时期相比较,儿童的生长发育速度还是要快得多,因此需要合理供给能量和营养素。

1. 学龄前期儿童三大产能营养素的需要

近年来,由于儿童基础代谢耗能和活动耗能降低,儿童肥胖的发生率持续增加,儿童总的热量消耗估计量较以前要有所下降。2000年《中国居民膳食营养素参考摄入量》推荐3～6岁学龄前儿童总热量供给范围是1 300～1 700 kcal/d,其中男孩稍高于女孩,详见表7-1。

表 7-1　3～6 岁儿童能量、蛋白质的 RNIs 及推荐脂肪供能比

年龄/岁	能量(RNI)				蛋白质(RNI) g/d		脂肪占能量百分比/%
	MJ/d		kcal/d				
	男	女	男	女	男	女	
3～	5.64	5.43	1 350	1 300	45	45	30～35
4～	6.06	5.83	1 450	1 400	50	50	
5～	6.70	6.27	1 600	1 500	55	55	
6～	7.10	6.67	1 700	1 600	55	55	

(1) 蛋白质　学龄前儿童体重每增加 1 kg，体内就要合成 160 g 新的蛋白质，以满足身体细胞、组织增长的需要。给学龄前儿童补充的蛋白质质量要求较高，必需氨基酸的种类和数量需达到一定的比例。建议必需氨基酸需要量占总氨基酸需要量的 36%，其中来源于动物性食物的蛋白质应占 50%，其余蛋白质可由植物性食物谷类、豆类等提供。可以充分利用大豆所含的优质蛋白质来预防儿童蛋白质营养不良引起的低体重和生长发育迟缓。

(2) 脂肪　儿童生长发育所需的能量、免疫功能的维持、脑的发育和神经髓鞘的形成都需要脂肪，尤其是必需脂肪酸。学龄前儿童胃的容量相对较小，而需要的能量又相对较高，其膳食脂肪供能比高于成人，占总能量的 30%～35%，亚油酸供能不应低于总能量的 3%，亚麻酸供能不低于总能量的 0.5%。建议使用含有 α-亚麻酸的大豆油、低芥酸菜子油或脂肪酸比例适宜的调和油为烹调油，在对动物性食品选择时，也可多选用鱼类等富含多不饱和脂肪酸的水产品。

(3) 碳水化合物　学龄前儿童基本完成了饮食从以奶和奶制品为主到以谷类为主的过渡。谷类所含有的丰富碳水化合物是其能量的主要来源，碳水化合物应占总能量的 50%～60%，如大米、面粉和豆类。学龄前儿童每日需补充适量的膳食纤维，如粗麦面包、麦片粥、蔬菜、水果等。但膳食纤维不宜过量，以免造成胃肠胀气、不适或腹泻而影响食欲和营养素的吸收。

2. 学龄前期儿童矿物质的主要需求

(1) 钙　学龄前儿童机体内每日平均骨骼钙储留量为 100～150 mg，钙需要量 3 岁为 350 mg/d，4～6 岁为 450 mg/d。食物钙的平均吸收率为 35%。《中国居民膳食营养素参考摄入量》中学龄前儿童钙的 AI 为 800 mg/d，UL 为 2 000 mg/d。奶及奶制品钙含量丰富，吸收率高，是儿童最理想的钙来源。豆类及其制品尤其是大豆、黑豆含钙也较丰富。此外，芝麻、虾皮、海带等也含有一定的钙。要保证学龄前儿童钙的适宜摄入水平，每日奶的摄入量应不低于 300 mL/d，但也不宜超

过 600 mL/d。

(2) 碘　碘缺乏会导致儿童生长发育障碍,《中国居民膳食营养素参考摄入量》提出学龄前儿童碘的 RNI 为 50 μg/d,UL 为 800 μg/d。含碘较高的食物主要是海产品,如海带、紫菜、海鱼、虾、贝类。建议每周膳食至少安排 1 次海产食品。

(3) 铁　学龄前儿童需要从膳食中补充足量的铁,每千克体重需要约 1 mg 的铁。铁缺乏可导致儿童行为异常,如注意力不集中、脾气急躁、容易生气等,还可导致儿童听力减弱、视力减弱,学习成绩不佳。《中国居民膳食营养素参考摄入量》建议学龄前儿童铁的 AI 为 12 mg/d,UL 为 30 mg/d。

(4) 锌　锌缺乏儿童常出现味觉下降、厌食甚至异食癖,嗜睡,面色苍白,抵抗力差而易患各种感染性疾病等,严重者生长迟缓。儿童期用于生长的锌每千克体重为 23～30 mg。《中国居民膳食营养素参考摄入量》提出学龄前儿童锌 RNI 为 12 mg/d。除海鱼、牡蛎外,鱼、禽、蛋、肉等蛋白质食物锌含量丰富,利用率也较高。

3. 学龄前期儿童维生素的需要

(1) 维生素 A　维生素 A 摄入充足有利于学龄前儿童的生长发育,尤其是对其骨骼生长有着非常重要的作用。发展中国家的居民普遍存在维生素 A 缺乏的营养问题,《中国居民膳食营养素参考摄入量》建议学龄前儿童维生素 A 的 RNI 为 500～600 μg/d,UL 值为 2 000 μgRE/d。可考虑每周摄入 1 次含维生素 A 丰富的动物肝脏,每天摄入一定量蛋黄、牛奶,也可每日摄入一定量的深绿色或黄红色蔬菜补充维生素 A 原(胡萝卜素)。

(2) B 族维生素　维生素 B_1、维生素 B_2 和烟酸这 3 种 B 族维生素在保证儿童体内的正常代谢中常协同发挥作用以促进其生长发育。《中国居民膳食营养素参考摄入量》建议学龄前儿童维生素 B_1 的 RNI 为 0.7 mg/d。膳食中维生素 B_1 主要来源于非精制的粮谷类、坚果、鲜豆、瘦肉和动物内脏,发酵生产的酵母制品也含有丰富的维生素 B_1。维生素 B_2 缺乏引起口角炎、舌炎、唇炎以及湿疹。缺铁性贫血的儿童常伴有维生素 B_2 缺乏。维生素 B_2 主要来源于各种瘦肉、蛋类、奶类,蔬菜水果也含少量。《中国居民膳食营养素参考摄入量》建议学龄前儿童维生素 B_2 的 RNI 为 0.7 mg/d。

(3) 维生素 C　典型的维生素 C 缺乏症在临床上已不常见,但维生素 C 缺乏仍存在影响,如免疫能力降低以及慢性病的危险增加等。维生素 C 主要来源于新鲜蔬菜和水果,尤其是鲜枣类、柑橘类水果和有色蔬菜,如柿子椒、油菜、韭菜、白菜、菜花等。鉴于维生素 C 对免疫功能以及慢性病的预防作用,《中国居民膳食营养素参考摄入量》建议维生素 C 的 RNI 值较过去有所增加，3 岁为60 mg/d，4～6 岁为 70 mg/d。

（二）学龄前期的膳食指南和膳食要点

1. 平衡膳食的原则

（1）多样食物合理搭配　每日膳食应由适宜数量的谷类、乳类、肉类(或蛋或鱼类)、蔬果类四大类食物组成，在各类食物的数量相对恒定的前提下，同类中的各种食物可轮流选用，做到膳食多样化，从而发挥出各种食物在营养上的互补作用，使学龄前期儿童营养全面。

（2）完善幼儿园膳食　日托制幼儿园儿童膳食的 60%～70%是由幼儿园供给的，幼儿园对学龄前儿童营养以及体格发育负有最主要的责任。因此，幼儿园烹调尽量减少食盐和调味品的食用，烹调成质地细软、容易消化的膳食，逐渐增加食物的种类和数量，烹调向成人膳食过渡，以保证营养需要，又不增加胃肠道过多的负担。

（3）制定合理膳食制度　学龄前儿童胃的容量小，肝脏中糖原储存量少，又活泼好动，容易饥饿，宜适当增加餐次。建议学龄前儿童以一日“三餐两点”制为宜。各餐营养素和能量适宜分配，早、中、晚正餐之间加适量点心。早餐约占 1 日能量和营养素的 30%，午餐约供给 1 日能量和营养素的 40%(含午点)，晚餐约占 1 日能量和营养素的 30%(含晚点)。

2. 膳食要点

（1）学龄前儿童膳食建议　学龄前儿童谷类已取代乳类成为主食，建议每日供给 200～300 mL 牛奶(不要超过 600 mL)，1 个鸡蛋，100～125 g 无骨鱼或禽、瘦肉及适量的豆制品，150 g 蔬菜和适量水果；每周进食 1 次富含铁和维生素 A 的猪肝和猪血；每周进食 1 次富含碘、锌的海产品。

（2）学龄前儿童的膳食制作　学龄前儿童咀嚼和消化能力仍低于成人，不能进食一般家庭膳食和成人膳食。食物要切碎专门制作。肉类食物加工成肉糜后制作成肉糕或肉饼等。烹调方式多采用蒸、煮、炖等，且常吃的食物要更换烹调方法并尽量注意色香味搭配。

（3）培养健康膳食模式　让孩子自已吃，父母每天至少有 1 次与孩子一起进餐，保持孩子进餐的兴趣和食欲。餐前可喝少量的果汁或汤以开胃。正餐进餐时间不要超过 30 min，养成不偏食、不挑食、少零食，细嚼慢咽，口味清淡的健康饮食习惯。

四、学龄儿童营养

学龄儿童(6～12 岁)体格生长发育处于稳步增长阶段,求知欲强,知识面迅速扩大,语言和思维能力也进一步发展,更需要好的身体素质奠定基础。

(一) 学龄儿童的营养需要和膳食营养素参考摄入量

学龄儿童除生殖系统外,其他系统的生长发育已接近成人水平,还要为即将到来的青春期快速生长发育贮备所需的营养,因此需要供给充足的营养素。

1. 学龄儿童三大产能营养素的需要

其热量消耗处于正平衡状态,学龄儿童对热量的需求相对或绝对高于成年人。每日需要消耗的热量为 6.7～10.04 MJ(1 600～2 400 kcal)。热量的来源比例分别为蛋白质 12%～14%,脂肪 25%～30%,碳水化合物 55%～65%。

(1) 蛋白质　为满足生长发育和智力发育的需要,学龄儿童每日蛋白质的需要量为 55～75 g。膳食蛋白质提供的热量应占膳食总热量的 12%～14%。各年龄组学龄儿童膳食蛋白质推荐摄入量见表 7-2。

表 7-2　各年龄组学龄儿童膳食蛋白质推荐摄入量

年龄/岁	蛋白质推荐摄入量/(g/d)		年龄/岁	蛋白质推荐摄入量/(g/d)	
	男	女		男	女
6～	55	55	10～	70	65
7～	60	60	11～	75	75
8～	65	65	12～	75	75
9～	65	65			

(2) 脂肪　学龄儿童脂肪适宜摄入量以占总热量的 25%～30%,其中饱和脂肪酸、单不饱和脂肪酸和多不饱和脂肪酸的比例为 1∶1∶(<1)。在脂肪种类的选择上宜选择富含必需脂肪酸的植物油。

(3) 碳水化合物　学龄儿童碳水化合物适宜摄入量以占膳食总热量的 55%～65%,其膳食中碳水化合物的主要来源应该是谷类和薯类,水果和蔬菜也提供一定量的碳水化合物。因此,学龄儿童保证适量碳水化合物摄入,不仅可以避免脂肪的摄入过多,同时谷类和薯类以及水果和蔬菜摄入会增加膳食纤维的摄入量,以预防肥胖及心血管疾病。

2. 学龄儿童矿物质的主要需求

(1) 钙　6～10岁儿童钙的AI为800 mg/d。进入青春前期后，身体有一个突增高峰，为满足突增高峰的需求，建议11～13岁儿童钙的AI为1 000 mg/d。钙的摄入量不能超过2 000 mg/d。

(2) 铁　学龄儿童铁缺乏除引起贫血外，也可能降低学习能力、免疫力和抗感染能力。建议6～7岁儿童铁的AI为12 mg/d，11～13岁女孩铁的AI为18 mg/d，11～13岁男孩为16 mg/d。

(3) 锌　儿童缺锌会导致食欲差、味觉迟钝，严重时会影响生长发育，引起性发育不良及免疫功能下降。建议6岁儿童锌的RNI为12 mg/d，7岁RNI为13.5 mg/d，11～13岁女孩锌的RNI为15 mg/d，11～13岁男孩锌的AI为18 mg/d。

(4) 碘　碘缺乏可引起甲状腺肿，建议6～10岁儿童碘的RM为90 μg/d，11～13岁120 μg/d。

3. 学龄儿童维生素的主要需求

(1) 维生素A　学龄儿童维生素A缺乏的发生率远高于成年人。学龄儿童维生素A的RNI为600～700 μg RE/d，最多不能超过2 000 μg RE/d。

(2) 维生素B_1　由于学龄儿童平时吃精加工的谷类食品较多，容易出现维生素B_1缺乏的现象。建议维生素B_1的RNI，6岁为0.7 mg/d，7岁为0.9 mg/d，11～13岁1.2 mg/d，维生素B_1广泛存在于动物内脏、肉类、豆类和没有精加工的谷类食物中。

(3) 维生素B_2　儿童少年紧张的学习生活，使其易发生维生素B_2缺乏病。建议维生素B_2的RNI，6岁为0.7 mg/d，7～10岁为1.0 mg/d，11～13岁为1.2 mg/d，14～18岁男为1.5 mg/d，女为1.2 mg/d。富含维生素B_2的食物主要有奶类、蛋类、动物肝脏、谷类、蔬菜、水果含量较少。

(4) 维生素C　我国儿童少年膳食维生素C参考摄入量6岁为70 mg/d，7～10岁为80 mg/d，11～13岁为90 mg/d，14～18岁为100 mg/d。新鲜的蔬菜、水果是维生素C丰富的食物来源，约150 g油菜(菜心)可提供100 mg的维生素C。

(二) 学龄期的膳食指南和膳食要点

1. 学龄儿童的膳食指南

(1) 安排好一日三餐并适当增加课间餐。早餐、午餐、晚餐的营养素供给量应该分别占全日供给量的30%、40%、30%。

(2) 重视学龄儿童的早餐营养，让孩子吃饱和吃好一日三餐，尤其是早餐，进食量应相当于一天总量的1/3。

(3) 科学烹调，保持食物的色、香、味、形，增加食物的多样性也能刺激学龄儿童的食欲。注意饮食习惯的培养，少吃零食，饮用清淡饮料。

2. 学龄儿童膳食注意要点

(1) 不偏食与不挑食　偏食会引起儿童营养摄入失衡，对生长发育极为不利。遇到儿童偏食，关键是要找出孩子偏食的原因，只有消除了导致偏食的因素，偏食才可能得到有效的纠正。

(2) 用餐时避免看电视　吃饭时看电视，眼睛不动地盯着屏幕，嘴巴机械地嚼，长此以往会引起消化不良，甚至引起消化道疾病，随之而来的就是身体状况越来越差。吃饭看电视还让部分儿童与父母的沟通减少，容易造成性格孤僻。

(3) 预防龋齿　龋齿是人类广泛流行的一种慢性疾病，世界卫生组织已将龋齿列为3个重点防治疾病之一。龋病对人类口腔健康危害很大，如果不及时治疗，还会引起牙髓病变，产生剧烈的疼痛，影响食欲、睡眠及健康。

五、少年期营养

少年期(12～18岁)是体格和智力发育的重要时期，更是青春发育的关键时期，充足的营养摄入可以保证体格和智力的正常发育，为成人时期以至一生的健康奠定良好的基础。

(一) 少年期营养需求和膳食营养素参考摄入量

少年期生长发育较快，体内合成代谢旺盛，所需的能量和各种营养素的量相对比成人高，尤其是能量、蛋白质、脂类、钙、锌和铁等营养素。

1. 少年期三大产能营养素的需要

少年期由于生长代谢的需要和能量消耗的增加，能量的需要量也达到高峰，其膳食热量推荐摄入量为男2 400～2 900 kcal/d，女2 200～2 400 kcal/d，各年龄组能量推荐摄入量见表7-3。能量的来源分别为碳水化合物55%～65%，脂肪25%～30%，蛋白质12%～14%。

(1) 蛋白质　少年膳食蛋白质推荐摄入量见表7-4。蛋白质提供的能量应占膳食总能量的12%～14%。动物性食物蛋白质含量丰富且氨基酸构成好，如肉类为17%～20%，蛋类为13%～15%，奶类约为3%，植物性食物中大豆是优质蛋白质的来源，含量高达35%～40%，谷类含5%～10%，利用率较低。

表 7-3 我国儿童少年膳食能量推荐摄入量

年龄/岁	推荐摄入量				年龄（岁）	推荐摄入量			
	MJ/d		kcal/d			MJ/d		kcal/d	
	男	女	男	女		男	女	男	女
6～	7.10	6.67	1 700	1 600	10～	8.80	8.36	2 100	2 000
7～	7.53	7.10	1 800	1 700	11～	10.04	9.20	2 400	2 200
8～	7.94	7.53	1 900	1 800	14～17	12.13	10.04	2 900	2 400

表 7-4 我国儿童少年膳食蛋白质推荐摄入量

年龄/岁	推荐摄入量/(g/d)		年龄/岁	推荐摄入量/(g/d)	
	男	女		男	女
6～	55	55	10～	70	65
7～	60	60	11～	75	75
8～9	65	65	14～17	80	80

(2) 脂类　少年期脂肪适宜摄入量以占总能量的25%～30%为宜。少年期是生长发育的高峰期，能量的需要也达到高峰，因此不过度限制少年膳食脂肪摄入。但脂肪摄入量过多将增加肥胖及成年后心血管疾病、高血压和某些癌症发生的危险性，脂肪适宜摄入量占总能量的25%～30%。在脂肪种类的选择上要注意多选择含必需脂肪酸的植物油。

(3) 碳水化合物　少年期膳食中碳水化合物适宜摄入量占总能量的55%～65%为宜。我国居民膳食中碳水化合物的主要来源是谷类和薯类，水果蔬菜也有一定量的碳水化合物。因此，保证适量碳水化合物摄入，不仅可以避免脂肪的过度摄入，同时谷类和薯类以及水果蔬菜摄入会增强膳食纤维及具有健康效用的低聚糖，对预防肥胖及心血管疾病都有重要意义。但应注意避免摄入过多的糖，特别是全糖饮料。

2. 少年期主要矿物质的需求

(1) 钙　青春前期及青春期正值生长突增高峰期，为了满足突增高峰的需要，11～17岁少年钙的适宜摄入量为1 000 mg/d，6～10岁钙的适宜摄入量为800 mg/d。钙的可耐受摄入量为2 000 mg/d。奶和奶制品是钙的最好食物来源，其含钙量高，并且吸收率也高。发酵的酸奶更有利于钙的吸收。可以连骨或壳吃的小鱼小虾、一些硬果类，含钙量也较高。绿色蔬菜、豆类也是钙的主要食物来源。

(2) 铁　铁缺乏除引起贫血外，也可能降低学习能力、免疫和抗感染能力。

青春期贫血是女童常见的疾病，值得特别关注。少年期各年龄的铁推荐摄入量见表 7－5。动物血、肝脏及红肉是铁的良好来源，含铁高，吸收好。豆类、黑木耳、芝麻酱中含铁也较丰富。

表 7－5 我国儿童少年膳食铁推荐摄入量

年龄/岁		AI/(mg/d)	UL/(mg/d)	年龄/岁		AI/(mg/d)	UL/(mg/d)
4～		12	30	7～		12	30
11～	男	16	50	14～17	男	20	50
	女	18	50		女	25	50

(3) 锌　缺锌的临床表现是食欲差，味觉迟钝甚至丧失，严重时引起生长迟缓，性发育不良及免疫功能受损。贝壳类海产品、红肉、动物内脏等都是锌的好来源，干果类、谷类胚芽、麦麸、花生和花生酱也富含锌。

(4) 碘　碘缺乏在少年期的主要表现为甲状腺肿，尤其是青春期甲状腺发病率较高，需特别注意预防。少年期膳食碘 RNI：6～10 岁为 90 μg/d，11～13 岁为 120 μg/d，14～17 岁为 150 μg/d。含碘最高的食物是海产品，包括海带、紫菜、海鱼等。碘摄入过多会对身体有害，引起高碘性甲状腺肿，少年期每日摄入碘量如超过 800 μg，就有可能造成过量，对健康带来危害。

3. 少年期维生素的主要需求

(1) 维生素 A　少年儿童维生素 A 缺乏的发生率远高于成人。维生素 A 的 RNI：6 岁为 600 μgRE/d；7～13 岁为 700 μgRE/d；14～17 岁，男性为 800 μgRE/d，女性为 700 μgRE/d。维生素 A 的 UL 为 2 000 μgRE/d。宜多吃富含维生素 A 的动物肝脏，如羊肝、鸡肝、猪肝。胡萝卜素主要存在于深绿色或红黄色的蔬菜和水果中，如胡萝卜、青椒、芹菜、菠菜。与动物来源的维生素 A 比较，植物来源的胡萝卜素效价较低。

(2) 维生素 B_1　精加工谷类的普及，使儿童维生素 B_1 的缺乏成为目前的营养问题。我国儿童少年期膳食维生素 B_1 的 RNI：6 岁为 0.7 mg/d；7 岁为 0.9 mg/d；11～13 岁为 1.2 mg/d；14～17 岁男为 1.5 mg/d、女为 1.2 mg/d。维生素 B_1 的 UL 不分年龄均为 50 mg/d。维生素 B_1 广泛存在于天然食物中，动物内脏如肝、心、肾，肉类、豆类和粗加工的粮谷类。

(3) 维生素 B_2　少年期学习任务重，易造成维生素 B_2 缺乏症。建议少年膳食维生素 B_2 的 RNI：6 岁为 0.7 mg/d；7～11 岁为 1.0 mg/d；11～14 岁为 1.2 mg/d；14～18 岁男为 1.5 mg/d、女为 1.2 mg/d。富含维生素 B_2 的食物主要

是奶类、蛋类、肝脏和谷类,蔬菜水果中含量较少。

(4) 维生素C 新鲜的蔬菜、水果是维生素C丰富的食物来源,如150 g油菜(菜心)约可提供100 mg/d的维生素C。建议少年期膳食维生素C参考摄入量6岁为70 mg/d,7～11岁为80 mg/d;11～14岁为90 mg/d,14～17岁为100 mg/d。

(二) 少年期的膳食指南和膳食要点

1. 少年期的膳食指南

青少年能量需要量大,多吃谷类,供给充足的能量,每天需400～500 g谷类。保证鱼、肉、蛋、奶、豆类和蔬菜的摄入,保证每天摄入的蛋白质应有一半以上为优质蛋白质。同时应增加体力活动,使能量的摄入和消耗达到平衡,以保持适宜的体重。避免因减肥而盲目节食。

2. 少年期的膳食要点

(1) 选择健康早餐原则 我国膳食指南要求早餐摄入热量达到全天的30%。健康早餐的选择原则要选择水分高、纤维素高的谷类食物为主,如全麦面包,以达到充饥、补充水分和热量的目的,再搭配蔬菜、水果及适量的肉类,及一杯奶、一个煮鸡蛋等,以摄取足够的营养素避免选择高热量、高脂肪、高糖或高盐分的食物。

(2) 避免饮料当水,少吃摊边食物 少年期的学生喝饮料要适量,不能完全代替水。街边小摊卫生条件,食品易受灰尘、废气等带菌空气污染,加上有的油炸食品原料来源不明,正处于发育阶段的学生长期食用不洁净的油炸食品,对身体健康及为不利。

此外,肥胖也严重危害着少年的健康,少年需要加强锻炼,避免肥胖症。

六、老年人营养

根据WHO对年龄的划分,44岁以下为青年,44～59岁为中年,60～74岁为年轻老人,75～89岁以上为老人,90岁以上为长寿老人。我国习惯认为60岁以上为老年人,占总人口的10%以上,已进入老龄社会。老年人的营养需要与青壮年有共同点,也有其特殊性。

(一) 老年人营养需要及膳食营养素参考摄入量

合理营养是加强老年保健、延缓衰老进程、防治各种老年常见病,达到健康长寿和提高生命质量的必要条件。而营养不良或营养过剩、紊乱则有可能加速衰老的速度。

1. 老年人三大产能营养素的需要

中国营养学会按 60 岁、70 岁及 80 岁将老年群体细分为 3 种推荐量。60 岁及 70 岁段又分为轻体力与中等体力两大类，但三者的相差幅度不大。这是因为在一般情况下，60 岁以上的人很可能在基础代谢方面下降，而体力活动也相对减少，即使有劳动作业，一些部门已机械化或电器化，所以实际上以轻度劳动者计。从 60～80 岁男性的推荐摄入量都是 1 900 kcal/d，女性在 60 岁为 1 800 kcal/d，70 岁以后均减低为 100 kcal/d。老年人能量推荐摄入量见表 7－6。

表 7－6 老年人能量与蛋白质推荐摄入量

	能量/kcal		蛋白质/g	
	女	男	女	男
60～轻体力活动	1 900	1 800	75	65
60～中体力活动	2 200	2 000	75	65
70～轻体力活动	1 900	1 700	75	65
70～中体力活动	2 100	1 900	75	65
80～	1 900	1 700	75	65

对于老年人的个体而言，生活模式和生活质量不同，对能量的需要有较大的差异，如 60 岁的老年人，体力活动量并未减少，或退休后每日步行 0.5～1 h，其每日能量的平均消耗会大于 1 900 kcal。

（1）蛋白质 老年人随机体老化，体内分解代谢的加强，氮的负平衡就难以避免，要减缓组织器官的衰老，摄入的蛋白质的质与量都有更高的要求。《中国居民膳食营养素参考摄入量》建议蛋白质的 RNI 男性为 75 g/d，女性为 65 g/d。主要以动物性食物，包括肉、蛋、奶类提供，那么动物脂肪在膳食中的比例就会偏高，需要选择适宜食物品种及数量。大豆及其制品是老年人最佳的选择之一。大豆中脂肪、卵磷脂、植物固醇以及大豆异黄酮对人体有利，尤其是女性。此外，鲜豆类也是在蔬菜中可以首选的食物之一，这些食物可以制成数以百计的菜肴，并且可与适量鱼、肉类搭配烹调效果更佳。

（2）脂类 《中国居民膳食营养素参考摄入量》建议老人脂肪在全日总能量中的百分比宜设在 20%～30%，包括食物内和烹调用的油料总计在 50 g 之内。要考虑脂肪酸类型与机体需要之间的均衡，老年人食用畜肉宜有节制，动物的瘦肉中含有脂肪，如猪肉在非常瘦的状态下也有20%左右的动物脂肪。植物油中，尤其是人们常用的菜子油、玉米油、大豆油及花生油都含有多不饱和脂肪酸。鱼类，尤以海洋鱼类含有多种脂类，同时也可以提供优良的蛋白质。在正常条件下，脂类在总能量中也不宜少于20%或高于30%，每日食物中的胆固醇含量，不宜多于300 mg。

(3) 碳水化合物　碳水化合物是膳食能量的主要来源，宜占膳食总能量的50%～60%，老年人的脂肪摄入量减少，相应地，碳水化合物的量应适当增多。应选择复合碳水化合物的淀粉类为主食，且多选择粗杂粮，不宜多食用蔗糖等简单的糖类，而果糖易被吸收利用，宜多吃水果、蔬菜等富含膳食纤维的食物，增强肠蠕动，防止便秘。

2. 老年人矿物质的主要需求

(1) 钙　由于胃肠功能降低，肝肾功能衰退及老年人活化维生素D的功能下降，加上户外活动减少和缺乏日照，使皮下7-脱氢胆固醇转变为维生素D的来源减少。老年人对钙的吸收利用能力下降，一般在20%左右。钙摄入不足使老年人出现钙的负平衡，体力活动的减少又可增加骨钙的流失，以致骨质疏松症较常见，尤其是女性老人。《中国居民膳食营养素参考摄入量》建议老年人钙的RNI为800～1 000 mg/d，应以食物钙为主，牛奶及奶制品是最好的来源，其次为大豆及豆制品、深绿色叶菜、海带、虾皮等。钙的补充不宜过多，每日摄入钙的总量不应超过2 g。

(2) 铁　老年人对铁的吸收利用能力下降，造血功能减退，血红蛋白含量减少，易出现缺铁性贫血，其原因除铁的摄入量不足，吸收利用差外，还可能与蛋白质合成减少、维生素 B_1、维生素 B_6 及叶酸缺乏有关，故铁的摄入量应充足，其RNI为12 mg/d。应选择血红素铁含量高的食品(如动物肝脏、瘦肉、牛肉等)，同时还应多食用富含维生素C的蔬菜、水果，以利于铁的吸收。

3. 老年人维生素的主要需求

(1) 维生素A　胡萝卜素是我国人民维生素A的主要来源，应注意多食用黄绿色蔬菜、水果。但种种原因老年人蔬菜摄入量常较少，如若牙齿不好，摄入蔬菜的数量更有限，因而常易发生维生素A缺乏。我国的老年人的RNI为800 μg/d视黄醇当量。

(2) 维生素D　老年人户外活动减少，由皮肤形成的维生素D量降低，而且肝肾转化为维生素D的活性形式的能力下降，易出现维生素D缺乏而影响钙、磷吸收及骨骼矿化，出现骨质疏松症，故老年人维生素D的RNI为10 μg/d，高于中年和青年人。

(3) B族维生素　老年人对维生素 B_1 利用率降低，因此摄入量应达到 1.3 mg/d。富含维生素B的食物有肉类、豆类及各种粗粮。建议老年人维生素 B_2 的RNI与硫胺素相同，为1.3 mg/d。维生素 B_{12}、叶酸、维生素 B_6 3种维生素对老年人也是非常重要的。同型半胱氨酸是蛋氨酸代谢的中间产物，维生素 B_{12}、叶酸、维生素 B_6 的不足可引起高同型半胱氨酸血症，同型半胱氨酸血症也是动脉粥样硬化的危险因素。因此，这3种B族维生素的及时补充，将有助于降低动脉硬化的危险因素。

(4) 维生素C　维生素C可促进胶原蛋白的合成，保持毛细血管的弹性，减少脆性，防止老年血管硬化，并可降低胆固醇、增强免疫力、抗氧化，建议其RNI为130 mg/d。

老人对失水与脱水的反应会迟钝于其他年龄组，每日每千克体重应摄入30 mL的水。在大量排汗、腹泻、发热等状态时还必须按情况增加。关键是老年人不应在感到口渴时才饮水，而应该带有节奏性地主动饮水。

(二) 老年人的膳食指南和常见疾病的营养防治

1. 老年人的膳食指南内容

(1) 食物多样，粗粮为主，肉类适量　吃多种多样的食物才能利用食物营养素互补的作用，达到全面营养的目的。主食中包括一定量的粗粮、杂粮。禽肉和鱼类脂肪含量较低，较易消化，适于老年人食用。多吃蔬菜和水果，可以把蔬菜切细、煮软，水果切细，以使其容易咀嚼和消化。而且，膳食纤维可预防老年便秘，番茄中的番茄红素对老年男性常见的前列腺疾病有一定的防治作用。

(2) 每天食用大豆或其制品，牛奶或奶制品　大豆不但蛋白质丰富，对老年妇女尤其重要的是其丰富的生物活性物质大豆异黄酮和大豆皂甙，可抑制体内脂质过氧化，减少骨丢失，增加冠状动脉和脑血流量，预防和治疗心脑血管疾病和骨质疏松症。牛奶及其制品是钙的最好的食物来源，虽然豆浆在植物中含钙量较多，但远不及牛奶，因此不能以豆浆代替牛奶。

(3) 饮食清淡、少盐

选择用油少的烹调方式，如蒸、煮、炖、焯，避免摄入过多的脂肪导致肥胖。少用各种含钠高的酱料，避免过多的钠摄入引起高血压。

2. 老年妇女常见疾病的营养防治

(1) 骨质疏松症营养防治　骨质疏松症是一种与衰老有关的常见病，其后果是骨折，以及由骨折引起的疼痛、骨骼变形，严重者损害老年人的健康和生活质量。

① 影响骨质疏松的因素。雌激素缺乏是绝经后骨质疏松的主要病因。妇女绝经后，体内雌激素水平下降，骨代谢发生明显变化，主要是骨吸收作用增强，虽然骨重建也增强，但骨吸收和骨破坏过程远远超过骨形成的过程，而造成骨量的丢失，绝经后妇女发生骨质疏松症的比例显著高于男性。绝经后 10 年内骨丢失速度最快。营养不足或蛋白质摄入过多、高磷及高钠饮食、大量饮酒和咖啡等均为骨质疏松症的危险因素。

② 骨质疏松症的防治。绝经后妇女钙的 RNI 为 1 000 mg/d，钙来源应以饮食为主，当从饮食中不易达到上述推荐量时，可选用钙强化食品和钙补充剂。适量食用大豆或大豆制品（豆浆），或补充大豆异黄酮（80 mg/d 或以上）有可能减少骨量的丢失。补充维生素 D 并注意每日有一定时间的户外活动。适度体力活动，负重运动有利于骨骼发育及骨量增加，同时户外活动接受日光照射可增加维生素 D 的合成。

（2）高血压病、高血脂与冠心病的营养防治　妇女绝经后高血压病发生率高于男性；绝经后雌激素下降使血脂异常、糖代谢异常等，冠心病的发病率快速增加。与冠心病有关的营养因素有能量、饱和脂肪摄入过高、肥胖，以致维生素、膳食纤维摄入不足等。

① 控制能量摄入，控制体重，推荐低脂肪（供能比 25%）高碳水化合物（50%～60%）的膳食。建议采用含油酸及多不饱和脂肪酸多的油脂，如茶油、橄榄油、鱼油、玉米油等，胆固醇摄入量不高于 300 mg/d。

② 高纤维、高营养、低盐膳食，食盐摄入控制在 6 g/d 以下；相对的高维生素、高钙、高镁、高钾膳食，多食蔬菜、水果和薯类；钙供给 1 g/d 以上。

③ 增加大豆类食品的摄入。大豆蛋白干扰肠道胆固醇的吸收，大豆异黄酮（植物雌激素）、大豆卵磷脂、植物固醇有利于血脂正常。补充叶酸、维生素 B_6 以降低血浆同型半胱氨酸浓度。补充烟酸、维生素 C（100 mg/d），利于降低血脂。

第二节　特殊人群营养

孕妇和产妇以及运动员等人群，对营养素的需要更是各不相同。

一、孕妇营养

孕妇在妊娠期间需进行一系列生理调整，以适应胎儿在体内的生长发育和本身的生理变化。孕妇的营养不仅要满足自身需要,还要满足胎儿生长发育需要。

(一) 孕期营养需要与营养素参考摄入量

孕期营养对母体自身、胎儿、新生儿,甚至子代成年后的健康状况都有重要影响。

1. 孕期三大产能营养素的需要

合理能量是成功妊娠的基础。与非孕相比,孕期的能量消耗还包括母体生殖器官及胎儿的生长发育,以及母体用于产后泌乳的脂肪储备。《中国居民膳食营养素参考摄入量》再次推荐孕中期后能量 RNI 在非孕基础上增加 200 kcal/d。

(1) 蛋白质　妊娠期间,胎儿、胎盘、羊水、血容量增加及母体子宫、乳房等组织的生长发育约需 925 g 蛋白质,其中胎儿体内约 440 g,胎盘 100 g,羊水 3 g,子宫 166 g,乳腺 81 g,血液 135 g。分布在孕早、中、晚期的日增加量分别为 1 g、4 g、6 g。由于胎儿早期肝脏尚未发育成熟而缺乏合成氨基酸的酶,所有氨基酸均是胎儿的必需氨基酸,都需要母体提供。以蛋白质的利用率为 70%估计,孕末期每日需增加蛋白质 8.5 g,由于个体差异,蛋白质增加的变异系数约 15%,孕期日增加蛋白质的推荐值 10 g。在我国,膳食以谷类为主的广大地区,考虑谷类蛋白质的利用率通常较低,《中国居民膳食营养素参考摄入量》建议孕早、中、晚期膳食蛋白质 RNI 增加值分别为 5、15、20 g/d。

(2) 脂类　孕期需 3～4 kg 的脂肪积累以备产后泌乳。此外,膳食脂肪中的磷脂及其中的长链多不饱和脂肪酸,对人类生命早期脑和视网膜等的发育有重要的作用,孕期对脂肪以及多种脂肪酸有特殊的需要。孕 20 周开始,胎儿脑细胞分裂加速,作为脑细胞结构和功能成分的磷脂增加是脑细胞分裂加速的前提,而长链多不饱和脂肪酸如花生四烯酸、二十二碳六烯酸为脑磷脂合成所必需。相当数量的 ARA 和 DHA 是在胎儿期和出生后数月迅速积累在胎儿和婴儿脑及其他组织中的。《中国居民膳食营养素参考摄入量》建议,孕妇膳食脂肪应占总能量的 20%～30%,其中饱和脂肪酸、单不饱和脂肪酸、多不饱和脂肪酸分别为低于 10%、10%和 10%,多不饱和脂肪酸 n-6 与 n-3 的比值为(4～6)∶1。

(3) 碳水化合物　妊娠的不同时期,碳水化合物的量应有所不同。而保证适宜能量摄入的最佳途径是尽量选择摄入营养素密度高的食物,孕早和晚期尽量控制碳水化合物的量的摄入。孕期对营养素需要的增加大于对能量需要的增加,增加食物摄入量以增加营养素摄入,极易引起体重的过多增长。一般控制第一期增加体重 4～5 kg,第三期约增加 5 kg,总体重增加约 12 kg。

2. 孕妇矿物质的主要需求

（1）钙 妊娠期妇女与非孕时相比，钙的吸收率增加。一个成熟胎儿体钙约30 g，在孕早、中、晚期日均积累量分别为7、110和350 mg，加上维持母体钙代谢平衡对钙的需要量约300 mg/d，再考虑食物中钙的吸收率约30%。《中国居民膳食营养素参考摄入量》建议孕中期妇女钙的AI为1 000 mg/d，孕晚期为1 200 mg/d，UL值为2 000 mg/d。过多钙摄入可能导致孕妇便秘，也可能影响其他营养素的吸收。

（2）铁 孕期体内铁的储留量为1 000 mg，其中胎儿体内约为300 mg，红细胞的增加约需450 mg，其余储留在胎盘中。随着胎儿、胎盘的娩出及出血，约损失孕期储留铁的80%，仅200 mg左右的铁保留在母体内。按此计算，孕期妇女每日平均需储备铁3.57 mg。孕30～34周，铁的需要达到高峰，即每天需要7 mg铁。在孕后期小肠对铁的吸收率从10%提高至50%。《中国居民膳食营养素参考摄入量》建议孕妇铁AI为25 mg/d，UL值为60 mg/d。动物肝脏、动物血、瘦肉等铁含量丰富且吸收率较高，是铁的良好来源。

（3）碘 碘对孕妇和胎儿也极为重要，缺乏可使孕妇甲状腺素合成减少，导致甲状腺功能减退，降低母体的新陈代谢，并因此减少对胎儿营养素的提供。孕妇碘缺乏还可致胎儿甲状腺功能低下，从而引起以生长发育迟缓、认知能力降低为标志的克汀病。孕早期碘缺乏引起的甲状腺功能低下导致的神经损害更为严重。《中国居民膳食营养素参考摄入量》建议孕期妇女碘RNI为200 μg/d，UL值为1 000 μg/d。我国目前采用食盐强化碘预防高危人群的碘缺乏，已取得明显成效，此外，在孕期也可每周进食一次富碘的海产品。

（4）锌 母体摄入充足的锌可促进胎儿的生长发育和预防先天性畸形。据估计，妊娠期间储留在母体和胎儿组织中的总锌量为100 mg，其中约53 mg储存在胎儿体中。孕妇血浆锌通常在孕早期开始持续下降，至产前达低点，约下降35%。胎儿与母体血浆锌的比值约为1.5，母体和胎儿之间锌的转运是逆浓度差的主动运载，在孕末期母体经胎盘转运至胎儿的锌为0.6～0.8 mg/d。食物锌的吸收率约20%。《中国居民膳食营养素参考摄入量》建议锌RNI：非孕妇女为11.5 mg/d，孕中期后为16.5 mg/d，UL值为35 mg/d。

2. 孕妇维生素的主要需求

（1）维生素A 孕妇维生素A营养状况低下与贫困人群中的早产、胎儿宫内发育迟缓及婴儿低出生体重有关。受孕前每周补充维生素A可降低母亲死亡率。《中国居民膳食营养素参考摄入是》建议孕中、晚期维生素A的RNI为900 μg/d，UL值为2 400 μg/d。视黄醇来源于动物肝脏、牛奶、蛋黄；β-胡萝卜素来源于深绿色、黄红色蔬菜和水果。营养素补充剂、维生素 A 强化食品的应用，应注意补充的总量，以防过量摄入。

(2) 维生素 D　孕期维生素 D 缺乏可导致母体和出生的子女钙代谢紊乱，包括新生儿低钙血症、手足抽搐、婴儿牙釉质发育不良以及母体骨质软化症。维生素 D 主要来源于紫外光照下皮内的合成。《中国居民膳食营养素参考摄入量》建议孕期维生素 D 的 RNI 为 10 μg/d，安全摄入的上限水平 UL 值为 20 μg/d。

(3) 水溶性维生素　孕期缺乏或亚临床缺乏维生素 B_1 可致新生儿维生素 B_1 缺乏症。维生素 B_1 缺乏也影响胃肠道功能，这在孕早期特别重要，因为早孕反应使食物摄入减少，极易引起维生素 B_1 缺乏，并因此导致胃肠道功能下降，进一步加重早孕反应，引起营养不良。《中国居民膳食营养素参考摄入量》建议孕期维生素 B_1 的 RNI 为 1.5 mg/d。

孕期维生素 B_2 缺乏可使胎儿生长发育迟缓。缺铁性贫血也与维生素 B_2 有关。《中国居民膳食营养素参考摄入量》建议孕期维生素 B_2 的 RNI 为 1.7 mg/d。

在临床上，有使用维生素 B_6 辅助治疗早孕反应，也使用维生素 B_6、叶酸和维生素 B_{12} 预防妊高征。《中国居民膳食营养素参考摄入量》建议孕期维生素 B_6 的 AI 为 1.9 mg/d。

叶酸摄入不足对妊娠结局的影响包括出生低体重、胎盘早剥和神经管畸形。《中国居民膳食营养素参考摄入量》建议围孕期妇女应多摄入富含叶酸的食物，孕期叶酸的 RNI 为 600 μg/d。叶酸可来源于肝脏、豆类和深绿色叶菜。由于食物叶酸的生物利用率仅为补充剂的 50%，因此补充 400 μg/d 叶酸或食用叶酸强化食物更为有效。

(二) 孕妇膳食指南与膳食要点

1. 孕早期营养与膳食

(1) 少食多餐，想吃就吃。选择促进食欲又容易消化的食物以减少呕吐，如粥、面包干、馒头、饼干、甘薯等。如睡前和早起时，吃几块饼干、面包等点心，可以减轻呕吐，增加进食量。

(2) 为防止酮体对胎儿早期脑发育的不良影响，孕妇完全不能进食时，也应从静脉补充至少 150 g 葡萄糖。为避免胎儿神经管畸形，在计划妊娠时就开始补充叶酸 400～600 μg/d。

(3) 孕早期食谱举例

① 早餐：馒头或面包、酸奶、鲜橙；加餐：核桃或杏仁几粒。

② 午餐：米饭(米粉)、糖醋红杉鱼、清炒荷兰豆、西红柿鸡蛋汤；加餐：牛奶芝

麻糊。

③ 晚餐：面条、胡萝卜甜椒炒肉丝、盐水菜心（油菜）、豆腐鱼头汤；加餐：苹果。

2. 孕中期营养与膳食

（1）补充充足的能量 孕4～6个月时，胎儿生长开始加快，母体子宫、胎盘、乳房等也逐渐增大，加上早孕反应导致的营养不足需要补充充足的能量。

（2）注意铁的补充 孕中期血容量及红细胞迅速增加，并持续到分娩前，对铁需要量增加。富含铁，吸收率又较高的食物，如动物肝脏和血。并保证充足的鱼、禽、蛋、瘦肉和奶的供给。

（3）孕中期食谱举例 孕中期每日谷类350～450 g；大豆制品50～100 g；鱼、禽、瘦肉交替选用约150 g，鸡蛋1个；蔬菜500 g（其中绿叶菜300 g）；水果150～200 g；牛奶或酸奶250 g；每周进食1次海产食品，以补充碘、锌等微量元素；每周进食1次（约25 g）动物肝脏，以补充维生素A和铁，或1次动物血，以补充铁。由于孕妇个体间的差异，不可机械地要求每位孕妇进食同样多食物。食谱举例：

① 早餐：麻酱肉末卷、小米红豆粥；加餐：酸奶、香蕉。

② 中餐：米饭、清蒸鲈鱼、蒜茸油麦菜、豆角炒鸡蛋、胡萝卜、马蹄煲瘦猪肉；加餐：甜橙。

③ 晚餐：米饭、豆腐干芹菜炒牛肉、虾米甓大芥菜、西洋菜（或白菜干）猪骨汤；加餐：牛奶，面包。

3. 孕末期营养与膳食

孕末期营养需要补充长链多不饱和脂肪酸，增加钙的补充，保证适宜的体重增长。

（1）膳食构成 保证谷类、豆类、蔬菜、水果的摄入；鱼、禽、蛋、瘦肉合计每日250 g，每周至少3次鱼类（其中至少1次海产鱼类），每日1个鸡蛋。每周进食动物肝脏1次，动物血1次；每日饮奶至少250 mL，同时补充钙300 mg。

（2）食谱举例

① 早餐：肉丝鸡蛋面；零食：牛奶，杏仁或核桃。

② 中餐：米饭、红白萝卜焖排骨、虾皮、花菇煮菜心（油菜、小白菜）、花枝片（鱿鱼）爆西兰花、花生煲猪展（猪腱肉）汤；零食：苹果（或纯果汁）。

③ 晚餐：米饭、芹菜豆腐皮（千张、百叶）炒肉丝、蒜茸生菜、清蒸鲈鱼；零食：酸奶，饼干。

二、产妇营养

因分泌乳汁及哺育婴儿的需要，产妇需要的能量及各种营养素多于一般妇女和孕妇。

（一）产妇营养需要及膳食营养素参考摄入量

产妇的营养需要包括为泌乳提供物质基础和正常泌乳的条件，以及恢复或维持母体健康的需要两方面。

1. 产妇三大产能营养素的需要

孕期的脂肪储备可为泌乳提供约 1/3 的能量，另外的 2/3 需由日常膳食提供。《中国居民膳食营养素参考摄入量》建议产妇能量 RNI，是在非孕育龄妇女的基础上增加 500 kcal/d，轻体力劳动的哺乳期妇女能量 RNI 为 3 000 kcal/d，蛋白质、脂肪、碳水化合物的供能比分别为 13%～15%、20%～30%、55%～60%。

（1）蛋白质　母乳蛋白质平均含量为 12 g/100 mL，正常情况下每月泌乳量约为 750 mL，所含蛋白质 9 g 左右，但是母体内膳食蛋白质转变为乳汁蛋白质的有效率为 70%，故分泌 750 mL 的乳汁需要消耗膳食蛋白质 13 g。如果膳食蛋白质的生物学价值不高，则转变成乳汁蛋白质的效率更低。《中国居民膳食营养素参考摄入量》建议产妇应增加优质蛋白达到 85 g/d。

（2）脂肪　一般而言，每次哺乳过程中后段乳中脂肪含量比前段乳的含量高，这样有利于控制婴儿的食欲。产妇能量的摄入和消耗相等时，乳汁中脂肪酸与膳食脂肪酸的组成相近，乳中脂肪含量与产妇膳食脂肪的摄入量有关。脂类与婴儿的脑发育有密切关系，尤其是其中的不饱和脂肪酸，如 22 碳 6 烯酸（DHA），对中枢神经的发育特别重要。目前我国产妇脂肪推荐与成人相同，膳食脂肪供给为总能量的 20%～30%。

（3）碳水化合物　产妇膳食碳水化合物适宜摄入量，建议提供 55%～65% 的膳食总能量。

2. 产妇主要矿物质的需求

（1）钙　《中国居民膳食营养素参考摄入量》建议产妇膳食钙 AI 为 1 200 mg/d，可耐受的最高摄入量每日为 2 000 mg/d。中国营养学会妇幼分会 2001 年提出《改善我国妇女儿童钙营养状况的建议》，产妇要注意膳食多样化，增加富含钙的食品，如豆类及豆制品等，建议每日饮奶至少 250 mL，以补充约 300 mg 的优质钙，摄入 100 g 左右的豆制品和其他富钙食物，可获得约 100 mg 的钙，加上膳食中其他食物来源的钙，摄入量可达到约 800 mg，剩余不足部分可增加饮奶量或采用钙剂补充。此外，还要注意补充维生素 D(多晒太阳或服用鱼肝油等)，以促进钙的吸收与利用。

(2) 铁　尽管铁不能通过乳腺进入乳汁(母乳中铁含量仅为 0.05 mg/100 mL)，一般情况下，产妇也没有月经失铁，但哺乳期仍需铁较高的膳食铁的补充，目的是恢复孕期铁丢失(胎儿铁储备和产时出血)。《中国居民膳食营养素参考摄入量》建议产妇膳食铁 AI 为 25 mg/d，可耐受的最高摄入量为 50 mg/d。由于食物中铁的利用率低，除注意用富铁食物补充铁外，可考虑补充小剂量的铁以纠正和预防缺铁性贫血。

3. 产妇维生素的主要需求

(1) 维生素 A　由于维生素 A 可以通过乳腺进入乳汁，产妇膳食维生素 A 的摄入量可以影响乳汁中维生素 A 的含量，而乳汁中维生素 A 的水平直接影响到婴儿的生长发育和健康状况。《中国居民膳食营养素参考摄入量》建议产妇维生素 A 的 RNI 为 1 200 μg/d(4 000 IU/d)，UL 为 3 000 μg/d。多选用富含维生素 A 的食物可以满足需要。

(2) 维生素 D　由于维生素 D 几乎不能通过乳腺，母乳中维生素 D 的含量很低。《中国居民膳食营养素参考摄入量》建议产妇膳食维生素 DRNI 为 10 μg/d(400 IU/d)，UL 为 50 μg/d。由于膳食中富含维生素 D 的食物很少，建议产妇和婴儿多户外活动，必要时可补充维生素 D 制剂，以改善母子双方维生素 D 的营养状况和促进膳食钙的吸收；维持母乳中钙水平的恒定，以利于婴儿骨骼的生长发育；弥补孕期母体骨钙的丢失。

(3) B 族维生素　母乳中维生素 B_1 含量平均为 0.02 mg/100 mL。已证明维生素 B_1 能够改善产妇的食欲和促进乳汁分泌，预防婴儿维生素 B_1 缺乏病。膳食中硫胺素被转运到乳汁的效率仅为 50%，《中国居民膳食营养素参考摄入量》建议维生素 B_1 的 RNI 为 1.8 mg/d，应增加富含维生素 B_1 食物，如瘦猪肉、粗粮和豆类等。母乳中维生素 B_2 的含量平均为 0.03 mg/100 mL。产妇膳食维生素 B_2 的 RNI 为 1～7 mg/d，多吃肝、奶、蛋以及蘑菇、紫菜等食物可改善维生素 B_2 的营养状况。

(4) 维生素 C　据世界卫生组织报告全球平均母乳中维生素 C 含量为 5.2 mg/100 mL，我国报告的北京市城乡母乳中维生素 C 平均含量为 4.7 mg/100 mL。乳汁中维生素 C 与产妇的膳食有密切关系。《中国居民膳食营养素参考摄入量》建议维生素 C 的 RNI 为 130 mg/d，只要经常吃新鲜蔬菜与水果，特别是鲜枣与柑橘类，容易满足需要。维生素 C 的 UL 为 1 000 mg/d。

(二) 产妇膳食指南和哺乳期膳食要点

在中国营养学会 2007 年公布的《中国居民膳食指南》中，关于产妇的膳食指南中特别增加了保证供给充足的能量，以及增加鱼、肉、蛋、奶、海产品摄入量两方面的内容。

1. 产褥期膳食

正常分娩后产妇可进食适量、易消化的半流质食物，如红糖水、藕粉、蒸蛋羹、蛋花汤等。分娩时若会阴部适度缝合，应给无渣膳食 1 周左右，以保证肛门括约肌不会因排便再次撕裂。做剖宫手术的产妇术后 24 h 给予术后流质食物 1 天（但忌用牛奶、豆浆、大量蔗糖等胀气食品），以后再转为普通膳食。母体在分娩过程中失血很多，需要补充造血的重要物质，如蛋白质和铁等。鸡蛋含有很高的蛋白质，但每日进食鸡蛋的量不要多于 6 个，以免增加肾脏负担。此外，不要忽视蔬菜与水果的摄入。

2. 哺乳期的膳食

(1) 食物种类齐全多样化　一日以 4～5 餐为宜，如主食不能只吃精白米、面，应该粗细粮搭配，每天食用一定量粗粮，并适当调配些杂粮、燕麦、小米、赤小豆、绿豆等，每日 300～500 g。

(2) 供给充足的优质蛋白质　动物性食品如鱼类、禽类、肉等可提供优质的蛋白质，每日 200～250 g。也可充分利用大豆类食品提供蛋白质和钙质。

(3) 多食含钙丰富的食品　乳及乳制品（如牛奶、酸奶、奶粉、奶酪等）含钙量最高，并且易于吸收利用，每日至少摄入 250 g。此外，小鱼、小虾米（皮）含钙丰富，可以连骨带壳食用。深绿色蔬菜、豆类也可提供一定数量的钙。

(4) 多食含铁丰富的食品　如动物的肝脏、肉类、鱼类和富含铁的蔬菜等。摄入足够的新鲜水果和海产品，有的地区产后有禁吃蔬菜和水果的习惯，应予以纠正。烹调蔬菜时，注意尽量减少维生素 C 等水溶性维生素的损失。

三、运动员营养

(一) 运动员的营养需要和膳食营养素参考摄入量

不同的运动项目对身体有不同的要求，对营养素消耗不同，因此营养供给也不同，应该分别满足机体的需要。

1. 运动员三大产能营养素的需要

运动员的能量需要量除了主要由运动员个体情况(身高、体重、年龄)有关，还和运动强度、运动频率和运动持续时间有关。多数运动项目的能量消耗超过重体力劳动甚至极重体力劳动。长跑、竞走等项目单位时间内的运动强度不大，但是动作频率高，持续时间长，总能量消耗很大；举重、投掷等项目，单位时间内的爆发力大，运动强度在短时间内骤然增加，该时间能量消耗极大，但是持续时间短，总能量消耗不是很大。

(1) 蛋白质　蛋白质不是能量供给的来源，在大运动量训练和比赛时机体的能量代谢增加，使体内蛋白质分解代谢增加，甚至出现负氮平衡。提高运动成绩需要增加能量代谢，需要有更多的营养运输到机体的各个部位、器官。需要有更多的红细胞运输氧，更多的血红蛋白携带氧，而血红蛋白的主要成分是蛋白质，因此运动员的蛋白质摄入必须足够，并应该补充足量的优质蛋白。蛋白质的代谢产物是氨、尿素，过量的蛋白质摄入会增加肝、肾的代谢负担。建议运动员的蛋白质参考摄入量是1.5～2.0 g/kg。

(2) 脂肪　脂肪含有的能量大，是能量的理想储存方式，轻中度运动时，脂肪提供50%的能量。持久运动时，脂肪提供80%的能量需要。但是脂肪消化、吸收差，耗氧量大，代谢产物为酸性，不利于体力的恢复。运动训练可以增强人体氧化利用脂肪酸和氧化酮体的能力，可以节约糖原消耗，提高耐久力。建议膳食中脂肪供能的比例以占总能量的25%～30%为宜。

(3) 碳水化合物　碳水化合物的氧化代谢产物是二氧化碳和水，碳水化合物可以在有氧、无氧情况下供能，满足不同运动项目的要求。碳水化合物在人体内主要以糖原形式储存，当运动项目需要立即提供能量时，能快速氧化提供能量。运动员每天碳水化合物供能占总能量比例在55%～60%，大运动量训练和比赛前应该按每天9～10 g/kg提供碳水化合物，以保证足够的糖原储备。碳水化合物供能经济又实惠，建议补充碳水化合物以淀粉类食物为主。

2. 运动员其他营养素的主要需求

比赛或大运动量训练时会大量出汗，汗液的主要成分是水，还有矿物质、维生素(主要是水溶性维生素)。大量失水伴随着矿物质和维生素的流失会影响运动成绩甚至健康。因此，运动员及时补充水、矿物质和维生素十分必要。

(1) 维生素 B_1、维生素 B_2 等可直接参与能量代谢，且是水溶性维生素，容易缺乏，需注意随时补充。强健的骨骼是强壮身体的基础，钙、磷和维生素D直接影响个体成长，需要及时摄入。

(2) 铁、维生素C、维生素 B_{12}、叶酸缺乏会影响血红蛋白的生成，容易出现贫血，直接影响运动成绩。运动员的铁供给量为 20～25 mg/d。

（3）锌与肌肉收缩耐力和力量有关，运动员大运动量训练时血清锌水平显著降低。铜与能量代谢有密切关系，是合成血红蛋白、肌红蛋白、细胞色素等的重要成分。大运动量训练时会引起铜的负平衡，应该注意避免。铬是葡萄糖耐量因子的组成成分，耐力运动可增加铬从尿中排出。钾、钠、镁、钙等元素对于维持细胞内外容积、渗透压和神经肌肉的兴奋性都起着重要的作用，对血液的酸碱平衡更起着举足轻重的作用。而长时间、大运动量的运动可以使它们大量丢失，应该及时补充。

（二）运动员的膳食指南与膳食要点

1. 不同运动项目的营养需要

（1）运动量大的项目　举重、投掷、摔跤等项目需要爆发力，运动时能量消耗大，蛋白质也参与能量代谢，在训练时需要增加肌肉纤维。食物中蛋白质的量应该达到 2 g/kg 以上，优质蛋白质应该占总蛋白质供给量的 50%以上。为增进蛋白质的利用，减少蛋白质作为能量消耗，保证摄入足够量的碳水化合物、各种矿物质、维生素。

（2）灵敏性高、技巧性强的项目　射击、乒乓球、体操等项目要求灵敏性和技巧。能量消耗虽不是很大，膳食中也应该有充分的蛋白质、维生素和矿物质。对视力有要求的运动项目（射击、乒乓球、击剑等），应该供给足够量的维生素 A 或胡萝卜素。

（3）长时间的耐力性项目　马拉松、长跑、竞走等耐力运动项目的能量消耗大，长时间的有氧运动对体内产能营养素消耗很大，膳食中应该及时补充。膳食中应该含有丰富的优质蛋白质、各种维生素和矿物质。脂肪产生的能量多，食物的体积小，能减轻胃肠道的负担，摄入量可以占总能量的 32%～35%。

（4）综合性项目　综合性及球类运动项目对运动员身体的要求全面，能量消耗大，持续时间长，各种营养素都需要全面配备并补充，以便向机体提供全面的营养素。

2. 运动员的膳食要点

（1）平衡膳食　运动员在平时训练和比赛时需要各种营养素，而不是某一种或几种营养素，因此必须平衡膳食，合理搭配，食物多样化，保证向机体提供全面、足量的营养素以充分发挥机体的潜力，取得更好的运动成绩。平时膳食中应该包括粮谷类主食、乳类及乳制品、豆类及豆制品、动物性食物（畜类、禽类、鱼类、蛋类等）、新鲜蔬菜、水果、菌类、坚果类、油脂等。建议蛋白质占总能量的

12%～15%，力量型运动项目可以增加到15%～16%；建议一般运动员脂肪占总能量的30%，游泳和冰上项目可增加到35%，耐力运动项目（登山、马拉松）以20%～25%为宜。

（2）高碳水化合物膳食　碳水化合物是人体的重要能量来源，其代谢供能快，代谢完全，且代谢产物容易排泄。糖原是人体内碳水化合物的储存方式，能够很快代谢供能、体内糖原储存不足时人体会感到疲劳。因此要保证足量的碳水化合物摄入，增加体内糖原的储备。一般运动员膳食的碳水化合物量占总能量的55%～65%，耐力项目可以增加到60%～70%。运动前后应该以补充复合型碳水化合物为主，增加体内糖原的储备；运动中可选用含葡萄糖、果糖、低聚糖的复合糖饮料，有利于及时补充能量。

（3）高能量密度、高营养素密度膳食　运动员需要的能量较大，为了避免食物的体积过大而影响运动，应该选择高能量密度和高营养素密度膳食。食物总量一般在2 500 g/d以内。

（4）健身健胃，少食多餐　运动员的膳食中碳水化合物的比例较高，但碳水化合物在胃中的消化较快，为了避免过度饱餐和饥饿感，应该采用少食多餐的进餐制度，如三餐两点或三餐三点。降低胃肠的负担，高强度训练或比赛前的一餐至少提前2 h，运动后至少0.5 h后进餐。

知识巩固和检测

一、判断题

1. 婴儿必需而又易缺乏的矿物质主要有钙、铁、锌和碘。（　）

2. 母乳喂养的婴儿碳水化合物主要成分是乳糖，碳水化合物供能比约为37%，人工喂养儿略高约为40%～50%。（　）

3. 由于胎儿早期肝脏尚未成熟发育，对胎儿来说有12种必需氨基酸。（　）

4. 早期胎儿所有氨基酸都来自于母体。（　）

5. 妊娠期妇女比非孕时对钙的吸收率提高。（　）

6. 孕妇对钙的需要量大大增加，因此钙的最好来源应是膳食补充剂。（　）

7. 从计划受孕开始，女性就应补充叶酸。（　）

8. 铁不能通过乳腺进入乳汁，以母乳喂养的婴儿易发生缺铁性贫血。（　）

9. 产妇对能量需要大大增加，因此作为重要能量来源的脂肪的功能比应为35%～40%。（　）

10. 铁不能通过乳腺进入乳汁，产妇又不能通过月经失铁，因此产妇不需要高铁

膳食。 ( )

11. 脂溶性维生素A和维生素D均不能通过乳腺进入乳汁,因此以母乳喂养的婴儿应多进行户外活动。 ( )

12. 产褥期妇女膳食应以动物性食物为主,限制蔬菜水果的摄入。 ( )

13. 哺乳期产妇的饮食应以煮炖食物烹调方法为佳。 ( )

14. 婴儿对能量的需要包括体力活动、基础代谢、食物特殊动力作用和生长发育4个方面。 ( )

15. 婴儿生长发育迅速,对能量的需要量相对比成人多。 ( )

16. 婴儿脂肪摄入量占总能量需要的比例与成年人相当。 ( )

17. 婴儿对长链多不饱和脂肪酸的需要量相对较多,占总能量的10%。 ( )

18. 母乳喂养婴儿碳水化合物摄入量占总量的50%以上。 ( )

19. 母乳喂养婴儿碳水化合物的主要来源是乳糖。 ( )

20. 婴儿必需而又容易缺乏的微量元素为钙、铁等。 ( )

21. 足月出生的新生儿体内铁的储备可预防4个月以内的铁缺乏。 ( )

22. 母乳中水溶性维生素含量比脂溶性维生素更易受产妇膳食影响。 ( )

23. 初乳中的免疫活性物质的密度大多比成熟乳高。 ( )

24. 母乳乳汁中保留了人类生命发育早期所需的全部营养成分,因此以母乳喂养婴儿不需要额外补充其他任何营养素。 ( )

25. 牛乳和母乳差异不大,因此牛乳是最佳的母乳替代品。 ( )

26. 母乳中乳糖的含量比牛乳高。 ( )

27. 婴儿食物中的矿物质过多或过少都不适合婴儿及肠道对渗透压的耐受。 ( )

28. 母乳中的免疫活性物质大量存在于成熟乳中。 ( )

29. 婴儿最佳的饮料是白开水。 ( )

30. 医学配方奶粉的试用人群是早产儿和先天性代谢缺陷患儿。 ( )

31. 幼儿期基础代谢的能量消耗占其总能量消耗的大部分。 ( )

32. 幼儿期对营养素的需要量相对大于成人。 ( )

33. 幼儿对蛋白质的需要量占总能量的比例与成年人差不多,且优质蛋白质占1/3。 ( )

34. 幼儿对谷类食物的需要量逐渐增多,在谷类食物的选择上应注意选择含植酸盐少的精米精面,防止其影响食物矿物元素的吸收。 ( )

35. 1～2岁幼儿,每天可进食5～6次。 ( )

36. 学龄前儿童每天最基本的食物是奶类及其制品。 ( )

37. 与蛋白质和脂肪相比，碳水化合物是最容易利用的能量。（　　）
38. 学龄儿童应杜绝吃零食以保证正餐的摄入。（　　）
39. 相比成年人，老年人的能量需要量下降。（　　）
40. 老年人在蛋白质代谢方面，容易发生负氮平衡。（　　）
41. 为了达到蛋白质每日 75 g 摄入量，老年人每天应摄入充足的猪肉。（　　）
42. 钙吸收能力下降和户外活动减少是造成老年人出现负钙平衡的主要原因。（　　）
43. 老年人应该有规律地饮用包括浓茶在内的饮料。（　　）
44. 为了控制脂肪的摄入，老年人最好不吃动物性食品。（　　）
45. 老年人出现缺铁性贫血，除铁摄入量不足外，还可能与蛋白质合成减少、维生素 B_{12}、维生素 B_6 缺乏有关。（　　）
46. 只有在实在无法用母乳喂养婴儿时才采用人工喂养。（　　）
47. 高血压、高血脂与冠心病的营养防治均要求控制能量摄入。（　　）
48. 适度体力活动、负重运动有利于骨骼发育及骨量增加，同时户外活动接受日光照射可增加维生素 D 的合成。（　　）

二、单项选择题

1. 从营养学角度看，保障成功妊娠的基础是（　　）。
A. 合理补充微量元素　B. 补充维生素
C. 尽早开始补充叶酸　D. 注意营养素摄入的平衡

2. 下列关于孕期能量摄入量增加的说法正确的是（　　）。
A. 从妊娠开始即应增加能量的摄入
B. 从计划妊娠开始即应增加能量的摄入
C. 从妊娠中期开始增加能量的摄入
D. 从妊娠晚期开始增加能量的摄入

3. 人的一生按年龄可分为（　　）个阶段。
A. 4　B. 5　C. 6　D. 7

4. 孕妇易缺乏的微量元素有（　　）。
A. 钙、碘　B. 铁、锌　C. 铁、碘、锌　D. 铜、锌

5. 孕妇首选的钙的来源是（　　）。
A. 骨头汤　B. 钙片
C. 鸡蛋　D. 奶类及其制品

6. 孕妇补铁的主要目的是（　　）。
A. 红细胞增加　B. 肝脏的储留　C. 脾脏储留　D. 预防贫血

7. 孕期对铁的需要量在(　　)达到高峰。

A. 孕10～14周　B. 孕15～19周　C. 孕20～24周　D. 孕30～34周

8. 为预防神经管畸形的发生,适宜的叶酸摄入量为每天(　　)mg。

A. 0.2　B. 0.3　C. 0.6　D. 0.9

9. 孕早期的膳食原则包括(　　)。

A. 按照喜好,选择促进食欲的食物　B. 补充长链多不饱和脂肪酸

C. 补钙　D. 补充充足的能量

10. 孕末期的膳食原则包括(　　)。

A. 按照喜好,选择促进食欲的食物　B. 补充长链多不饱和脂肪酸

C. 补铜　D. 保证充足的鱼、禽、蛋等

11. 与非孕妇女比较,孕早期妇女的营养需要特点是(　　)。

A. 能量增加　B. 能量相近　C. 蛋白质增加　D. 蛋白质减少

12. 与牛乳比较,母乳营养成分的特点是(　　)。

A. 母乳中乳清蛋白含量高　B. 母乳中酪蛋白含量高

C. 母乳中钙含量高　D. 母乳中脂肪含量高

13. 下列物质中,(　　)在母乳中的含量低于牛乳。

A. 钙　B. 乳糖

C. 维生素A　D. 多不饱和脂肪酸

14. 人体生长发育最迅速的时期是(　　)。

A. 婴儿期　B. 幼儿期　C. 少年期　D. 青年期

15. 我国营养学会建议产妇膳食蛋白质适宜每日应较一般妇女增加(　　)g。

A. 10　B. 15　C. 20　D. 25

16. 婴儿开始添加辅食的时间是(　　)。

A. 1～2个月　B. 4～6个月　C. 8个月　D. 1岁以后

17. 儿童生长发育迟缓,食欲减退有异食癖,最可能缺乏的营养素是(　　)。

A. 蛋白质和热能　B. 钙和维生素D　C. 锌　D. 维生素A

18. 为避免食物过敏,婴儿首先添加的食品种为(　　)。

A. 蛋类　B. 谷类　C. 豆类　D. 肉类

19. 下述各点是关于幼儿膳食安排的原则,不正确的是(　　)。

A. 为减少干扰最好让儿童单独进餐　B. 食物宜细、软、烂、碎

C. 每日5～6餐　D. 低盐,免用调味品

20. 儿童热能消耗是指(　　)。

A. 生长发育消耗的热能　B. 食物特殊动力作用

C. 体力活动消耗的热能　　D. 以上都包括

21. 在各种营养素中,妊娠期间(　　)的增加值较高。

A. 叶酸、能量、维生素 C　　B. 叶酸、铁、维生素 B

C. 叶酸、铁、维生素 D　　D. 能量、铁、叶酸

22. 孕早期叶酸缺乏可导致(　　)。

A. 新生儿神经管畸形　　B. 新生儿溶血

C. 新生儿佝偻病　　D. 新生儿克汀病

23. (　　)是自然界中唯一的营养最全面的食物,是婴儿最佳食物。

A. 母乳　　B. 母乳化奶粉　　C. 全营养乳儿糕　　D. 营养米糊

24. 纯母乳喂养至少(　　)月为最佳。

A. 满　　B. 2～3 个　　C. 4～6 个　　D. 12 个

25. 乳中唯一的碳水化合物是(　　)。

A. 蔗糖　　B. 葡萄糖　　C. 果糖　　D. 乳糖

26. 联合国世界卫生组织要求,4 个月以内婴儿的母乳喂养率要达到(　　)。

A. 60%以上　　B. 70%以上　　C. 80%以上　　D. 90%以上

27. 学龄前儿童是指(　　)岁的儿童。

A. 3～6 岁　　B. 3～12 岁　　C. 6～12 岁　　D. 3～18 岁

28. 6～12 个月婴儿每日摄取脂肪所含能量应占总能量的(　　)。

A. 50%～60%　　B. 45%～50%　　C. 35%～40%　　D. 30%～35%

29. 下列(　　)为儿童必需氨基酸。

A. 谷氨酸　　B. 胱氨酸　　C. 酪氨酸　　D. 组氨酸

30. 学龄前儿童可以摄取(　　)食品。

A. 辛辣食品　　B. 细软食品　　C. 油腻食品　　D. 大块食品

31. 学龄前儿童以"三餐两点"制为宜,下列原因错误的是(　　)。

A. 胃的容量小　　B. 肝脏中肝糖原储存量少

C. 增加胃张力　　D. 活泼好动,容易饥饿

32. 学龄儿童的膳食指南不包括(　　)。

A. 合理加工与烹饪　　B. 保证吃好早餐

C. 少吃零食,控制食糖摄入　　D. 重视户外活动

33. 对于学龄儿童和青少年,(　　)是膳食中钙的最好来源。

A. 谷类　　B. 鱼、肉、禽、蛋

C. 奶和奶制品　　D. 蔬菜及豆类

34. 肉类脂肪中不饱和脂肪酸含量较高的是(　　)。

A. 鸡肉　B. 牛肉　C. 羊肉　D. 鱼肉

35. 老年男人和女人高血压病发生率的规律是(　　)。

A. 男女无差别　B. 女高于男　C. 男高于女　D. 无规律

三、多项选择题

1. 可通过乳腺进入乳汁的营养素有(　　)。

A. 维生素 A 和维生素 B 族　B. 维生素 C 和维生素 D

C. 钙和维生素 D　D. 钙、铁、碘等矿物元素

E. 维生素 A、维生素 E 和水溶性维生素

2. 下列关于产妇营养需要的说法正确的是(　　)。

A. 脂溶性维生素不易通过乳腺进入乳汁,因此婴儿要补充鱼肝油

B. 膳食蛋白质生物学价值越高,则转变成乳汁蛋白的效率就越高

C. 乳汁中脂肪含量与产妇膳食脂肪的摄入量有关

D. 产妇应进食营养素含量丰富的膳食

E. 孕期脂肪储备可为泌乳提供 1/3 的能量

3. 孕期母体(　　)供给不足,会影响胎儿脑发育。

A. 亚油酸　B. 亚麻酸　C. 碘　D. 叶酸

4. 孕妇能量消耗包括(　　)。

A. 胎儿生长发育　B. 母体生殖器官变化

C. 基础代谢、体力活动　D. 食物热效应

5. 孕妇对铁的需要主要用于(　　)。

A. 红细胞增加　B. 胎盘的储留　C. 胎儿体内的储留

D. 增强胎儿免疫力　E. 增强孕妇免疫力

6. 孕早期的膳食要点包括(　　)。

A. 少食多餐,想吃就吃　B. 补充长链多不饱和脂肪酸

C. 选择容易消化吸收的食物　D. 按照喜好,选择促进食欲的食物

E. 补充叶酸

7. 孕期营养不良对胎儿的影响包括(　　)。

A. 生长停滞　B. 宫内发育迟缓　C. 早产

D. 新生儿低出生体重　E. 先天畸形

8. 孕末期营养要点是(　　)。

A. 进一步补充充足的能量　B. 补充维生素 A

C. 补钙　D. 补充叶酸,预防神经管畸形

9. 下列食物适宜孕早期食用的有(　　)。

A. 鲜橙　B. 清炒荷兰豆　C. 花生煲猪腱肉
D. 豆腐鱼头汤　E. 东坡肉

10. 孕期叶酸缺乏对妊娠的不良影响包括(　　)。
A. 神经管畸形　B. 孕妇巨幼红细胞贫血
C. 低钙血症　D. 胎盘早剥

11. 孕期维生素 D 缺乏,可引起新生儿(　　)。
A. 低血钙症　B. 神经管畸形　C. 脚气病
D. 手足抽搐　E. 无脑儿

12. 孕妇钙缺乏的危害包括(　　)。
A. 母体的骨密度降低　B. 母体骨质软化
C. 母体骨质疏松　D. 新生儿低钙血症

13. 老年人膳食指南的内容包括(　　)。
A. 控制能量,控制体重
B. 饮食清淡多样,主食多粗粮,少盐
C. 每天进食乳或乳制品,常食用大豆或其制品
D. 动物性食物要适量,多吃蔬菜和水果

14. 婴儿的能量消耗包括(　　)。
A. 基础代谢　B. 体力活动　C. 食物热效应
D. 生长发育　E. 能量储存及排泄

15. 新生儿低出生体重与下列(　　)成年期疾病发生率有关。
A. 糖耐量减低　B. 胰岛素抵抗　C. 高胰岛素血症
D. 神经管畸形　E. 高血压

16. 下列(　　)可预防骨质疏松发生。
A. 注意选择钙丰富的食物外,可选用钙补充剂
B. 参加户外活动,补充维生素 D
C. 适度体力活动
D. 适量食用大豆制品
E. 摒弃不良生活习惯

17. 婴幼儿缺锌可能会出现(　　)现象。
A. 生长发育迟缓　B. 呆小症　C. 贫血
D. 味觉减退、食欲不振　E. 创伤愈合不良、免疫力低下

18. 下列烹调方法中,适合产妇需求的膳食制作方法有(　　)。

A. 煮　B. 蒸　C. 煨　D. 炸

19. 初乳中（　）等营养素含量比成熟乳丰富。

A. 蛋白质　B. 脂肪　C. 长链多不饱和脂肪酸
D. 乳糖　E. 乳铁蛋白

20. 下列关于牛乳与母乳的比较中，正确的是（　）。

A. 母乳蛋白质以乳清蛋白为主，牛奶蛋白质以酪蛋白为主
B. 脂酶分解牛乳甘油三酯后，产生较多的棕榈酸，而母乳则较少
C. 牛乳中的棕榈酸影响钙的吸收
D. 母乳中钙的吸收率高
E. 牛乳比母乳甜

21. 婴儿必需的而又容易缺乏的矿物质主要有（　）。

A. 钙　B. 铁　C. 锌
D. 碘　E. 铜

22. 下列关于产妇营养需要的说法正确的是（　）。

A. 脂溶性维生素不易通过乳腺进入乳汁，因此婴儿要补充鱼肝油
B. 膳食蛋白质生物学价值越高，则转变成乳汁蛋白的效率就越高
C. 乳汁中脂肪含量与产妇膳食脂肪的摄入量有关
D. 产妇应进食营养素含量丰富的膳食
E. 孕期脂肪储备可为泌乳提供 1/3 的能量

23. 母乳喂养的优越性体现在（　）。

A. 母乳中的营养成分全面　B. 有利于婴儿颌骨和牙齿的发育
C. 降低感染性疾病的发病　D. 预防成年慢性病
E. 有利于婴儿骨骼发育

24. 母乳中乳糖的作用有（　）。

A. 提供碳水化合物　B. 提供能量
C. 调节肠道菌群　D. 促进钙的吸收

25. 下列关于婴儿营养素需要说法正确的是（　）。

A. 婴儿对能量的需要量相对比成人多
B. 脂肪是 4 月龄以下婴儿能量的主要来源
C. 婴儿在 4～5 个月以后需要补铁
D. 除钙、铁、锌和碘以外，牛乳和母乳喂养的婴儿不容易缺乏其他矿物元素
E. 母乳喂养的婴儿容易缺乏维生素 D，因此需要多晒太阳

26. 导致老人发生骨质疏松的因素包括（　）。

A. 活化维生素D的功能下降　　B. 食量减少
C. 缺乏日照　　D. 体力活动减少

27. 添加婴儿辅助食品的科学依据有(　　)。
A. 6个月后,单纯母乳已不能满足婴儿生长的需要
B. 学习吃食物,为断奶做准备
C. 适应婴儿消化系统需要
D. 培养良好的饮食习惯
E. 适应婴儿心理发育需要

28. 关于老年人蛋白质代谢,下列说法正确的是(　　)。
A. 蛋白质丢失增加　　B. 易负氮平衡
C. 蛋白质合成减少　　D. 必需氨基酸的种类较多

29. 幼儿膳食制作原则包括(　　)。
A. 鲜奶要充分反复加热,以保证安全　　B. 幼儿食物单独制作
C. 具有较好的色、香、味和形　　D. 避免吃捞米饭

30. 关于幼儿的食物选择,下列说法正确的是(　　)。
A. 适量饮用奶
B. 粮谷类逐渐成为营养素的主要来源
C. 粮谷类食物为主
D. 食物加工应精细,以利于其消化吸收
E. 进食适量动物性食品

31. 关于幼儿的食物选择. 下列说法正确的是(　　)。
A. 适量饮用奶
B. 粮谷类逐渐成为营养素的主要来源
C. 粮谷类食物为主
D. 进食适量动物性食品

32. 学龄前儿童缺铁性贫血发生的原因可能是(　　)。
A. 生长发育快,铁需要量大
B. 内源性可利用的铁少
C. 进食富含铁的食物较少
D. 由于年龄小,吸收利用铁的能力差

33. 学龄前儿童平衡膳食的基本原则有(　　)。
A. 食物多样合理搭配　　B. 专门烹调易于消化
C. 三餐两点　　D. 不偏食,不挑食,杜绝零食

34. 下列(　　)措施可安全有效预防学龄前儿童维生素 A 缺乏。

A. 每周进食 1 次动物肝脏

B. 每天进食牛奶和鸡蛋

C. 在医生指导下补充鱼肝油

D. 每天摄入一定量深绿色或红黄色蔬菜

35. 大豆及其制品是老年人的最佳食物选择，主要是因为(　　)。

A. 大豆蛋白属于优质蛋白质

B. 大豆中的植物化学物质可预防骨质疏松

C. 大豆及其制品有利于防治心血管疾病

D. 大豆及其制品廉价

E. 大豆及其制品容易获取

第八章

合理烹调与食谱编制

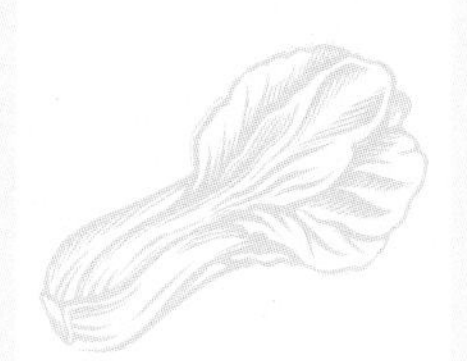

<table>
<tr><th>知识内容范围</th><th colspan="2">学习要点</th><th>重要程度</th></tr>
<tr><td rowspan="11">合理烹调</td><td rowspan="6">营养素在烹调中的变化</td><td>蛋白质在烹调过程中的变化</td><td>掌握</td></tr>
<tr><td>脂肪在烹调过程中的变化</td><td>熟悉</td></tr>
<tr><td>碳水化合物在烹调过程中的变化</td><td>熟悉</td></tr>
<tr><td>矿物质在烹调过程中的变化</td><td>了解</td></tr>
<tr><td>维生素在烹调过程中的变化</td><td>掌握</td></tr>
<tr><td>水在烹调过程中的变化</td><td>了解</td></tr>
<tr><td rowspan="2">烹调对营养素的影响</td><td>烹调加工对各类食物营养素含量的影响</td><td>熟悉</td></tr>
<tr><td>烹调方法对营养素的影响</td><td>了解</td></tr>
<tr><td rowspan="3">营养素保护措施</td><td>食物营养素保护要点</td><td>熟悉</td></tr>
<tr><td>食物营养烹调技术要点</td><td>掌握</td></tr>
<tr><td>营养烹调案例</td><td>熟悉</td></tr>
<tr><td rowspan="6">食谱编制</td><td rowspan="3">营养配餐与食谱编制</td><td>营养配餐与食谱编制的概念</td><td>熟悉</td></tr>
<tr><td>食谱编制原则</td><td>掌握</td></tr>
<tr><td>食谱编制理论依据</td><td>掌握</td></tr>
<tr><td rowspan="3">食谱编制案例</td><td>每日食谱编制流程</td><td>熟悉</td></tr>
<tr><td>一日食谱编制案例</td><td>掌握</td></tr>
<tr><td>工作午餐食谱编制案例</td><td>熟悉</td></tr>
</table>

合理烹饪,有益健康;科学配餐,保障营养。

无论作为独立的健康问题,还是作为健康问题的影响因素,营养都与个体和群体的餐饮方式有密切联系。

第一节 合理烹调

食物在烹调过程中会发生一系列的物理、化学变化,加上调味品的作用,不但增加了口感,也使食物更容易消化吸收。但是在烹调过程中有时由于操作不当,也可能会严重降低营养素的营养功能,甚至会产生危害人体健康的化学物质。

一、营养素在烹调中的变化

食物原料在烹调过程中,受到切割、清洗,以及水、油、空气、不同温度和各种调味品等诸多因素的影响,会发生许多复杂的物理、化学变化。

1. 蛋白质在烹调过程中的变化

(1) 变性凝固　蛋白质受热一般从 60℃开始会逐渐发生变性凝固,这种变性是不可逆的。如果温度上升较慢并保持在稍低于 100℃,肉类或蛋类蛋白质凝固较慢,质地也不是很硬,这种状态的蛋白质最容易消化;如果在沸水或者热油中煮、炸时间过长,变性的蛋白质容易形成坚硬的质地而不利于消化。未变性的蛋白质具有较强的持水性,受热变性后组织内部的结合水逐渐成为游离水,持水性减弱。例如,白水炖鸡、炒肉片、烤鸭等都会出现原料体积缩小、质地变硬的现象,同时随着血红蛋白的变性凝固,肉质变为灰白色。

(2) 水解作用　蛋白质在变性凝固后继续在水中受热,一部分蛋白质就会被逐渐水解生成多种水溶性氨基酸及含氮浸出物,这是鸡汤鲜美的主要原因之一。如果温度超过 130℃,部分蛋白质会最终分解为挥发性氮、硫化氢、硫醇化合物等低分子物质,失去营养作用甚至产生毒素。例如,煎焦或烤焦的瘦肉会产生苦臭味,190℃以上还会产生致癌物,如杂环胺、苯并芘等,应该避免。

(3) 胶凝作用　动物性原料中的胶原蛋白质在水中加热后,一般从 70℃开始会水解产生胶原质,如白明胶。胶原质可溶于热水中,使汤汁变稠,黏度增加。胶原质达到一定浓度后,再冷却到室温就会使汤汁变成有弹性的半透明凝胶状(常称为胶冻),加热后又会恢复原来的溶胶状。汤汁中这些胶原质越多,在常温下则越易结成胶冻,其凝结度也越强。如鱼汤冻、肉皮冻,有些煨菜或扒菜的自来芡等都是这种胶凝作用的缘故。

(4) 水化作用　蛋白质分子结构中多肽链上的多种亲水基与水充分接触后,

能聚集大量水分子，形成水化层，使蛋白质成为亲水胶体。烹调中打肉胶、鱼胶，牛肉上浆时拌入水分等就是利用了蛋白质这种水化作用的原因，使原料“吃”进大量水分，快速熟制后显得爽嫩、有弹性（肉、鱼等原料剁成茸状再用力搅打都是为了尽量扩大和增强蛋白质与水分子的接触，使水化作用充分）。熟豆浆中的蛋白质水溶液呈亲水的胶体状态，由于水化作用使蛋白质颗粒外包着一层较厚的水膜，使豆浆呈乳浊液。使用凝固剂（如石膏）就能破坏这种水化作用，使蛋白质颗粒脱去水膜而沉淀。

2. 脂肪在烹调中的变化

（1）脂类的水解与酯化　脂肪在水中加热后会有少量被水解为脂肪酸和甘油。脂肪酸与加入的醋、酒等调味品生成有芳香气味的酯类物质。在烹调中，脂肪在热作用下可被逐步水解，最终产物是甘油和游离脂肪酸。

（2）乳化作用　油与水并不相溶，一般情况下，脂肪加入水中就浮在水面形成一分离层，但若将水加热，由于沸水的不断翻腾，被分离成非常微小的脂肪滴均匀分布于水中，就会形成乳白色的水包油型的乳浊液，这种变化属于乳化作用。如果其中含乳化剂就更容易生成乳浊液。烹调中制牛奶白汤时一般不撇去油，并且保持旺火，使汤处于不断沸腾状态，道理就在于此。而制作清汤时则不同，煮沸后撇去浮油，改微火，使汤不持续沸腾而减少振荡，尽量避免脂肪的乳化，以保证汤的清澈。

（3）高温氧化作用　反复高温（超过油的发烟点）加热脂肪，会使脂肪中的不饱和碳键与氧作用生成过氧化物，再继续分解会产生具有特殊辛辣刺激气味的酮类或醛类。被氧化后的脂肪食用价值降低，甚至对人体有害。所以，炒菜时油温不宜太高。

油脂中游离脂肪酸含量的变化，还会影响油脂的发烟温度。在油脂中游离脂肪酸含量增加，会降低油脂的发烟温度。发烟温度除了与游离脂肪酸的含量有关外，还与油脂的纯净度有密切的关系。油脂的发烟点与油脂中低分子重要溶解物质的浓度成正比，因此油脂的纯净度和油脂的酸败程度都会影响油脂的烟点。油脂中含的杂质越多，酸败程度越严重，油脂中所含的溶解物就越多，发烟温度下降的幅度越大。

（4）油脂的热氧化聚合　食物中的油脂易被氧化，油脂的氧化主要是油脂与空气接触，由空气中的分子态氧引起的。根据油脂氧化的条件不同，可分为常温下引起的自动氧化和在加热条件下引起的热氧化两种。油脂中自动氧化反应多发生在油脂的贮藏中，反应速度较慢；而油脂的热氧化多发生在食物的烹调过程中，反应速度较快，而且随着加热时间的延长，还容易分解，其分解产物还会继续发生氧化聚合,并产生聚合物。聚合物的增加,不但使油脂增稠,还会引起油脂起泡,并附着在煎炸食物的表面。

油脂加热至200～230℃时能引起热氧化聚合,所以油炸食品所用的油会逐渐变稠。聚合的速度和程度与油脂的种类有关,亚麻油最易聚合,大豆油和芝麻油次之,橄榄油和花生油则不易聚合。反复高温处理的油脂随着不断的聚合,会由稠变冻甚至凝固。

烹调中火力越大,时间越长,热氧化聚合反应就越剧烈。发生热氧化聚合的油脂含有某些具有毒性的甘油酯二聚物。这种聚合物在体内被吸收后与酶结合,会使酶失去活性而引起生理异常现象,有害于人体健康。在烹饪过程中,若要减少或防止油脂的热氧化聚合反应的进行,就应尽量避免高温长时间的加热,那种带着火苗烹炒的做法并不可取,应避免采用这种做法。另外,油脂处在高温状态中的时间越长,热氧化聚合的程度就会越严重,所以油炸用油更不宜反复使用。

3. 碳水化合物在烹调中的变化

(1) 淀粉的膨胀糊化作用　淀粉一般不溶于冷水,但在水中加热后(约从60℃开始),淀粉的,氢键被破坏并与水分子结合,产生所谓的糊化现象。糊化后,水中的淀粉颗粒体积增加,得到透明有黏性的胶体溶液,烹调中常见的勾芡就利用了淀粉的这一变化。

(2) 碳水化合物的焦化作用　蔗糖加热到一定温度后成为透明黏稠状液体,凉后变硬,趁热可拉出细丝,拔丝菜就利用了这个变化。如果继续升温加热,蔗糖(或饴糖)会焦化,碳链断裂,产生低分子分解物质,颜色也逐渐变深,由浅黄色到棕红色,成为焦糖,甜味逐渐消失,出现苦味,最后只剩下黑色的炭。烹调中的炒糖色,烤乳猪时刷饴糖水等,都是利用这一变化。淀粉也同样会发生焦化。如烘焙面包的表皮呈棕色,挂糊的原料油炸时表皮颜色逐渐加深等,这些都是因为淀粉受高温作用变成糊精而形成的。

4. 矿物质在烹调中的变化

食物原料所含的矿物质在烹调过程中一般化学变化不多,主要变化是易溶解于水中。一般在酸性溶液里溶解量较大,溶解量还与原料切割大小、水中浸泡或加热时间长短有关。普通大米淘洗2～3次后表层矿物质流失15%左右,肉类在加热过程中矿物质溶于汤水中较多。不同矿物质的流失量不同,钾流失量达64.4%,钠的流失量达62.5%,氯的流失量为41.7%,锰流失10.3%,钙流失22.5%,硫流失7.3%,而铁的流失量只有6%左右。

5. 维生素在烹调中的变化

在烹调过程中,食物原料所含的维生素最易受到破坏损失,特别是各种水溶性维生素的损失最严重。水中加热一般对脂溶性维生素A、维生素D、维生素E等影响不大,但高温油炸则会破坏较多。水溶性维生素在加热过程中易被分解破坏,温度越高,加热时间越长,损失越多,特别是碱性条件下损失更多。原料中的水溶性维生素易溶解于水中而流失。原料的刀工断面越多,漂洗次数越多,浸泡时间越长,则流失也会越多。

多数维生素在空气中性质不稳定,易被氧化分解(特别在同时受热的情况下)。例如,青菜切碎后,与空气接触时间长,所含维生素C易氧化分解。

在碱性条件下,有的维生素易被破坏,如熬粥时加碱,维生素B_1损失82%,维生素B_2损失70%。多数维生素在酸性溶液中较稳定,损失较少。

6. 水在烹调中的变化

食物原料中的水在烹调时会发生两种变化:一是由于受热使部分原料中的胶体结合水或组织结构水转变为游离水,以及水分受热蒸发汽化;二是由于渗透压的作用,水或是从原料中渗出,或是渗入原料内部,调味品浓度在这里起很大作用。水在烹调中的变化是最需要把握的变化之一,它往往直接影响到其他营养物质的变化。

总之,各类营养素在烹调过程中发生的变化各有不同。就其对人体的营养功能来说,有些变化保持或提高了这些营养素对人体的营养功能,利于消化吸收;有的变化则会使营养素分解破坏,降低了营养价值或食用价值。就一般的烹调方法而言,蛋白质、脂肪、碳水化合物的各种变化总的来说不影响它们对人体的营养价值,矿物质除部分易流失外,也不影响营养功能。而维生素是各类营养素中最易在烹调过程中被分解破坏的,尤其是水溶性维生素在烹调过程中损失最大。

二、烹调对营养素的影响

在一般的烹调方法下,食物中维生素最易损失,各种矿物质次之,蛋白质、脂肪、碳水化合物在通常情况下量与质的改变不显著。

(一)烹调加工对各类食物营养素含量的影响

1. 谷类和豆类

(1) 大米　大米在淘洗过程中有部分营养素流失水中。搓洗用力越大,浸泡时间越长,用水温度越高,则损失越大。尤其是米粒的糊粉层和胚芽所含的B族维生素,矿物质损失更大。大米被淘洗后营养素损失率:维生素B_1为29%～

60%，维生素 B_2 为 23%～25%，矿物质为 70%，蛋白质为 15.7%，脂肪为 42.6%，碳水化合物为 2%。正确的淘米方法应是轻轻淘洗 1～2 次，去掉浮糠、灰尘，拣净砂粒杂质即可。不要用力搓洗多次，不要用急水流长时间冲洗。对米质较陈，可能被污染的大米可适当用力搓搅，淘洗数次适当增加。

把大米制成米饭这个过程中，大米所含蛋白质、脂肪、碳水化合物一般只发生于凝固变性和膨胀糊化等变化，营养价值不变，但维生素损失较多。例如，蒸饭使大米的维生素 B_1 损失 38.1%，煮饭则损失 85.8%，煮米粥时加碱更会大量破坏其中的 B 族维生素。

(2) 面粉　面粉加冷水揉搓后，所含蛋白质能吸水形成面筋网络，同时淀粉酶会将部分淀粉水解为麦芽糖，进而生成葡萄糖，以上变化是酵母发酵制作膨松面团的基础。面食制作过程中蛋白质、脂肪、碳水化合物、矿物质等损失很少，但维生素可随熟制方法不同程度地被破坏。例如，标准粉制成馒头、烙饼，其中维生素 B_1 的保存率各为 70.3%和 45.2%，煮面条时保存率为 50.89%。制面食加碱和高温油炸会使维生素损失更大。

(3) 大豆　生大豆含有抑制人体小肠内胰蛋白酶活性的物质，会妨碍人体对大豆蛋白质的消化吸收。彻底加热熟透后，这种物质可被破坏，浸泡、磨碎、熟制可以破坏大豆的细胞结构组织，提高消化率。

2. 蔬菜类

(1) 矿物质、维生素的变化　蔬菜由于切碎水洗，少部分矿物质和维生素会从断口流失。在加热过程中，矿物质除部分随水分渗出留在汤汁内以外，无变化损失，维生素却因随水渗出、受热、氧化等多种原因而容易受较大损失。蔬菜中所含维生素 C 是最容易受损失的，其损失程度与蔬菜改刀后形状大小，切后放置时间，切前或切后浸泡水洗，加热温度高低、时间长短，是否加醋或加碱，熟制后是否及时食用等多方面因素有关。例如，蔬菜细胞中含氧化酶，当蔬菜被切开或压碎时，这种酶就被释放出来，它催化维生素 C 被氧化破坏。氧化酶在 60～80℃时最活泼，因此将蔬菜放入冷水中煮，在酶的催化下，水中溶解的氧会大量破坏维生素 C，超过 80℃后，氧化酶很快失去活性。正确的方法是待水沸后再放入蔬菜，这样就可以大大减少维生素 C 的损失。几种蔬菜在烹调后的维生素保留率见表 8-1。

(2) 水分的变化　新鲜绿叶蔬菜和瓜茄类等蔬菜含大量水分，加热可使蔬菜细胞组织破裂，水分流出和蒸发，加盐等调味品可使细胞中水分渗出。这些变化都会使蔬菜体积缩小，质地软塌。烹调中掌握蔬菜水分的变化，对保持其嫩脆度非常重要，同时还与维生素、矿物质的流失多少有密切关系。

表 8-1　几种蔬菜烹调后维生素的保留率(%)

食物名称	烹调方法	维生素C	胡萝卜素
绿豆芽	水洗,油炒 9～13 min	59	—
马铃薯	去皮切块,加水小火烹 20 min	71	—
胡萝卜	切片,油炒 6～12 min	—	79
大白菜	切块,油炒 12～18 min	57	—
小白菜	切段,油炒 11～13 min	69	94
油菜	切段,油炒 5～10 min	64	75
菠菜	切段,油炒 5 min	84	87
韭菜	切段,油炒 5 min	52	94
番茄	去皮,切块,油炒 3～4 min	94	—
辣椒	切丝,油炒 15 min	28	90

3. 畜禽肉、鱼、蛋类

在烹调中,畜禽肉、鱼、蛋等动物性原料的质地、口感、重量、营养成分等都会有所改变。

畜禽肉含一定的水分,在加热过程中,由于蛋白质的凝固变性,使得水分流失、体积缩小、重量减轻、肉质变硬。脱水过多会使肌肉组织显得粗糙。如果在水中持续加热,带着能量的水分又慢慢地渗入肉块,使得更多的矿物质和溶性含氮化合物、脂肪等溶于水中,组织内部逐渐膨润、软化、松散,结构发生变化,肉块质地变得酥烂,汤汁变得浓稠。

鱼肉含水分较多,含结缔组织少,加热过程中水分流失较畜禽肉少,因此,鱼肉烹调后一般显得较细嫩柔软。

肉类组织的传热性能较差,如鱼片上浆后投入 150～170℃的热油中快速划过,鱼片内部只有 60℃左右;1.5 kg 的牛肉块在沸水中煮 1.5 h,肉块内部温度只有 62℃。一般要求肉块的中心温度达 70℃以上,无血色后才能认为是基本煮熟。

肉类经烹调后,除维生素有部分损失外,其余的营养素一般无多少损失,虽然结构、质地等有所改变,但营养价值依然很高。肉类维生素的损失随烹调方法的不同而不同,一般讲,加热时间越长,温度越高,水分流失越多,则损失越大。

蛋类加热熟制后其所含的抗生素和抗胰蛋白酶因素被破坏,使蛋白质凝固变性。除仅有少量维生素被破坏外,蛋的营养价值基本不变。不同烹调方法对动物性食物维生素的保留率见表 8-2。

表 8-2 不同烹调方法对动物性食物维生素的保留率(%)

食物名称	烹调方法	维生素 B_1	维生素 B_2	维生素 PP	维生素 A
猪肉	炒肉丝:1.5～2.5 min	87	79	55	—
猪肉	蒸丸子:约 1 h	53	13	70	—
猪肉	炸里脊:约 1.5 h	57	62	47	—
猪肉	清炖:加水 5 倍大火煮沸小火炖 30 min	35	59	25	—
猪肉	红烧:油煎 3 分钟大火煮沸小火烧 1 h	40	62	50	—
猪肝	卤:大块放沸水中煮约 1 h	45	63	45	50
猪肝	炒:油炒 5 min	68	99	83	50
鸡蛋	炒:油炒 1～1.5 min	87	99	100	—
鸡蛋	煮:整个蛋沸水煮 10 min	93	97	96	—

(二) 烹调方法对营养素的影响

1. 常用烹调方法

中餐的烹调方法非常多,常用的方法有煮、蒸、炖、炒、炸、烤、焖、卤、熘、爆、熏、煎等。显然,不同的烹调方法对营养素的影响不同。

2. 常用烹调方法对营养素的影响

(1) 煮　煮对碳水化合物及蛋白质起部分水解作用,对脂肪则无显著影响,但水煮往往会使水溶性维生素及矿物质溶于水中。一般青菜与水同煮 20 min,则有 30%的维生素 C 被破坏,另外有 30%溶于汤内。煮的时候若加一点碱,则 B 族维生素、维生素 C 全部被破坏。

(2) 蒸　由于笼屉内的水蒸气压力较大,温度较高,一般可比沸水高出 2℃～5℃。水蒸气的渗透力较强,所以原料质地变化快,易成熟,部分蛋白质、碳水化合物被水解,利于吸收。除部分不耐热的维生素损失较大外,其他成分如水、矿物质、蛋白质的水解物等不易流失,可以保持原汁原味。

(3) 炖　炖可使水溶性维生素和矿物质溶于汤内,仅维生素受部分破坏。肌肉蛋白部分分解,其中的肌凝蛋白、肌肽以及部分被分解的氨基酸等溶于汤中而呈鲜味。结缔组织受热遭破坏,其部分分解成白明胶溶于汤中而使汤汁有黏性。烧和煨这两种烹调方法和炖相似。

(4) 炒　炒法有多种,如滑炒、生炒、干炒(干煸)等。滑炒的原料大多是较细小的丝、片等,又事先划过油,主料已熟或接近熟,因此,炒的过程很短,原料营养素的损失很少。生炒时如果原料先上浆,再旺火热油急炒,营养素的破坏也较小。干炒时由于要将原料水分煸干,因此对营养素的破坏较大,除维生素外,蛋白质因受干热而严重变性，影响消化，降低吸收率。

（5）炸　炸的方法多种多样，如清炸、酥炸、软炸等。炸时一般油温较高，油量较多，因此对原料所含营养素都有不同程度的破坏。特别是高温焦炸，会使原料水分基本蒸发完，蛋白质、脂肪严重变性分解，易产生不良气味和有害物质，维生素被破坏殆尽，营养价值和消化率都大大降低。所以，烹调中应多采用各种挂糊、拍粉的炸法，如各种淀粉糊、蛋糊、脆浆、拍面包粉以及纸包炸等，使原料外表有一保护层。同时，在保证菜肴特色的前提下，要注意尽量避免油温过高，油炸时间过长。

（6）烤　烤一般分两种，一种是明烤，一种是暗烤。明烤就是以明火直接烤原料，如烤鸭烤肉等。暗烤就是火力从火墙中穿过，不直接烤原料，此法又叫烘。烤可使维生素 A、维生素 B、维生素 C 受到相当大的损失，也可使脂肪受损失，另外，直接火烤还会产生致癌物质 3-4 苯并芘。烤的时间与 3-4 苯并芘的含量成正比，时间越长 3-4 苯并芘的含量越大。

（7）焖　营养素损失的大小与焖的时间长短有关。时间长，则维生素 B 和维生素 C 的损失大。但食物经焖煮后消化率有所增加。

（8）卤　卤制食物中的维生素和矿物质部分溶于卤汁中，部分遭受损失，水溶性蛋白质也溶解到卤汁中，脂肪亦能减少一部分。

（9）熘　烹调中有“逢熘必炸”之说。因食品原料外面裹上一层糊，在油炸时因糊受热而变成的焦脆外壳，会保护营养素少受损失。

（10）爆　爆的方法要求旺火热油，一般是原料先经鸡蛋清或湿淀粉上浆拌均匀，下油锅划散炒熟，然后沥去油再加配料，快速翻炒。原料的营养成分因有蛋清或湿淀粉形成的薄膜保护，所以损失很小。

（11）熏　熏的方法虽然别有风味，由于用间接加热和烟熏，也存在着 3-4 苯并芘的问题，同时会使维生素，特别是维生素 C 受到破坏，同时脂肪部分损失。

（12）煎　煎的方法用油虽少，可是油的热含量大，温度比煮、炖高，对维生素保持不利，其他营养素均无严重损失。

三、营养素保护措施

（一）营养素保护要点

1. 切洗得当

（1）先洗后切，切后不泡　烹调原料都应先洗净然后再切，切后不再洗，更不能用水泡，以减少水溶性营养素的损失。如用白菜做凉白菜，切丝后用凉水浸泡，维生素C损失量高达50%。

(2) 不宜切得过碎 维生素氧化的损失与原料切后的表面积有直接关系，表面积越大，则越易使维生素与空气中的氧接触，氧化机会大大增加，损失就越严重。因此，不宜切得过碎，应在烹调允许的范围尽量使其形状大一些。

(3) 现烹现切 蔬菜原料的切配应在临近烹调之前，不可过早。切配的数量要估计准确不可一次切配过多。因为这些原料不能及时烹调，不仅使菜肴的色、香、味等受影响，而且会增大营养素在储存时的氧化损失。

2. 正确焯水

为了除去某些原料的异味，增进色、香、味、形，或调整各种原料的烹调时间等，烹调中常用沸水对原料焯水处理。焯水应注意以下3个方面。

(1) 火旺水沸，短时速成 为防止水温降得过快，原料应分次下锅，这样水温很快就可升高沸腾。蔬菜在沸水中焯透后要立即捞出，这样不但能使蔬菜色泽鲜艳，同时可减少营养素的损失。其保护营养素的机理如下：

① 可迅速破坏蔬菜中的氧化酶。蔬菜原料中含有某些氧化酶(如过氧化氢酶、多酚氧化酶、抗坏血酸氧化酶等)易使维生素C等氧化破坏。这些酶在环境温度50～60℃时活性最强，温度若达到80℃以上则活性减弱或被破坏。

② 减少蔬菜内部维生素的受热损失。火大水沸，加热时间短，维生素受热损失量就会减少。

③ 减少蔬菜内部汁液的溢出，使水溶性物质如维生素C、维生素B_2、钙、铁等损失量减少。

经测定，蔬菜原料经沸水焯水处理后，维生素C的平均保存率为84.7%。如马铃薯沸水焯熟，维生素C约损失10%，如果放在冷水中煮熟，维生素C损失达40%。

(2) 立即冷却，不挤汁水 焯水的蔬菜捞出后，温度仍很高，对其中叶绿素、维生素的保护很不利，所以应立即用冷水冲凉。焯水的蔬菜最好不要挤汁，否则会使水溶性营养素大量损失。

(3) 焯后再切 蔬菜应焯水后再切，可避免蔬菜中的水溶性物质在焯水中溶解过多而流失。正确的焯水不仅可直接减少营养素的损失，而且还可去除菠菜、苋菜、冬笋等蔬菜中的部分草酸，进而提高某些矿物质的吸收和利用率。如菠菜中草酸含量高，能与钙、铁结合成难溶于水的草酸钙、草酸铁而影响其吸收利用，如果把菠菜焯一下水，便可去除60%的草酸，大大减少其对钙、铁吸收的影响，进而大大提高与其一起食用的原料中所含的矿物质在体内的利用率。

一般来说，蔬菜在焯水过程中的机理皆相同。维生素C随加热时间的延长而逐渐减少，主要有 3 个原因：首先，高温使维生素 C 的化学结构部分受到破坏，转变成其他物质；其次，当蔬菜投入到沸水中时，其表层的细胞结构受到破坏，加大细胞膜的通透性，维生素 C 溶于水中；最后，由于细胞受到破坏，抗坏血酸氧化酶与维生素 C 接触，使维生素 C 氧化分解。

构成蔬菜组织的细胞膜是具有呼吸作用的活体，蔬菜的新鲜度和脆度主要取决于组织结构细胞壁的化学组成以及细胞的内部成分。细胞内最基本的成分是果胶质，焯水时，加热破坏了细胞结构和呼吸作用，使细胞失去活性，果胶物质转化，造成细胞的结构和生理特性不可逆的变化。细胞质膜的破裂增加了其渗透性，水分子进入细胞内，排除了细胞内间隙中的气体及其他易挥发掉的物质；蛋白质发生不可逆的变性；可溶性营养物质（维生素、矿物质、碳水化合物）渗透到细胞外加热介质中；叶绿体和有色体在焯水中膨胀变型；胡萝卜素和叶绿素通过细胞膜向外扩散。

3. 正确烹制

烹调蔬菜要尽量用旺火热油快速翻炒。这样能缩短菜肴的成熟时间，使蔬菜中的营养素损失率大大降低。旺火快炒，蔬菜中的营养素的平均保存率为 84.6%，而用小火炒煮，其保存率仅为 41.3%。例如，西红柿去皮切成块，经油炒 3～4 min，其维生素 C 的损失率只有 6%；再如辣椒用油炒 1.5 min，维生素 C 的保存率为 78%，胡萝卜素的保存率为 90%。旺火快炒由于加热时间短，原料内汁液溢出较少，因而水溶性营养物质损失少。另外，旺火快炒，还可使蔬菜色泽鲜艳，质地脆嫩，改善口感质量。

4. 适时加盐

烹炒蔬菜时不要加盐过早。这是因为，在原料表面形成较高的渗透压，会使蔬菜内部的水分迅速向外渗透。蔬菜大量失水，不仅形态干瘪、质地变软，而且水溶性营养素随水分溢出，会增加氧化作用和流失的损失量。

5. 适量用油

蔬菜中含有脂溶性营养素胡萝卜素，可在体内转化为维生素 A 被人体利用。胡萝卜素主要存在于有色蔬菜中，由于具有脂溶性，只有和脂肪共同食用时才能被较好地吸收。生吃胡萝卜，胡萝卜素 90%以上不能吸收，而与油一起烹调，其吸收率可显著增加。因此，烹制油菜、菠菜、韭菜、胡萝卜等有色蔬菜时，要适量加入食用油或与脂肪含量较高的动物性食物一同烹调。制凉拌炝菜也应注意适当加入调料油拌渍。

6. 荤素同烹

烹制菜肴时，荤素同烹有多种好处。

首先，荤素同烹可以使菜肴营养搭配平衡，如蔬菜虽然维生素、矿物质、纤维素含量丰富，但蛋白质、脂肪较少，同动物性原料一同烹制可使营养成分更加全面，提高菜肴的营养价值。其次，荤素同烹可以提高蔬菜中胡萝卜素的吸收率和转化率。动物性原料的脂肪有利于提高胡萝卜素的吸收率，促进胡萝卜素转化为维生素 A，从而较大程度地提高胡萝卜素在人体内的利用率。最后，荤素同烹还可提高蔬菜中某些矿物质的利用率。钙、铁等在蛋白质含量丰富的情况下有利于在体内的吸收。蛋白质消化时产生的半胱氨酸还可使三价铁还原成二价铁，并与二价铁形成可溶性络合物有利于人体吸收。

7. 适当加醋

很多维生素如维生素 C、维生素 B_1、维生素 B_2、烟酸等，怕碱不怕酸。在酸性环境中，这些维生素可以很好地保存。如在烹炒白菜、豆芽、甘蓝、土豆制作一些凉拌菜时，适当加点醋，维生素的保存率可有较大的提高。加醋还利于菜肴口感。醋可以去除异味，增加美味，还可使某些菜肴口感脆嫩。

8. 禁止用碱

由于大多数维生素在碱性环境中损失较大，所以一般的烹调方法禁止用碱。例如，为使蔬菜更加碧绿，在焯菜中加碱，或者在制作绿色鱼丸或绿色鸡片时，为使色泽鲜艳，在青菜汁中加碱，这些做法都会加速维生素的损失。

9. 勾芡保护

淀粉中所含的谷胱甘肽具有保护维生素 C 等，减少维生素 C 氧化等作用。勾芡可减少水溶性营养素流失。烹调中，原料中的可溶性营养素如水溶性维生素、矿物质等可溶于汤汁中。勾芡后，菜肴汤汁包裹在主料表面上，食用时随主料一起吃入口中，从而大大减少了因遗弃在汤汁中而损失营养素的可能。勾芡还可增加菜肴汁液的黏性，可使菜肴色泽鲜艳、光亮，并能保持菜肴的温度，提高口感质量并促进食欲。

10. 现吃现烹

菜肴应现吃现烹，尽量减少烹制后放置的时间，这样可减少营养素的氧化损失。如蔬菜炒熟后放置 1 h，维生素 C 损失 10%；放置 2 h 则损失 14%。刚出锅的菜肴具有适宜的温度，色、香、味、形、质感优于放置一段时间的菜肴。因此，蔬菜烹制后要及时食用，不要放置时间过长。

（二）食物营养烹调技术要点

1. 食物原料搭配互补

丰富的搭配是中国式烹调的显著特点。以主食而言，我国民间就一直有将几种粮食搭配在一起做饭的习惯，如二米饭（大米、小米）、二面馒头（面粉、玉米粉）、豆饭等。由于不同粮食中蛋白质的氨基酸组成不同，混合起来一起吃下去，通过蛋白质互补作用就能提高这些粮食中蛋白质的生物学价值。

中国菜肴的搭配丰富，如素什锦、肉片炒青椒等。肉类中所含谷胱甘肽的巯基可保护蔬菜中的维生素C不受破坏。

2. 主食品的加工制作方法

中国主食品的烹调方法，通常有蒸（米饭、馒头）、煮（米饭、面条等）、烙（大饼等）、煎（煎饼等）、炸（油条等）等方法。在这些加工中，粮食内蛋白质、脂肪、糖、维生素 B_1、维生素 B_2 的保存率如由高至低排列，大致顺序为蒸和煮、烙、烤、油煎、油炸。就是说蒸和煮最好，但必须说明：不论馒头或其他米面食品，如碱过多则使维生素 B_1 遭到破坏；还有，煮的时候有大量营养素包括蛋白质、脂肪、碳水化合物和水溶性维生素进入汤内，如果食用时去汤（如去面汤，捞饭去米汤）则会使大量营养素损失；另外，米、面中的蛋白质、脂肪、碳水化合物和维生素在烙、烤、煎、炸时视黄焦的程度而有不同损失，如油炸时维生素 B_1 损失100%，维生素 B_2 和维生素P损失45%。

3. 畜禽肉、鱼类的烹调

畜禽肉、鱼类的烹调方法主要有煮、蒸、炖、炒、烤、炸等。

（1）煮、蒸、炖的营养素保护　肉在加热到63℃的过程中，结缔组织收缩而使瘦肉块收缩，相当量的肉汁随之渗出。随着温度逐渐上升至100℃肉汁渗出增加，整个过程可渗出50%，随着肉汁进入汤汁，瘦肉中约有4%的蛋白质、40%～50%的游离无机物、20%的维生素 B_1、10%以上的维生素 B_2 和烟酸同时进入汤汁。由于汤汁都将被食用，因此肉汁的渗出并不造成营养素的损失。蒸、煮、炖的加热方法，主要是破坏B族维生素。例如，蒸肉丸子时，维生素 B_1 和维生素 B_2 分别损失47%和87%，清炖猪肉分别损失65%和45%，对其他营养素影响不大。

（2）炒的营养素保护　炒对营养素的影响主要是较高油温可引起B族维生素的破坏。但是，因为炒的油量较少，肉类等下锅后油温迅速下降，而且炒的加热时间较短，所以维生素损失相对较少，维生素 B_1 和维生素 B_2 分别损失10%～15%和20%。

传统烹调中，常有先将肉丝或肉片加少许淀粉拌匀，然后下锅炒的习惯，维生素的损失就会减少。此烹调方式中的挂糊、上浆和勾芡，是一套将食物包在淀粉中加热的方法。烹调原料先将淀粉（或鸡蛋液）上浆挂糊，烹调时浆和糊就会在原料表面迅速形成保护层，继续加热时可减少原料中水分和营养素渗出，且避免与空气过多接触而氧化，原料不直接与导热物料接触，又不会使蛋白质过分变性，维生素也可少受高温破坏，因此这是一套有利于营养素保护的符合营养学要求的烹调方法。

(3) 烤的营养素保护 烤时由于肉汁渗出，其中水分立即蒸发，故大部分肉汁在肉的表面浓缩，滴落流失者不多，因而烤肉的香味更浓，营养素留在肉块内的量比蒸和煮多。但烤时温度高，可使50%的维生素 B_1 被破坏，维生素P较耐高温，破坏比 B_1 少些。

(4) 是炸的营养素保护 肉块在油中炸时，水分比烤时蒸发更快，肉块收缩而渗出的肉汁立即被浓缩，不会离开肉块，因此，营养素不会随肉汁流失。但是，温度很高的油可使肉块中20%～50%的维生素 B_1、10%～40%的维生素 B_2 和10%～60%的烟酸遭到破坏。

综上所述，从保护维生素的角度出发，肉类烹调以炒为最好，蒸煮次之，烤和炸再次之。炒是肉类烹调的主要方式，也是中式烹调的优点之一。

4. 蔬菜烹调

西方国家吃蔬菜往往是两个极端：一是完全不加热，生吃，如色拉；二是煮得很烂如菜泥。很少像中国这样把菜炒着吃。蔬菜生吃的优点是菜中的维生素C免于破坏，缺点是容易因没有洗净而感染寄生虫病或传染病。生菜中的某些营养素吸收率较低，炖菜或煮菜时，汤水多而加热时间长，维生素C大量溶入汤汁，并受热而损失。蔬菜中所含氧化酶，亦可在逐步升温的过程中充分发挥破坏维生素C的作用(若将蔬菜放入沸水，以大火加热，则氧化酶迅速失活，可使其破坏作用限制在最低程度)。

炒菜是中国蔬菜烹调的一大特点，其优点是：经过高温加热，蔬菜上的细菌和寄生虫卵被杀死，某些营养素的吸收率显著提高；炒菜的加热时间短，不但维生素C破坏较少，而且保持了新鲜蔬菜的风味。炒菜加油更可以提高菜中脂溶性维生素(如胡萝卜素)的吸收率。

(三) 调味料的使用

烹调最重要的调料是食盐。每个人对盐的耐受量不同，各人对盐的排泄能力也不同，因此有很大的个体差异，但高盐膳食增加肾脏的功能负担，老人的膳食更宜清淡。因此，烹调中应注意逐步减少食盐的用量，把菜做淡一些。

醋也是常用调料，使用醋的优点在于，几种重要维生素如维生素 B_1 维生素 B_2、维生素C等在酸性液体中稳定，烹调中加醋可以减少维生素的破坏。少许矿物质易溶于酸性溶液中，加醋可使猪骨、鱼骨中的矿物质等溶出增加，尤以鱼骨更为明显。如糖醋鱼、松子黄鱼、荔枝带鱼、红烧鱼等，均加入醋，这是符合营养学要求的。醋还能增进食欲。

美味的中国菜还得力于香辛料的帮助，如花椒、大料等。香辛料可以增进食欲，增加消化液的分泌和肠胃蠕动，从而促进营养物质的消化和吸收。

第二节　营养食谱编制

一、营养配餐与食谱编制

1. 营养配餐与食谱编制的概念

营养配餐就是按人们身体的需要，根据食品中各种营养物质的含量，设计一天、一周或一个月的食谱，使人体摄入的蛋白质、脂肪、碳水化合物、维生素和矿物质等几大营养素比例合理，即均衡膳食。

根据均衡膳食的原则，把一天或一周各餐中主、副食的品种、数量、烹调方式、进餐时间作详细的计划并编排成表格形式，称为食谱编制。

编制食谱能把膳食营养素参考摄入量（DRI）和膳食指南的原则与要求具体落实到一日三餐，使其按人体的生理需要摄入适宜的能量和各种营养素，以达到合理营养、促进健康的目的。食谱编制后，交营养配餐人员或炊管人员按主、副食的品种、数量和烹调方法配餐。

2. 食谱编制原则

食谱编制原则是满足平衡膳食及合理营养要求，并满足膳食多样化的原则，尽可能照顾进餐者的饮食习惯和经济能力。具体包括：

（1）保证营养平衡

① 满足人体对能量和各种营养素的供给量。

② 各营养素之间比例要适宜。

③ 食物搭配要合理，食物应多样。

④ 合理烹调，尽量减少营养素的损失。

⑤ 适时更换调整食谱。

（2）照顾饮食习惯，注意饭菜口味

（3）考虑季节和市场供应情况

（4）兼顾经济条件

3. 食谱编制的理论依据

（1）以 DRI 为基本　主要以 RNI（推荐摄入量）为目标，首先以能量需要量为基础,制定食谱后看其他营养素是否达到 RNI,若与 RNI 相差 10%,说明基本合理。我国成人每日膳食能量供给量与标准体重的关系,建议参考表 8-3。

表 8-3 成人每日膳食能量供给量估算表(单位:kcal/kg 标准体重)

类别	体力劳动			
	极轻体力劳动	轻体力劳动	中体力劳动	重体力劳动
消瘦	35	40	45	45~55
正常	25~30	35	40	45
超重	20~25	30	35	40
肥胖	15~20	45~55	30	35

(2) 结合食物成分表　参考中国居民膳食指南和中国居民平衡膳食宝塔。

(3) 营养平衡理论

① 产能营养素的平衡。蛋白质占比为 10%~15%,脂肪占比为 20%~30%,碳水化合物占比为 55%~65%。

② 膳食中各种蛋白质的比例。调整优质蛋白质与一般蛋白质的比例,优质蛋白质占总蛋白质的 1/3 以上,最好为 2/3。

二、食谱编制案例

1. 每日食谱编制流程

(1) 工作准备　准备《食物成分表》、计算器、《中国居民膳食营养素参考摄入量》表等。

(2) 工作流程

流程 1:确定就餐对象全日能量需要量。从《中国居民膳食营养素的参考摄入量》表中查阅的数据获得,也可以通过体质指数和劳动强度数据计算得出。

流程 2:确定宏量营养素的需要量。膳食中碳水化合物、脂肪、蛋白质需要量。

流程 3:根据餐次比计算每餐宏量营养素目标。早餐、早点占总能量的 30%,午餐、午点占总能量的 40%,晚餐、晚点占总能量的 30%计算。

能量 = 全日能量参考摄入量 × 餐次比,

每餐产能营养素参考摄入量 = 该营养素全日参考摄入量 × 餐次比。

流程 4:主食品种、数量的确定。主食数量=每餐中某个主食应含有的碳水化合物量×提供的比重÷每 100 g 该主食所含的碳水化合物的数量。

流程 5：副食品种、数量的确定。

① 计算主食中提供的蛋白质数量；

② 蛋白质摄入目标量减去主食中蛋白质数量，即为副食应提供的蛋白质量；

③ 设定副食中蛋白质的 2/3 由动物性食物供给，1/3 由豆制品供给，据此可求出各自的蛋白质供应量的食物；

④ 查食物成分表计算各类动物性食物及豆制品的数量。

流程 6：蔬菜量的确定。设计蔬菜的品种和数量。根据中国居民的膳食特点，每天需要量为 400～550 g(要考虑微量营养素和膳食纤维摄入的量)。可根据不同季节市场的供应情况，以及考虑与动物性食物和豆制品配菜的需要来确定。

流程 7：确定油和盐。确定植物油的量：

植物油量＝需要总量－粮食食物中的油脂－动物性食物中的油脂－豆制品食物中的油脂。

食盐的量以每人每日 6 g 计，一般不超过 10 g。

流程 8：设计主食和菜肴品种。根据就餐对象和季节、餐次、饮食习惯等设计不同的主食和菜肴品种，确定一日食谱的内容。

流程 9：食谱能量和营养素的计算。从食物成分表查出每 100 g 食物所含营养素的量，计算出每种食物所含营养素的量。

流程 10：检查差距和调整。在计算得出每种食物所营养素的含量的基础上，参照中国居民膳食营养素的参考摄入量，应核对食谱，确定编制的食谱是否科学合理，并加以适当调整。

2. 一日食谱编制案例

此处以学龄前一位 5 岁男童一日食谱编制为例。

流程 1：确定全日能量需要。根据儿童性别、年龄查《中国居民膳食营养素参考摄入量》，或参考表 7－1，学龄前 5 岁男童能量的参考摄入量为 1 600 kcal/d。

流程 2：确定宏量营养素需要。膳食中蛋白质需要：根据儿童性别、年龄查《中国居民膳食营素参考摄入量》表，或参考表 7－1，学龄前 5 岁男童蛋白质的参考摄入量为 55 g，供能比为 14％。

膳食中脂肪需要(g)＝全日能量参考摄入量(kcal)×脂肪占总能量比重(30％～35％)÷脂肪的产能系数 9(kcal/g)＝全日能量参考量×30％÷9＝1 600×30％÷9＝53(g)。

膳食中碳水化合物参考摄入量(g)＝全日能量参考摄入量(kal)×碳水化合物占总能量比重(56％)÷碳水化合物的产能系数4(kclg)＝全日能量参考摄入量×56％÷4＝1 600×56％÷4＝224(g)。

流程3:根据餐次比计算每餐宏量营养素目标。学龄前男童餐次比以早餐、早点占总能量的30％,午餐、午点占总能量的40％,晚餐、晚点占总能量的30％计算。

① 早餐、早点和晚餐、晚点:

能量＝全日能量参考摄入量×30％＝1 600×30％＝480(kcal),

蛋白质参考摄入量＝全日蛋白质参考摄入量×30％＝55×30％＝16.5(g),

脂肪参考摄入量＝全日脂肪参考摄入量×30％＝53×30％＝15.9(g),

碳水化合物参考摄入量＝全日碳水化合物参考摄入量×30％＝224×30％＝67.2(g)。

② 午餐、午点:

能量＝全日能量参考摄入量×40％＝1 600×40％＝640(kcal),

蛋白质参考摄入量＝全日蛋白质参考摄入量×40％＝55×40％＝22.0(g),

脂肪参考摄入量＝全日脂肪参考摄入量×40％＝53×40％＝21.2(g),

碳水化合物参考摄入量＝全日碳水化合物参考摄入量×40％＝224×40％＝89.6(g)。

流程4:主食品种、数量的确定。已知能量和3种宏量营养素的膳食目标,根据食物成分表食物含量的多少,就可以确定主食的品种和数量了。主食的品种主要根据用餐者的饮食习惯来确定,北方习惯以面食为生,南方则以大米居多。由于粮谷类是碳水化合物的主要来源,因此主食的数量主要根据各类主食原料中碳水化合物的含量确定。假如,主食只吃一种,根据《食物成分表(2002)》查出所选食物含量碳水化合物的百分含量。

主食数量 ＝ 膳食中碳水化合物目标量 ÷ 某种碳水化合物的百分含量。

早餐、早点中应含有碳水化合物67.2 g,若以小米粥和馒头为主食,并分别提供20％和80％的碳水化合物。查食物成分表得知,每100 g小米含碳水化合物73.5 g,每100 g富强粉含碳水化合物74.6 g,则:

所需小米量 ＝ 67.2 g × 20％ ÷ 73.5％ ＝ 18(g),

所需富强粉量 ＝ 67.2 g × 80％ ÷ 74.6％ ＝ 72(g)。

流程5:副食品种、数量的确定。蛋白质广泛存在于动植物性食物中,除了谷类食物能提供蛋白质外,各类动物性食物和豆制品是优质蛋白质的主要来源。

因此，副食品种和数量的确定应在已确定主食用量的基础上，依据副食应提供的蛋白质数量确定

计算流程如下：

① 计算主食中提供的蛋白质数量。

② 蛋白质摄入目标量减去主食中蛋白质数量，即为副食应提供的蛋白质数量：

副食应提供蛋白质量 = 摄入目标量 55 − 主食提供量。

③ 设定副食中蛋白质的 2/3 由动物性食物供给，1/3 由豆制品供给，据此可求出各自的蛋白质供应量的食物。

④ 查表并计算各类动物性食物及豆制品的数量。

⑤ 设计蔬菜的品种和数量。要考虑重要微量营养素的含量。

⑥ 确定纯能量食物的量。油脂的摄入应以植物油为主，并有一定量动物脂肪的摄入，因此以植物油作为纯能量食物的来源。由食物成分表可知每日摄入各类食物提供的脂肪数量，将需要的总脂肪量减去主、副食物提供的脂肪数量即为每日植物油数量。

已知该学龄前男童午餐、午点含蛋白质 22.0 g、脂肪 21.2 g、碳水化合物 89.6 g。

主食假设以米饭（大米）为主食，查食物成分表得知，每 100 g 粳米含碳水化合物 77.7 g，按上一步的方法，可算得米饭所需粳米数量为 115 g。

计算主食中含有的蛋白质参考摄入量。查食物成分表得知 100 g 粳米含蛋白质 8.0 g，

主食中蛋白质提供量 = 115 g × 8.0 ÷ 100 = 9.2(g)。

副食应提供的蛋白质数量 = 蛋白质摄入目标量 − 主食中蛋白质数量

= 22.0 g − 9.2 g = 12.8(g)。

设定副食中蛋白质的 2/3 由动物性食物供给，1/3 由豆制品供给，因此，

动物性食物应含蛋白质数量 = 12.8 g × (2/3) ≈ 8.54(g)。

如果动物性食品由瘦猪肉供给，查食物成分表可知，100 g 瘦猪肉含蛋白质 20.3 g，每 100 g 豆腐含蛋白质 8.1 g，则：

瘦猪肉数量 = 8.54 ÷ 20.3% = 42 g，

豆制品应含蛋白质数量 = 12.8 g × (1/3) ≈ 4.26(g)。

豆制品选用豆腐提供，查食物成分表得知，100 g 豆腐含蛋白质 8.1 g，则：

$$豆腐数量 = 4.26 \div 8.1\% = 53(g)。$$

流程6:蔬菜量确定。确定了动物性食物和豆制品的数量,就可以保证蛋白质的摄入。微量营养素和纤维的量选择蔬菜和水果补齐。蔬菜、水果的品种和数量可根据不同季节市场供应情况,考虑与动物性食物和豆制品配菜的需要来确定。在此主要选择菠菜、番茄、西兰花、鲜蘑菇、油菜、莴苣和橘子等。

流程7:确定油和盐。先要考虑以上食物已经含有多少油和盐,查食物成分表得知100 g猪肉含脂肪6.2 g,100 g豆腐含脂肪3.7 g,100 g小米含脂肪3.1 g,100 g粳米(标二)含脂肪0.6 g。

植物油 = 21.2 − 粳米中脂肪含量 − 瘦猪肉中脂肪含量 − 豆腐中脂肪含量

$$= 21.2 - 115 \times 0.6 \div 100 - 42 \times 6.2 \div 100 - 53 \times 3.7 \div 100 = 16(g)。$$

晚餐依此类推。

流程8:设计主食和菜肴品种。根据就餐对象和季节、餐次、饮食习惯等设计不同的主食和菜肴品种,确定一日食谱的内容。早餐、午餐、晚餐的能量分配在30%、40%、30%左右即可,见表8-4。

表8-4 学龄前一位男童一日食谱

餐次	食物名称	可食部用量	市品
早餐	小米粥	小米20 g	小米20 g
	面包	面包40 g	面包40 g
	菠菜炒蛋	菠菜50 g	菠菜56 g
		鸡蛋30 g	鸡蛋34 g
		植物油5 mL	植物油5 mL
加点	牛奶	牛奶200 mL 白糖5 g	牛奶200 mL 白糖5 g
	饼干	饼干15 g	饼干15 g
午餐	番茄豆腐	粳米75 g	粳米75 g
		番茄50 g	番茄52 g
		植物油7 mL	植物油7 mL
	肉片炒鲜蘑菇油菜	瘦猪肉30 g	瘦猪肉30 g
		鲜蘑菇50 g	鲜蘑菇51 g
		油菜50 g	油菜57 g
		植物油55 mL	植物油5 mL

续　表

餐次	食物名称	可食部用量	市品
加点	橘子	橘子 100 g	橘子 128 g
	面包	面包 50 g	面包 50 g
晚餐	馒头	特一粉 75 g	特一粉 75 g
	红烧带鱼	带鱼 50 g	带鱼 68 g
	蚝油西兰花	西兰花 75 g	西兰花 90 g
	炒莴苣丝	莴苣丝 50 g	莴苣丝 50 g
		植物油 10 mL	植物油 10 mL

流程 9:食谱能量和营养素计算。从食物成分表中查出每 100 g 食物所含营养素的量,计算出每种食物所含营养素的量,计算公式为:

食物中某营养素含量 = 食物量(g) × 可食部分比例 × 100 g 食物营养素含量 ÷ 100。

将所用食物中的各种营养素分别累计相加,计算出一日食谱中各种营养素的量,结果见表 8-5 和表 8-6。

表 8-5　膳食能量及宏量营养素计算

名称	可食部用量/g	市品/g	能量/kcal	蛋白质/g	脂肪/g	碳水化合物/g
大米(粳米、标二)	75	75	261	6	0.5	58.3
小麦粉(特一)	75	75	262.5	7.7	0.8	56
小米	20	20	71.6	1.8	0.6	14.7
豆腐	30	30	24.3	2.4	1.1	1.1
菠菜	50	56	12	1.3	0.2	1.4
莴苣	50	80.6	7	0.5	0.1	1.1
西兰花	75	90.4	24.8	3.1	0.5	2
油菜	50	57	11.5	0.9	0.3	1.4
番茄	50	52	9.5	0.5	0.1	1.8
蘑菇	50	51	10	1.4	0.1	1
橘子	100	128	43	0.8	0.1	9.7
瘦猪肉	30	30	42.9	6.1	1.9	0.4
牛奶	200	200	108	6	6.4	6.8
鸡蛋	30	34	46.8	3.8	3.3	0.4
带鱼	50	67.6	63.5	8.9	2.5	1.6

续 表

名称	可食部用量/g	市品/g	能量/kcal	蛋白质/g	脂肪/g	碳水化合物/g
植物油	27	27	242.8	0	27	0
饼干	15	15	65	1.3	1.9	10.6
面包	90	90	280.8	7.5	4.5	52.3
白糖	5	5	19.8	0	0	4.9
食盐	6	6	0	0	0	0
合计	1 078	1 190	1 606.8	60	51.9	225.5
RNI	—	—	1 600	55	53	224
%	—	—	100	109	98	101

表 8-6 餐次能量比例和宏量营养素供能比

餐次	能量/kcal	蛋白质/g	脂肪/g	碳水化合物/g
早餐、早点	493	17.5	19.4	62.0
午餐、午点	648.1	22.3	16.6	102.8
晚餐	465.7	20.2	15.9	60
合计	1 606.8	60	51.91	225.5
餐次	能量/%	蛋白质/%	脂肪/%	碳水化合物/%
早餐、早点	30.7	29.2	37.4	27.5
午餐、午点	40.3	37.2	32	45.6
晚餐	29	33.7	30.6	26.9
供能比	100	14.9	29.1	56.0

流程 10:检查差距和调整。根据以上流程编制出营养食谱后,还应核对食谱,确定编制的食谱是否科学合理。参照食物成分表初步核算该食谱提供的能量和各种营养素的含量;参照中国居民膳食营养素参考摄入量 RNI 或 AI 数值,按允许的变化范围增减或更换食品的种类或数量。值得注意的是,制定食谱时,不必严格要求每份营养餐食谱的能量和各类营养素均与营养目标保持严格一致,保持一段时间平衡,并检查体重变化等评价即可。一日食谱确定以后,可根据食用者饮食习惯、市场供应情况等因素在同一类食物中更换品种和烹调方法,编排成一周食谱。

3. 工作午餐食谱编制案例

现代人生活节奏快,早出晚归,中午基本都在工作单位用餐。合理营养的午餐,非常重要。现以公司职员的午餐为例,实践午餐食谱编制方法。

王女士是某公司文员，身高 1.65 m，体重为 49 kg。已知午餐，蛋白质的供能比占 15%，脂肪的供能比占 25%。食物品种为大米、瘦猪肉、带鱼及适量蔬菜，两种肉类提供的蛋白质质量比为 1∶1。食物中三大营养素含量、每日能量供给量见表 8-7。

表 8-7　食物中三大营养素含量(单位：g/100 g)

品名	碳水化合物	脂肪	蛋白质
大米	77.4	0.6	7.7
瘦猪肉	1.1	6.2	20.3
带鱼	1.5	4.9	13.3

参照食谱编制流程，具体步骤如下：

(1) 王女士体质指数 BMI＝体重/身高^2＝49/1.65^2＝18，据表 6-2，可判断李小姐的体型为消瘦体型。

(2) 结合王女士是文员工作，可判断其为轻体力劳动者，据表 8-3 可知其每千克理想体重所需的能量为 40 kcal，

(3) 王女士理想体重＝身高－105＝60(kg)。可得，她一天所需能量＝40×60＝2 400(kcal)。

(4) 由于午餐供能比为 40%，故午餐供能＝2 400×40%＝960(kcal)。

(5) 由题知蛋白质供能比 15%，脂肪的供能比 25%，故碳水化合物供能比为 60%，计算三大能量营养素的量分别为：

碳水化合物＝960 kcal×60%÷4＝144(g)，

蛋白质＝960 kcal×15%÷4＝36(g)，

脂肪＝960 kcal×25%÷9＝26.7(g)。

(6) 由于午餐主食为大米，故大米量＝144÷77.4%＝186(g)，大米提供蛋白质量＝186×7.7%＝14.3(g)。

(7) 副食提供蛋白质量＝36－14.3＝21.7(g)，由题可知副食中提供蛋白质的食物为瘦猪肉和带鱼，且两种肉类提供蛋白质的质量比为 1∶1，故两种肉类各提供蛋白质 10.85 g，由食物成分表可得：

瘦猪肉量＝10.85÷20.3%＝53.4(g)，

带鱼量＝10.85÷13.3%＝81.6(g)，

(8) 根据表 8-6，已知 100 g 大米中脂肪量含量 1.1 g，100 g 瘦猪肉中脂肪量 3.3 g，100 g 带鱼中脂肪量 4 g，故

食用油量 = 午餐总脂肪量 − 瘦猪肉中量脂肪含量 − 带鱼中量脂肪含量

$= 26.7 - 186 \times 0.6 \div 100 - 53.4 \times 6.2 \div 100 - 81.6 \times 4.9 \div 100$

$= 26.7 - 1.1 - 3.3 - 4 = 17.7$(g)。

(9) 配上适量的蔬菜和水果。王女士午餐食谱,见表 8-8。

表 8-8 王女士午餐食谱

食物	原料	数量/g
米饭	大米	186
白菜烧肉片	瘦猪肉	53.4
	白菜	150
带鱼	带鱼	81.6
炒青菜	青菜	150
食用油	菜籽油	17.7
水果	橙子	60～80

知识巩固和检测

一、判断题

1. 煮对碳水化合物及蛋白质起部分水解作用,对脂肪则无显著影响,但水煮往往会使水溶性维生素及矿物质溶于水中。 ( )

2. 制作谷类食物过程中,用加碱的方式维生素 B 的损失不大。 ( )

3. 烹调可以提高食物中维生素的保存率。 ( )

4. 蔬菜宜使用旺火急炒的方法烹调。 ( )

5. 为降低蔬菜中草酸含量,蔬菜加工都需要焯水。 ( )

6. 蒸笼内的水蒸气温度比沸水高出 2℃～5℃,水蒸气的渗透力较强,所以原料质地变化快,易成熟,蛋白质的水解物等不易流失,可以保持原汁原味。 ( )

7. 炖可使水溶性维生素和矿物质溶于汤内,其中的肌凝蛋白、肌肽以及部分被分解的氨基酸等溶于汤中而呈鲜味。 ( )

8. 滑炒的原料大多是较细小的丝、片等,又事先划过油,主料已熟或接近熟,因此,炒的过程很短,原料营养素的损失很少。 ( )

9. 炸时一般都是油温较高,因此对原料所含营养素都有不同程度的破坏。（　　）

10. 暗烤就是火力从火墙中穿过,不直接烤原料,不会产生致癌物质 3 - 4 苯并芘。（　　）

11. 焖的营养素损失的大小与焖的时间长短有关。时间长,则维生素 B 和维生素 C 的损失大。食物经焖煮后消化率有所增加。（　　）

12. 卤制食物中的维生素和矿物质部分溶于卤汁中,部分遭受损失,水溶性蛋白质也溶解到卤汁中,脂肪亦减少一部分。（　　）

13. 烹调中有“逢熘必炸”之说。因食品原料外面裹上一层糊,在油炸时因糊受热而变成焦脆的外壳,从而保护了营养素少受损失。（　　）

14. 爆的方法要求旺火热油,一般是原料先经鸡蛋清或湿淀粉上浆拌均匀,下油锅划散炒熟,然后沥去油再加配料,快速翻炒。原料的营养成分因有蛋清或湿淀粉形成的薄膜保护,所以营养损失少。（　　）

15. 为保护油菜、菠菜、韭菜、胡萝卜等蔬菜中的营养素,最后凉拌素食。（　　）

16. 煎的方法用油虽少,可是油的热含量大,温度比煮、炖高,对维生素保持不利,但损失不太大,其他营养素亦均无严重损失。（　　）

二、单项选择题

1. 烹调的作用不包括(　　)。

A. 对食物进行消毒　　B. 帮助食物消化

C. 合成人体必需的营养素　　D. 调和滋味,促进食欲

2. 不适宜用卤法进行加工烹制的原料为(　　)。

A. 牛肉　　B. 猪舌　　C. 猪肝　　D. 芹菜

3. 食物在烹调过程中损失最大是(　　)。

A. 蛋白质　　B. 脂肪　　C. 水溶性维生素　　D. 矿物质

4. 菜肴的鲜美不包括(　　)。

A. 香　　B. 烂　　C. 色　　D. 形

5. 不宜用冷水焯水加工处理(　　)。

A. 竹笋　　B. 猪蹄　　C. 芋头　　D. 菠菜

6. 能保护蔬菜中营养素的方法有(　　)。

A. 洗后过长时间放置　　B. 旺火快炒

C. 长时间炒煮　　D. 长时间浸泡

7. 适于用盐搓洗法处理的烹饪原料是(　　)。

A. 猪舌　　B. 纯精肉　　C. 鱼类　　D. 豆类

8. 蔬菜在加工过程中不应该(　　)。

A. 旺火快炒　B. 加醋　C. 勾芡　D. 先切后洗

9. 下列适合用沸水焯的原料是(　　)。

A. 猪肚　B. 芹菜　C. 土豆　D. 芋头

10. 在烹调过程中,下列做法不利于保护营养素(　　)。

A. 挂糊上浆　B. 加醋　C. 加减　D. 勾芡

11. 下列不适宜用煮的方法加工的食物是(　　)。

A. 猪蹄筋　B. 萝卜　C. 芋头　D. 青菜

12. 以下烹制方法营养素的破坏比较小的是(　　)。

A. 原料上浆生炒　B. 干炒　C. 烤　D. 油煎

13. 以下烹制方法营养素的破坏最大的是(　　)。

A. 软炸　B. 高温焦炸　C. 酥炸　D. 清炸

14. 蔬菜焯水时,减少营养素流失的最好方法是(　　)。

A. 温水慢焯　B. 沸水中反复搅拌。

C. 火旺水沸,短时速成　D. 焯后挤干水分

15. 会产生致癌物质 3-4 苯并芘的烹调方法(　　)。

A. 煮　B. 烤　C. 焖　D. 蒸

三、多项选择题

1. 蛋白质在烹调中的变化主要有(　　)。

A. 变性凝固　B. 水解作用　C. 胶凝作用　D. 水化作用

2. 可以减少谷类营养素损失的措施有(　　)。

A. 少搓少洗　B. 少炸少烤　C. 隔水蒸煮　D. 加碱要适量

3. 脂类在烹饪中的变化有(　　)。

A. 脂类的水解与酯化　B. 胶凝作用　C. 乳化作用

D. 热氧化聚合　E. 高温氧化

4. 烹调的作用包括(　　)。

A. 杀菌消毒　B. 使生变熟　C. 促进营养成分分解

D. 利于消化　E. 调和滋味

5. 下列措施可以保护和减少营养素的损失的是(　　)。

A. 加醋　B. 加碱　C. 勾芡

D. 焯水　E. 挂糊上浆

6. 蔬菜原料的准备应在临近烹调之前(　　)。

A. 先洗后切　　B. 不宜切得过碎　　C. 现烹现切　　D. 切后再洗

7. 烤一般分两种，一种是明烤，一种是暗烤。明烤就是以明火直接烤原料，如烤鸭烤肉等。暗烤就是火力从火墙中穿过，不直接烤原料，此法又叫烘。烤可造成(　　)。

A. 维生素 A 受到损失

B. 脂肪受损失

C. 维生素 B 和维生素 C 受到相当大的损失

D. 产生致癌物质 3－4 苯并芘

8. 熏的方法虽然是用间接加热和烟熏，也会造成(　　)。

A. 大量产生 3－4 苯并芘的问题　　B. 维生素 C 受到破坏

C. 部分脂肪损失　　D. 维生素 B

9. 以下方法利于营养素的保护的是(　　)。

A. 正确焯水　　B. 适时加盐　　C. 荤素同烹

D. 适当加碱　　E. 适当加醋

10. 肉类烹调对营养素保护比较好的烹调方法(　　)。

A. 以炒为最好　　B. 蒸煮次之

C. 烤和炸再次之　　D. 熏制比炖肉好

11. 以下烹制方法尽量少用，易产生致癌物 3－4 苯并芘的是(　　)。

A. 煮　　B. 烤　　C. 炖　　D. 熏

12. 烹制菜肴时，荤素同烹的好处是(　　)。

A. 菜肴营养搭配平衡其次

B. 可以提高蔬菜中胡萝卜素的吸收率和转化率

C. 荤素同烹还可提高蔬菜中某些矿物质的利用率。

D. 烹制菜肴时，蛋白质消化时产生的半胱氨酸还可使三价铁还原成二价铁，并与二价铁形成可溶性络合物有利于人体吸收。

13. 食谱编制时，为保证营养平衡，需要兼顾的是(　　)。

A. 满足人体对能量和各种营养素的供给量

B. 各营养素之间比例要适宜

C. 食物搭配要合理，食物应多样。

D. 合理烹调，尽量减少营养素的损失。

E. 适时更换调整食谱

14. 食谱编制应遵循的原则是(　　)。

A. 保证营养平衡　　B. 照顾饮食习惯,注意饭菜口味
C. 考虑季节和市场供应情况　　D. 兼顾经济条件

15. 每日食谱编制流程中,确定热能需要量,主要是计算(　　)每日供给量。
A. 蛋白质　　B. 脂肪　　C. 水　　D. 碳水化合物

四、简答题

1. 以猪肝为原料烹调时,应采用何种措施来保护或提高其营养价值?并说明理由。

2. 某位居民年龄 60 岁,消化功能不佳,拟用青菜和瘦猪肉制作菜肴。请结合青菜和瘦猪肉的特点,列出对这位居民进行烹饪指导的步骤。

3. 为避免在烹调时食物的营养素受到损失,可采取哪些保护性措施?并请说明相应作用。

4. 从营养素保护与防止营养素损失的角度分析下列鸡蛋料理:煮鸡蛋、茶叶蛋、炒鸡蛋、荷包蛋。

五、食谱编制案例

1. 请为男性机动车驾驶员设计一日营养食谱。建议蛋白质、脂肪、碳水化合物在膳食中所占比例为:蛋白质占 13%,脂肪占 25%,碳水化合物占 62%。

2. 请为一位高中 14 岁女生编制早餐食谱。其中建议蛋白质、脂肪、碳水化合物在膳食中所占比例为:蛋白质占 15%,脂肪占 25%,碳水化合物占 60%。

图书在版编目(CIP)数据

食品营养卫生与健康/龚花兰主编. —上海：复旦大学出版社，2019.1(2022.2 重印)
(复旦卓越.21 世纪酒店管理系列)
ISBN 978-7-309-14009-5

Ⅰ.①食… Ⅱ.①龚… Ⅲ.①食品营养-关系-健康-高等职业教育-教材 Ⅳ.①R151.4

中国版本图书馆 CIP 数据核字(2018)第 241584 号

食品营养卫生与健康
龚花兰 主编
责任编辑/张志军

复旦大学出版社有限公司出版发行
上海市国权路 579 号 邮编：200433
网址：fupnet@fudanpress.com http://www.fudanpress.com
门市零售：86-21-65102580 团体订购：86-21-65104505
出版部电话：86-21-65642845
上海丽佳制版印刷有限公司

开本 787×1092 1/16 印张 15.5 字数 264 千
2022 年 2 月第 1 版第 2 次印刷

ISBN 978-7-309-14009-5/R · 1709
定价：32.00 元